教えて！救急
整形外科疾患のミカタ

初期診療の見逃し回避から
適切なコンサルテーションまで

編 斉藤 究
さいとう整形外科リウマチ科

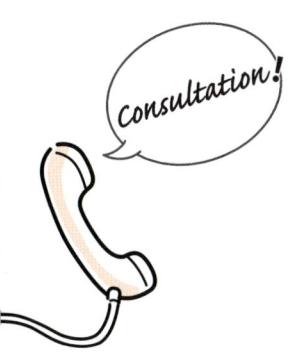

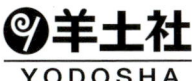

謹告
　本書に記載されている診断法・治療法に関しては，発行時点における最新の情報に基づき，正確を期するよう，著者ならびに出版社はそれぞれ最善の努力を払っております．しかし，医学，医療の進歩により，記載された内容が正確かつ完全ではなくなる場合もございます．

　したがって，実際の診断法・治療法で，熟知していない，あるいは汎用されていない新薬をはじめとする医薬品の使用，検査の実施および判読にあたっては，まず医薬品添付文書や機器および試薬の説明書で確認され，また診療技術に関しては十分考慮されたうえで，常に細心の注意を払われるようお願いいたします．

　本書記載の診断法・治療法・医薬品・検査法・疾患への適応などが，その後の医学研究ならびに医療の進歩により本書発行後に変更された場合，その診断法・治療法・医薬品・検査法・疾患への適応などによる不測の事故に対して，著者ならびに出版社はその責を負いかねますのでご了承ください．

序

　2007年に名古屋医療センターに就任してから，卒後教育研修センターのメンバーとして研修医教育にあたってきました．毎年4月には全国から集まった新入研修医達にオリエンテーション合宿を行っていますが，整形外科疾患のロールプレイングを行ってみると，恐る恐る足を触れてはみるものの診断・治療はというとほとんどできません．

　内科的な診察は学生時代に多少触れてはいるものの，大学で習った整形外科知識は救急外来では役に立たず，四肢骨格の診察やX線の読み方については，目の前に患者さんが現れるまでほとんど学ぶ機会はないのが現状です．しかし，研修医は卒後すぐに救急外来に出て骨折患者さんに対応しなくてはならないのです．

　そこで研修医達には救急外来外傷症例のJATECをベースとした振り返りカンファを行うととともに，毎年「骨折の診方と初期診療」と題した講義を行ってきました．

　全身における骨折X線の読み方と，注目すべき折れやすいポイントを確認するとともに，鎖骨バンドや三角巾のつけ方，四肢の固定法など実技講習も行いました．

　本書の内容はその講義をベースとして，現在日本の外傷治療のエキスパートとして第一線で活躍されている先生たちにも各論の執筆をしていただきました．

　本書の目的は，最終的な診断と処置は翌日以降の整形外科専門の先生にお任せするとして，当直医となった今日24時間を正しい診断と応急処置で乗り切るためのスキルを学んでいただくことにあります．

　第1～2章では，外傷診療の基本的な考え方，診察・診断のコツ，初期治療・基本手技のコツをまとめました．通して一読していただきたいと思います．

　第3～5章では，救急外来でよく出会うcommonな四肢外傷・整形疾患と見逃しやすい骨折を中心として構成しました．目の前の患者さんに対して，部位別総論で解剖を理解し，圧痛点を調べ，疑うべき骨折・疾患の部位別各論ページへと読み進んでください．

　研修医のみならず，整形外科を専門としない上級医の先生方も，当直中に訪れた外傷患者さんの診断・治療に迫られることも多いと思います．

　本書が全国の救急外来において外傷患者さんの安全な治療に役立つことを願っています．

2014年10月

さいとう整形外科リウマチ科
斉藤　究

教えて！救急 整形外科疾患のミカタ
初期診療の見逃し回避から適切なコンサルテーションまで

CONTENTS

序 .... 斉藤 究

第1章 診察の基本とコツ　　　　斉藤 究

1. 救急外来における整形外科的診療の基本的な考えかた 10
2. 病歴聴取のコツ 〜折れやすい場所を知っておこう 18
3. 身体診察のコツ 〜正しい診断は圧痛点を探すことから 23
4. 画像検査のコツ 〜まずはX線撮影から 25
5. 骨折の合併症に注意！ 35
6. 高齢者の骨折のミカタ 44
7. 小児の骨折のミカタ 49

第2章 初期治療・基本手技のコツ　　　　斉藤 究

1. RICEのポイント 58
2. 各種固定法のコツ 59
3. 免荷・松葉杖指導のコツ 67
4. 脱臼整復の原則 69
5. 肩関節脱臼の整復 71
6. 関節穿刺の仕方と評価のコツ 74

第3章　よく出会う上肢疾患への対応

A. 手指〜手関節　　　吉田昌弘　82

1. 手指〜手関節 総論 …… 82
2. 突き指 …… 85
3. 指骨骨折 (Boxer's Fracture) …… 88
4. 舟状骨骨折 …… 91
5. 橈骨遠位端骨折 …… 95
6. 尺骨茎状突起骨折 …… 99
7. モンテジア骨折 …… 102
8. 小児急性塑性変形 …… 106

B. 肘〜上腕　　　塩田直史　109

1. 肘〜上腕 総論 …… 109
2. 肘頭骨折 …… 111
3. 橈骨頭骨折 …… 114
4. 尺骨鈎状突起骨折 …… 117
5. 上腕骨骨折と神経障害 …… 120
6. 小児の肘内障 …… 123
7. 小児の上腕骨顆上骨折 …… 126
8. 小児の上腕骨外側顆骨折 …… 129
9. 小児の上腕骨内側上顆骨折 …… 132

C. 肩関節〜鎖骨　　　高田直也　136

1. 肩関節〜鎖骨 総論 …… 136
2. 上腕骨頸部骨折 …… 139
3. 大結節骨折 …… 142
4. 肩関節脱臼 …… 145
5. 鎖骨骨折, 鎖骨遠位端骨折 …… 148

6．肩鎖関節脱臼 151
7．肩甲骨骨折 154

第4章　よく出会う下肢疾患への対応

A．足・足趾　　　　　鈴木浩之　158

1．足・足趾 総論 158
2．足趾骨折 161
3．第5中足骨基部骨折（ゲタ骨折） 164
4．中足骨骨折 167
5．踵骨骨折 170
6．距骨骨折 174
7．ショパール関節脱臼，リスフラン関節脱臼 177

B．足関節　　　　　鈴木浩之　180

1．足関節 総論 180
2．外果骨折，内果骨折，後果骨折 183
3．腓骨疲労骨折 186
4．前距腓靱帯損傷，二分靱帯損傷 188
5．アキレス腱断裂 191
6．脛骨遠位部骨折 194

C．膝関節　　　　　星野啓介　197

1．膝関節 総論 197
2．膝蓋骨骨折，膝蓋骨脱臼 200
3．脛骨高原骨折 204
4．前十字靱帯付着部骨折，後十字靱帯付着部骨折 207
5．大腿骨遠位端骨折，大腿骨顆部骨折（Hoffa骨折） 210
6．急性膝関節炎（化膿性膝関節炎，痛風，偽痛風，リウマチ） 214

D. 股関節　　　　　　　　　　　　　　　　　斉藤　究　218

1．股関節 総論　　　　　　　　　　　　　　　　218
2．大腿骨頸部骨折　　　　　　　　　　　　　　221
3．小児の股関節疾患　　　　　　　　　　　　　225

第5章　よく出会う体幹疾患への対応

A. 頸　椎　　　　　　　　　　　　　　　　星野啓介　232

1．頸椎 総論　　　　　　　　　　　　　　　　　232
2．頸椎の骨折　　　　　　　　　　　　　　　　236
3．頸髄損傷（中心性脊髄損傷）　　　　　　　　240

B. 胸腰椎　　　　　　　　　　　　　　　　斉藤　究　244

1．胸腰椎 総論　　　　　　　　　　　　　　　　244
2．脊椎圧迫骨折　　　　　　　　　　　　　　　247
3．脊椎破裂骨折　　　　　　　　　　　　　　　251
4．腰椎横突起骨折　　　　　　　　　　　　　　254

C. 骨　盤　　　　　　　　　　　　　　　　　　　　257

1．骨盤骨折の基本　　　　　　　　　　　斉藤　究　257
2．骨盤ベルトとシーツラッピング　　　　斉藤　究　264
3．骨盤骨折の対応　　　　　　　　　　　小川健一　269

索　引　　　　　　　　　　　　　　　　　　　　282

執筆者一覧

■ 編　集

斉藤　究　さいとう整形外科リウマチ科

■ 執　筆 (掲載順)

斉藤　究　さいとう整形外科リウマチ科

吉田昌弘　名古屋第二赤十字病院整形外科

塩田直史　独立行政法人国立病院機構 岡山医療センター整形外科

高田直也　JA愛知厚生連 海南病院整形外科

鈴木浩之　春日井市民病院整形外科

星野啓介　小牧市民病院整形外科

小川健一　福山市民病院救命救急センター/整形外科

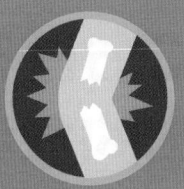

第 **1** 章

診察の基本とコツ

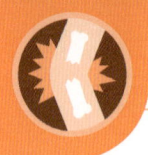

第1章　診察の基本とコツ

1 救急外来における整形外科的診療の基本的な考えかた

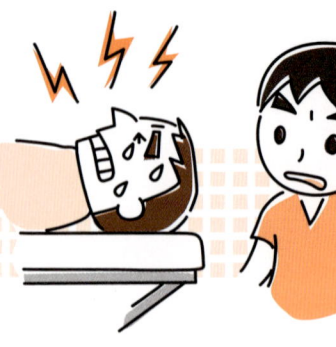

Point

- ☑ 四肢の治療の前に，まずはバイタルを安定化させる
- ☑ 救急外来では「骨折していません」とは絶対に言わない

四肢外傷の前に命を救うこと！

> 「あしが痛い！あしが痛い！」交通事故で運ばれて来た患者さんがストレッチャーの上で身悶えながら，大腿骨の飛び出した下肢の痛みをしきりに訴える．何とかしなくては！大腿骨のX線を撮り，抗菌薬を点滴しながら創部をしっかり洗浄して整形外科も呼んだ．骨折部も固定した．これでやることはやったかな，と思っていたら，あれ，血圧が70?!…．エコーを当ててみるとモリソン窩には多量の腹腔内出血が疑われた．診断はハンドルによる肝損傷だった…．

多発外傷において，大きな開放創や骨折による変形，患者さんの痛みの訴えを優先するばかりに命を失うような愚かなことをしてはいけない．今ではすっかりおなじみとなった外傷治療の基本コースJATEC[1]だが，この外傷治療のルーティーンワークが救急外来で仕事をするうえでは非常に大切である．コースを受講することをおすすめするが，受講希望者も非常に多く，受講するのも狭き門であるため，せめてテキストブックを一読しておいていただきたい．災害医療にも役立つ．

ここでは，JATECの要点を記載する．

2 JATECの要点

First Impression

　救急車が到着したら，ストレッチャーの患者さんの名前を聞き，気道（A），呼吸（B），意識（D）を確認しつつ，脈をとり（C），素早く重症度を判定する．

　救急外来のベッドに移し替えたらモニターを装着し，酸素は10 L全開投与とする．バックボードは患者が暴れることによる頸椎損傷を避けるべく頭部固定を外してから体幹のベルトを外す．すでにこのときポータブルX線が救急外来で待機しており，すぐに胸部，骨盤X線を撮影する．

Primary Survey

　酸素が脳に至る経路の障害を順番に解除する．

A：Airway（気道の異常）

- 気道閉塞要因の除去（気道異物，出血など）

B：Breathing（呼吸の異常）

〈緊張性気胸の診断と対応〉

- 視診：呼吸数，胸郭の左右差，頸静脈怒張の有無
- 聴診：呼吸音の左右差
- 打診：鼓音の有無
- 触診：皮下気腫の有無，胸郭の圧痛の有無

C：Circulation（循環の異常）

〈ショックの診断と対応〉

- 皮膚の冷感，頻脈・除脈の有無，採血と輸血準備
- ルート確保，胸部・骨盤ポータブルX線
- エコーによる胸・腹・骨盤出血のスクリーニング（FAST）
- 活動性出血があれば圧迫止血
- 下肢長差，足部の開き（外旋角度）の左右差があれば，骨盤骨折の可能性を考える
- 骨盤のopen book fractureがあれば骨盤ベルトまたはシーツ固定（**第5章C–2参照**）

　ショックは胸腔内・腹腔内・後腹膜（骨盤骨折）の出血以外にも，大腿骨1本で1,000 mL出血するため，両大腿骨骨折ではショックとなる．そのほか

にも多発骨折があればそれぞれの合計でショックに陥ることを覚えておこう．ちなみに，頭蓋内出血では脳圧亢進によるクッシング兆候〔除脈，血圧上昇（ショックの反対）〕はみられても，出血性ショックにはなりえない．ショックがあれば，頭蓋内以外に出血源を探さなくてはならない．

出血性ショック以外に，閉塞性ショック（緊張性気胸，心タンポナーデ）も忘れないように．

D：Disturbance of CNS（cerebral nervous system：中枢神経系の障害）
- 脊髄損傷，頭蓋内出血の診断と対応
- 四肢麻痺の有無，瞳孔径，対光反射の確認

E：Environment（温度環境）
- 保温，体温管理

Secondary Survey

頭の先から足の先まで触診を行い，損傷部位を見逃しなく診察する．体表面上の擦過創や紫斑，タイヤ痕などはその部位に骨折や内臓損傷を疑うヒントになる．

頭部→顔面→頸椎→鎖骨→肩甲骨→胸郭→腹部→骨盤→大腿骨→下腿→足→上肢と，骨を中心として触診すると骨折部位を想定しやすい．同時に，圧痛部位近傍の内臓損傷も疑う．

骨盤は何度も触診して出血を助長してはいけない．X線，CTから骨折の判断を行う．

骨盤骨折がないことが確認できたら，頭部・体幹を保持しながら脊髄損傷の予防のために患者さんの脊椎がねじれないようにログロール（1本の丸太のごとく側臥位にする）を行い，背部の損傷がないか確認する．脊椎の圧痛や叩打痛も確認する．

四肢麻痺があれば頸髄損傷，下肢麻痺があれば胸髄～腰髄損傷，上肢に優位の麻痺があれば中心性脊髄損傷，片側上肢の麻痺があれば神経根引き抜き損傷または腕神経叢損傷を考える．

四肢麻痺：頸髄損傷
下肢麻痺：胸髄～腰髄損傷
上肢に優位の麻痺：中心性脊髄損傷
片側上肢の麻痺：神経根引き抜き損傷，腕神経叢損傷

肛門の触診も行い，裂創，直腸損傷，開放性骨盤骨折，肛門括約筋を随意に締められるかどうか（脊髄損傷の有無）などについて確認する．

↳ 四肢の処置

バイタルが落ち着いてから，四肢の処置を行う．

骨折部はシーネまたはオルソグラスにて**二関節固定**を行う．活動性の出血があれば圧迫止血を行う．四肢全体の色調，末梢の動脈拍動や知覚，運動障害の有無（神経損傷）について確認する．知覚運動障害や血流の異常がある場合には，電話で整形外科医が来院するまでの間の指示を仰ぎ，時間がかかるようであれば転位した骨折部の整復を試みる．まず整復前の外観写真を残し，整形外科医が来院した際に提示できるようにしておくとよい．完全な整復は難しくても，軸方向に牽引するだけで神経や血管の圧迫が解除され，患者の疼痛の訴えも楽になることが多い．ただし，開放骨折の場合には十分に洗浄・debridement（デブリードマン：汚染組織・挫滅組織の除去）した後でなければ整復してはいけない．汚染部位の細菌や異物が創部の奥深くに入り込んでしまうからである．

↳ 開放骨折の処置（図1）

開放骨折は基本的に緊急手術が必要である．整形外科医をコールし，指示を仰ごう．異物と壊死組織が感染源となるため，すみやかに手術室で洗浄とデブリードマンを行う．6時間以内がゴールデンタイムである．

まずは十分な洗浄

深部までの十分な洗浄は基本的に手術室で行うため，救急外来においては表面に付着した汚染物質を取り除いておく．砂粒や破れた衣服の繊維なども軟部組織に付着していることがある．洗浄は生理食塩水でなくても，水道水で十分である．ただし，開放創から深部に水を高圧に注入することは，表層の汚染物質を深部に押し込むことにもなりえるため避けたい．

骨折部が皮膚を破って外に飛び出している場合には，十分な洗浄を行う前に整復してしまうと組織内に汚染が広がってしまう．そのままの状態でシーネ固定して安定化を図り，整形外科医を待って手術室で十分な洗浄ののち整復してもらおう．

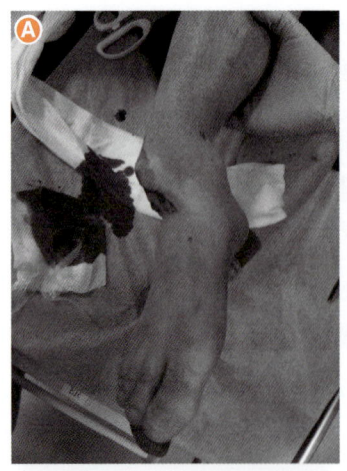
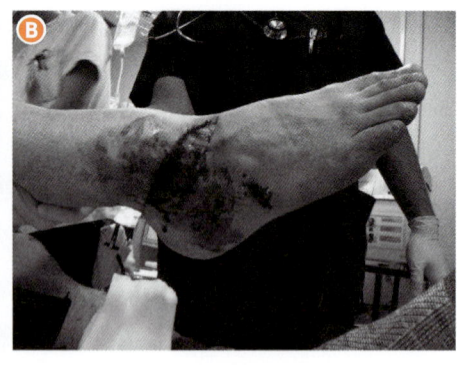
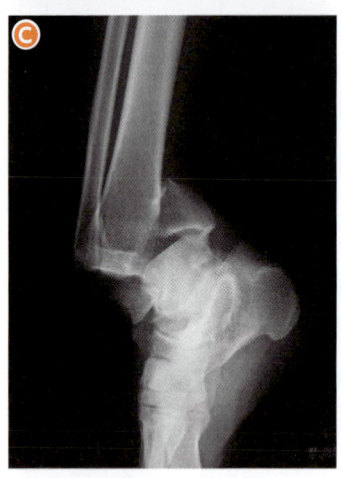
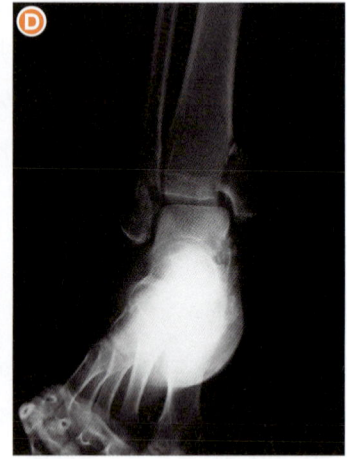

図1　開放骨折の処置
A, C）整復前．B, D）整復後．整復前は皮膚の蒼白部位がみられたが，整復後には皮膚全体の色調も改善した

抗菌薬投与

　手術までの準備として，来院後早期に抗菌薬を投与しておく．セファゾリンを基本として，汚染がひどいようであればアミノグリコシド系を投与すればほとんどのグラム陽性球菌とグラム陰性菌をカバーできる．土壌汚染がひどい場合にはペニシリンGが強くすすめられている[2]．ちなみに抗菌薬は受傷後3日投与するが，それ以上の日数はかえって耐性菌の原因となってしまい，メリットがないとされる．

　破傷風トキソイドの適応については表1を参照されたい[3]．日本においての破傷風予防接種は，小児定期接種の三種混合ワクチン（DPT），二種混合

表1　破傷風トキソイドの適応

過去の破傷風トキソイド接種回数		創の状態	破傷風トキソイド	破傷風グロブリン
3回以上の接種歴	前回接種から5年以内	すべての創	不要	不要
	前回接種から5年〜10年	汚染がなく，微小な損傷	不要	不要
		その他の創	必要	不要
	前回接種から10年以上経過	すべての創	必要	不要
3回以下または不明		汚染がなく，微小な損傷	必要	不要
		その他の創	必要	必要

文献3を参考に作成

ワクチン（DT）に含まれており，乳幼児期に3回にわたる初回接種と，その後の15〜20カ月と4〜6歳児の追加免疫を受け，以後は10年ごとに行われる定期破傷風予防接種で予防効果は持続する．しかし1968年以前は破傷風（Tetanus）を含まないDPワクチンが主に使用され，また1975年〜'81年には副作用によりDPTワクチン接種が中断された．このため，その時期に生まれた者は破傷風の予防接種を受けていない可能性がある．

3　救急外来で骨折を診断する必要はない！

患者さんは骨折しているかどうかとても心配する．しかし，救急外来で骨折を確実に診断する必要はない．むしろ，不可能である．

整形外科医でも受傷当初のX線では診断できない骨折は山ほどある．特に，皮質骨が薄く，海綿骨の豊富な骨端部分の骨折では受傷当初にX線で骨折線がわからない場合が多くみられる．**舟状骨骨折**（図2），**橈骨遠位端骨折**（図3），**大腿骨頸部骨折，脊椎圧迫骨折，脛骨高原骨折**などはその代表である（いずれも第3〜5章にて解説）．後日X線の経過を追うことで骨折がはっきりしてくる．早期診断のためにはMRIを行うとよいが，救急外来において緊急で撮影できなければ，**圧痛のある骨，関節は骨折の可能性があるものとして固定しておくべき**である．

もう1つのコツとして，エコーを用いることでX線に写らない肋軟骨骨折や小児の骨端線離解，疲労骨折なども診断可能となる（**第1章-4参照**）．

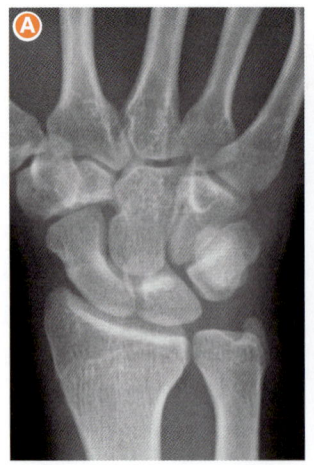 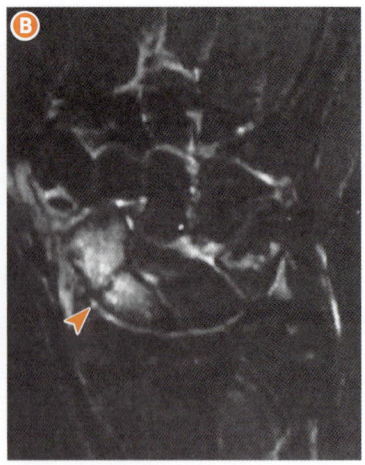

図2　レントゲンでは診断不能な舟状骨骨折
18歳男性．バスケットボールで手をついてから手関節痛．snuffboxに圧痛．骨折部を矢頭（▶）で示す．A）受傷時X線．B）MRI（舟状骨骨折）

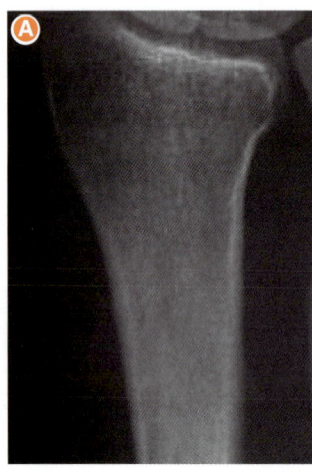 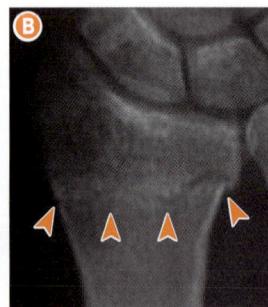 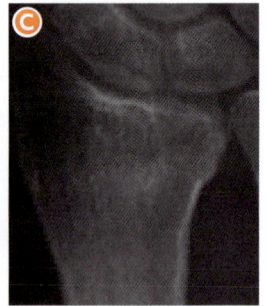

図3　骨折の経過
66歳女性．転倒し手関節痛．橈骨遠位端に圧痛．骨折部を矢頭（▶）で示す．A）受傷時．B）1カ月後．C）3カ月後

4 救急外来での外傷患者への説明のコツ

❶X線だけを見て「骨折していない」とは絶対に言わない．
　先にも述べたように，受傷当初のレントゲンではわからない骨折は山ほどある．整形外科受診時に骨折を指摘されて，「救急外来で骨折していないと言われたのに」というのはよくあるトラブルのもとである
❷受傷当初のX線では診断できない骨折があることを伝える．骨折していれば時間が経つにつれて骨折線がはっきりしてくる（図3）

❸受傷当初は強い痛みに隠れてしまう，小さな外傷が存在するかもしれない．外傷後数日してから，当初気づいていなかった場所の痛みを訴えることもよくみられる

❹RICEを指示する（第2章-1参照）

❺翌日必ず整形外科を受診するように伝える．当日は専門外の当直医が応急処置のみ行っているため，必ず専門医の受診をすすめる

❻入浴は血流がよくなることで出血を助長し，腫脹が増悪する．軽傷外傷ならば2〜3日はシャワー程度にしておくよう指示する

❼頭部外傷では，嘔気，嘔吐，めまい，しびれ，麻痺などの自覚症状が後日出現することがあるため，家族からみて応答がおかしいことなどがあればすぐに受診するように指示する

参考文献

1) 「外傷初期診療ガイドライン 改訂第4版」（日本外傷学会，日本救急医学会/監，日本外傷学会外傷初期診療ガイドライン改訂第4版編集委員会/編），へるす出版，2012
2) Giannoudis PV, et al.：A review of the management of open fractures of the tibia and femur. J Bone Joint Surg Br, 88：281-289, 2006
3) Halaas GW：Management of foreign bodies in the skin. Am Fam Physician, 76：683-688, 2007
　　→皮膚損傷に伴う異物の処置について，異物の検出方法，刺さった釣り針の抜き方，深く刺さった異物の摘出方法など役に立つ情報がまとまっている．Full textがfreeである．

〈斉藤　究〉

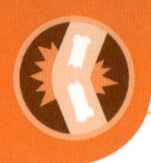

第1章　診察の基本とコツ

2 病歴聴取のコツ
～折れやすい場所を知っておこう

Point
- ☑ 患者さんの体のどの部位にどのようなエネルギーがかかったか聴取する
- ☑ 骨折しやすい場所とパターンを知る

1 受傷機転・病歴から疑うべき外傷

↳ 患者さんにかかったエネルギーを知ろう

　外傷の診療では，どのような大きさのエネルギーが，どの方向から患者の身体にかかり，どこへ抜けたかを類推することが大切である．何メートルの高さから転落したのか，階段は何段くらい踏み外したのか，そのとき身体のどこから着地したのか，直接打撲した部位はどこかなど，受傷機転から損傷部位を推定することになる．

　交通外傷ならば救急隊に現場の写真をみせてもらい，車の破損程度を知ることも，患者さんにかかったエネルギーの大きさを推測するヒントになる．また，現場に残った出血痕の大きさから出血量を推し量ることもできる．衝突時のシートベルトによる鎖骨や腸骨への圧迫や，ハンドルによる胸部外傷にも留意し，診察を行いたい．

　受傷直後は重症な外傷の痛みにより，患者さん本人も軽傷外傷の存在に気づけないことも多い．大腿骨骨折の痛みで足趾の骨折に気づくのが遅れたなどという経験は比較的多いのではないだろうか．意識障害があればなおさら小外傷を見逃しやすい要因となる．頭部から足部に至る網羅的な全身観察を時間をおいてくり返し行うことで見逃しを防ぐことが大切である．そのとき，着ていた衣服の損傷部位や，皮膚表面の擦過創・打撲痕・腫脹・変形からその部位に内臓損傷，靭帯・筋損傷，骨折があるのではないかと疑う．

　救急外来でよく出会う外傷のヒストリーについて表1にまとめた．

表1　救急外来でよく出会う外傷

外傷のヒストリー	よく見る外傷	注意すべき外傷と合併症
突き指して腫れた	中節骨基部剥離骨折，末節骨基部骨折（マレットフィンガー）	側副靭帯損傷，側副靭帯付着部の剥離骨折
投球時に上腕の痛み	上腕骨骨幹部骨折	橈骨神経麻痺
壁を殴ったら手が腫れた	小指中手骨骨折（Boxer's fracture）	中手骨基部骨折
転倒して手をついた	橈骨遠位端骨折，舟状骨骨折	尺骨茎状突起骨折，尺骨遠位端脱臼
転倒して肘をついた	肘頭骨折	橈骨頭骨折，上腕骨外顆骨折，上腕骨内上顆骨折
転倒して肩を打撲	鎖骨遠位端骨折，上腕骨頸部骨折	肩鎖関節脱臼
転倒して膝をついた	膝蓋骨骨折	脛骨顆間隆起骨折，脛骨高原骨折
足をひねった	第5中足骨基部骨折（ゲタ骨折）	足根骨剥離骨折
足関節をひねった	足関節内果骨折 足関節外果骨折	足関節後果骨折 骨端線離解（小児）
階段を踏み外して着地	脛骨高原骨折	踵骨骨折，膝側副靭帯損傷
バイクで転倒し，片側上肢麻痺	神経根引き抜き損傷，腕神経叢損傷	鎖骨骨折，鎖骨下動脈損傷，脛骨顆間降起骨折
高齢者が転倒して頭部に擦過創	頸髄損傷	頸椎骨折，頭蓋内出血
高齢者が転倒して立てない	大腿骨頸部骨折	恥骨骨折，坐骨骨折，腰椎圧迫骨折
高齢者が転倒して肩の痛み	上腕骨頸部骨折	鎖骨遠位端骨折，肩甲骨骨折
高齢者が起床時から腰痛	胸腰椎圧迫骨折	悪性腫瘍による椎体圧潰
咳が続いた後の胸部痛	肋骨疲労骨折	気胸
ランニングで足の痛み	中足骨疲労骨折	
子供が転倒・転落してから腕を動かさない	上腕骨顆上骨折	鎖骨骨折，上腕骨外顆骨折
子供の手を引っ張ってから動かさない	肘内障	

 ## 骨折には折れやすいパターンがある

　　　研修医が穴の開くほど眺めたX線写真を整形外科医がみて一瞬で骨折を指摘することに驚いたことはないだろうか．整形外科医は毎日のように正常のX線を眺めているうえに，骨折しやすい場所を知っているのである．

　　　整形外科医は，あらかじめ問診と視診で患部の腫脹や紫斑の有無からどのような損傷があるかを予想し，触診にて圧痛部位から骨折や靭帯の損傷部位を予想する．X線は自分の予想を確認するために撮影し，そのうえで骨折の形をみて保存的に治療可能か，手術が必要かを判断する．

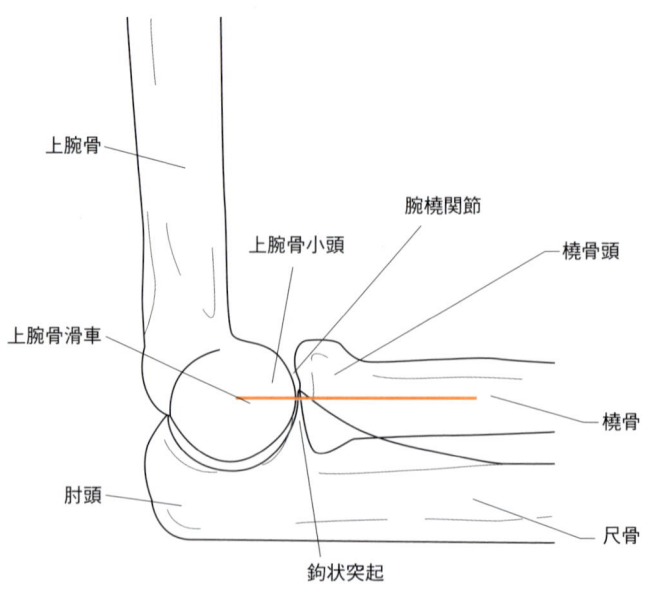

図1 肘周辺の構造
線（━）で表されるように，正常像では上腕骨小頭と橈骨の中心が一致していることを確認し，橈骨頭の脱臼を見逃さないこと

↳ 小児の肘周辺骨折パターン

　例えば，子供がウンテイ（英語ではmonkey barと呼ぶ）から落ちたと片腕を動かさずに来院したとする．ストーリーからはたいてい上腕骨顆上骨折だろうと予想して肘を見ると少し腫れている．そっと触診するとあまり大きな転位（骨折のずれ）はなさそうだ．上腕骨顆上骨折を予想しながら，あえて予想部位から離れた前腕・肘頭と骨折しやすい部位の圧痛を確認する．そして，見逃しがちな橈骨頭と尺骨鉤状突起などを押す．最後に上腕骨外顆・内顆，上腕骨顆上部を触診すると圧痛が著明で腫れている．そこで圧痛部位をもとにX線撮影部位を肘関節2方向と決め，でき上がった画像をみると，やはり軽度転位した上腕骨顆上骨折を認めた．もちろん，肘周辺骨折では見逃しやすい上腕骨外顆骨折や尺骨鉤状突起骨折・橈骨頭骨折・橈骨頭の亜脱臼などにも注意しておく（図1）．

　このように，問診・視診・触診から頭のなかの骨折パターンを1つ1つ診断していくのである．

↳ 高齢者では転倒のパターンから脆弱性骨折を推測しよう

　　高齢者が転倒した場合には，骨粗鬆症の進行による脆弱性骨折を疑って検索する必要がある．転倒して手をつけば橈骨遠位端骨折と尺骨茎状突起骨折や尺骨遠位端骨折，または上腕骨までエネルギーがおよべば上腕骨頸部骨折が発生する．

　　「転倒してから立ちあがれなくなった」という病歴からは，後方へ転倒し，しりもちをついた場合には，恥骨・坐骨骨折・胸椎腰椎圧迫骨折を疑う．また，横向きに転倒した場合には大転子を打撲することで発生する大腿骨頸部骨折を疑う．ときに高齢者では高所転落ではなく，立位からの転倒でも腸骨骨折を起こし，出血性ショックに至ることがあるので注意を要する（第5章C-3参照）．それだけ骨が弱いのである．骨粗鬆症の啓蒙啓発と早期からの骨粗鬆症治療がとても重要である．

　　高齢者の転倒→歩けない→大腿骨頸部骨折だ！という1対1対応のみでは両股関節正面のX線をみて，大腿骨頸部骨折がなければ安心してしまい，恥骨・坐骨骨折を見逃す．X線に写る恥骨・坐骨の骨皮質をしっかりと目で追い，恥坐骨骨折を見逃さないようにしたい．もちろん，恥坐骨骨折がみられた場合には，骨盤輪の後方要素である仙骨・仙腸関節・腸骨に骨折がおよんでいないか，CTまで行うことも考慮する（第5章C-1参照）．

↳ 前腕・下腿は2本の骨のひずみを探ろう

　　2本の骨で形成される前腕・下腿では，2本の長管骨が平行四辺形を形づくっている．そのうち1本に骨折が起これば，骨折側の短縮が起こり平行四辺形が乱れ反対側の長管骨にもひずみの力がかかり，骨折や脱臼が起こる．

　　前腕では尺骨の骨折に伴う橈骨頭の脱臼（Monteggia（モンテジア）骨折，図2）や，橈骨の骨折に伴う尺骨遠位端の脱臼（Galeazzi（ガレアッジ）骨折）がみられる．前腕で撮影したX線には手関節・肘関節が含まれているか確認し，もししっかりと評価できないX線写真ならば，手関節または肘関節の正確な正面像・側面像を追加撮影して評価することも重要である（第3章A-7参照）．

　　下腿では，脛骨骨折に伴う腓骨骨折がみられることがある（図3）．足をひねった場合には足関節部分で脛骨内果と腓骨外果の両方を骨折することもあるが，例え内果骨折のみしか認めなくても，脛骨の骨折のひずみは腓骨におよんでいると考え，**腓骨頭〜腓骨近位部の圧痛を触診しておきたい**．足関節

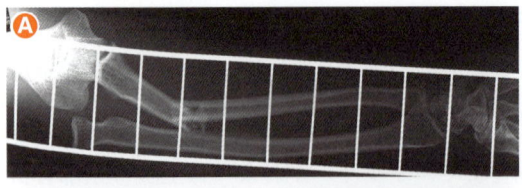
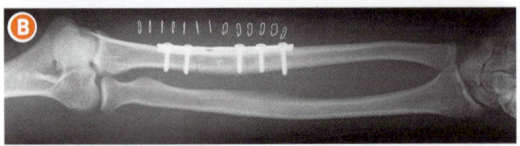

図2 モンテジア骨折
A) 尺骨骨幹部骨折＋橈骨頭脱臼が認められる．B) 術後，橈骨頭が上腕骨小頭にはまり整復されている

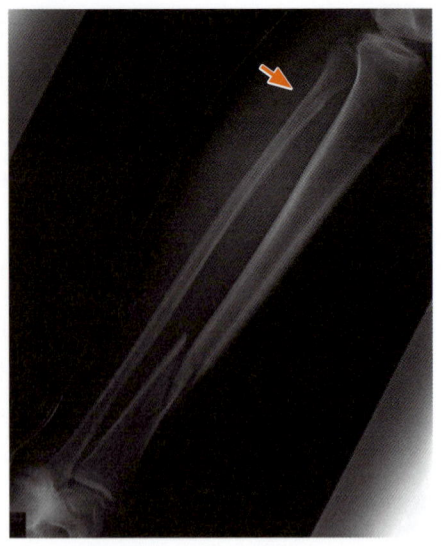

図3 脛骨骨折に伴う腓骨近位部骨折

のX線だけでは，足関節内果骨折に伴って発生した腓骨頭骨折を見逃してしまう．腓骨の圧痛があれば，下腿正面・側面のX線を追加し，腓骨骨折の有無を精査しておこう（**第4章B-3参照**）．

〈斉藤　究〉

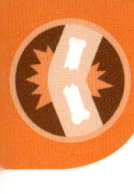

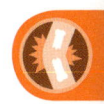

3 身体診察のコツ
〜正しい診断は圧痛点を探すことから

> **Point**
> ☑ 内科と全く同じく，解剖を理解して触診すること．骨に圧痛があれば，そこに骨折の可能性がある

1 基本は圧痛点

　大学で内科的な一般診察はポリクリ（とは今はいわないか？？）でも教えてもらうだろう．研修医になってからも，何度もくり返し内科的な全身観察は行うはずである．しかし，整形外科的な筋骨格の診察に至っては誰からも教わらないまま，救急外来で患者さんを迎えることになるのではないだろうか．骨折部に明らかな変形や「ぐらぐら」感がみられ，不安定性（instability）があれば診断は容易であるが，不安定性がなくても視診にて局所の紫斑・腫脹をみて，触診にて圧痛をもとに骨折を疑う．内科の腹部診察において圧痛部位から内臓の異常を探るように，整形外科の診察においては四肢体幹の骨・靱帯・筋肉の解剖を知り，圧痛を探ることからはじまる．

　整形外科の教科書を開けば，SLRやFNST，Neer，Hawkins，ADS，PDSなど，さまざまな損傷をチェックするための徒手検査が山ほど出てくるが，救急外来の外傷において**最も大切なのはさわって圧痛部位を見つけること**である．骨折部に限局した圧痛はMalgaigne（マルゲーニュ）の圧痛点といい，骨折部位を特定するための診断価値があるとされる．

2 そのほか診察のコツ

　関節内の骨折では関節包内に出血するため，関節腫脹が認められる．外傷後の関節腫脹は関節内骨折を疑う必要がある．例えば，膝では膝蓋骨骨折はもちろん，大腿骨顆部骨折・脛骨高原骨折・脛骨顆間隆起骨折のほか，半月

板損傷・靭帯損傷・関節包の損傷などでも血腫は溜まる．関節を穿刺して血液が吸引されれば関節内の損傷があることを示しており，吸引した血液を膿盆に移し，30秒ほど待って脂肪滴が浮いてくれば，骨折の存在を疑う（**第2章-6参照**）．これは骨髄中の豊富な脂肪滴によるものである．

　橈骨遠位端や脛骨顆部，大腿骨大転子など，骨皮質が薄く海綿骨が豊富な部位においては，X線では明らかな骨折線を認めなくても骨折している場合が多い．この場合でもやはり同部の圧痛が大きなヒントとなる．もちろん，MRIを撮影すれば骨折の鑑別は可能である（**第1章-1参照**）．

　ちなみに，患者さんは骨折とひびは別物だと思っている人が多い．医者としては，ひびであろうが転位があろうが骨折は骨折である．しっかりと固定をして帰宅させたい．明らかな皮質骨の骨折はなくても，海綿骨のみの骨折の場合にはMRI上で骨挫傷としてT1 low，ときにT2 highとして写るものもある．大腿骨頸部骨折では，たとえ転位のない骨挫傷であっても荷重による転位のリスクを防ぐため手術を行うことが多いが，最近ではテリパラチドによる骨形成促進効果により手術を回避する症例も報告されてきている．

➕ プラスワンポイント

　腹部の触診の際には内臓を圧迫する前に当然腹直筋や腹斜筋も圧迫することになる．そこに筋痛があれば患者さんは痛がり，筋性防御も起こることがある．同様に，救急外来に訪れる心臓神経症と分類されてしまう患者さんのなかには，その原因として肋間筋や前鋸筋の筋痛が隠れていることも知っておきたい．

〈斉藤　究〉

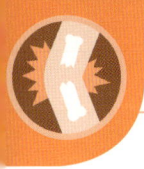

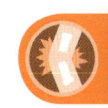

第1章 診察の基本とコツ

4 画像検査のコツ
～まずはX線撮影から

Point

- ☑ 圧痛点をもとにX線を最低2方向撮影する．圧痛から骨折を積極的に疑うが，正側2方向でわからなければ斜位撮影を追加する
- ☑ 小児では左右を比較する
- ☑ CT・MRI・エコー診断（疲労骨折，靭帯損傷，軟骨損傷，骨端線損傷など）も活用する

1 X線撮影の基本

　画像検査の前に，問診・視診・触診から骨折部位を推測し，まずは痛くないところから触診し，圧痛点を探る．

　圧痛点が骨の上にあれば同部の骨折を疑い，圧痛点を中心として最低2方向のX線を撮影する．基本は正面像と側面像の2方向撮影である．

　正側2方向撮影で骨折が明らかでなくても，触診から積極的に骨折を疑っているならば，斜位2方向の追加，左右の画像を比較，CTやMRIの追加も考慮する．

　エコーを用いると，骨皮質の途絶や微小な段差，骨折線周囲の血腫なども描出される．特に肋軟骨骨折（図1）や早期の疲労骨折などのX線に写らない骨折や，X線ではわかりづらい小児の骨端線離解（図2）ではエコーが活躍する．靭帯損傷の診断（図3，4）にも有用である．

　MRIでは，X線では明らかでない骨挫傷や疲労骨折・不顕性骨折も描出される．

2 撮影法選択のコツ

　外傷後のX線撮影法の選択にあたっては，骨折部が転位しないように配慮も必要である．例えば肩関節では正面・斜位・軸位の撮影法があるが，肩関

25

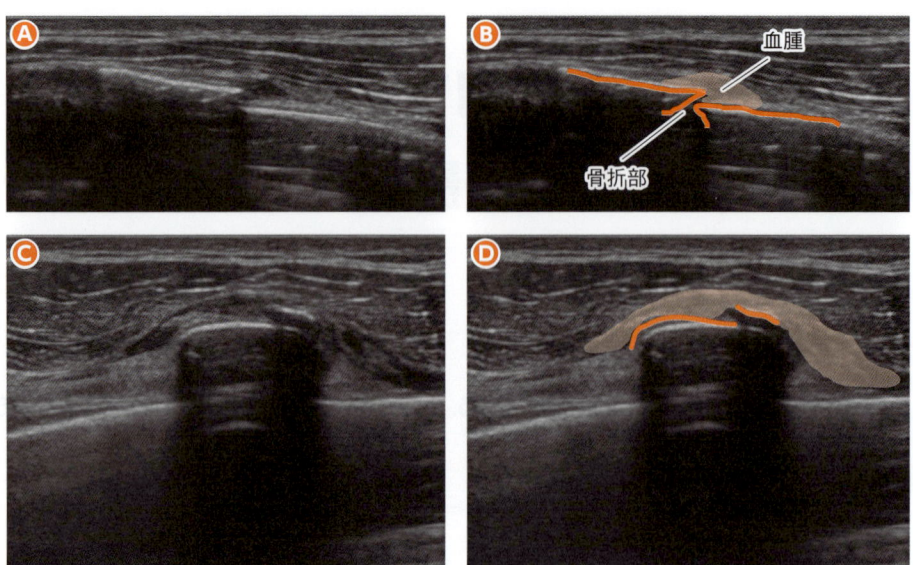

図1 肋軟骨骨折
24歳男性．肋軟骨骨折．A，B）エコー長軸像（骨折部と周囲の血腫）．C，D）短軸像．
X線では写らない肋軟骨骨折の診断にはエコーが活躍する．骨折部と周囲の血腫を描出

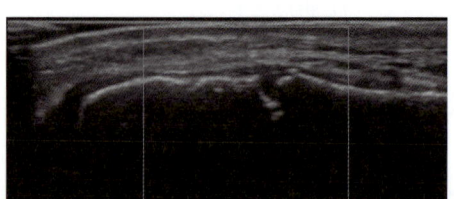

図2 13歳．腓骨遠位骨端線エコー（正常像）
異常の場合には骨端線周囲に血腫形成がみられる

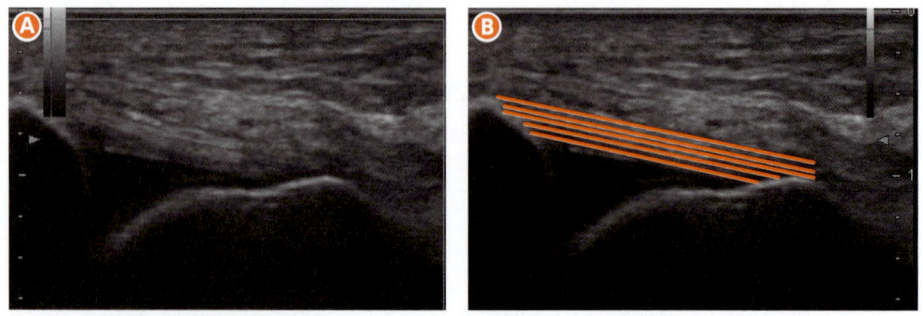

図3 足関節外果と前距腓靭帯エコー（正常像）
腓骨遠位端と距骨の間に前距腓靭帯の線維状構造（fibrillar pattern，Bにて ― で示す）が描出される

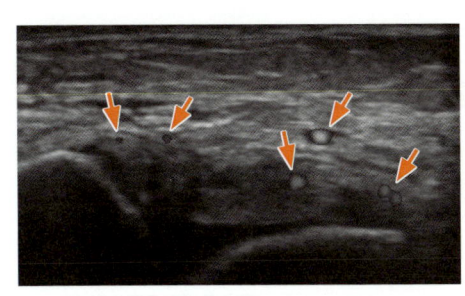

図4　14歳．前距腓靱帯部分断裂
エコー像．前距腓靱帯の線維状構造が中央で破綻し，靱帯が曲がって（緩んで）描出されている（fibrillar patternの消失）．周囲の血流増加（パワードップラ陽性部：➡）や浮腫もみられる

　節軸位の撮影では肩関節の外転が必要となるため，骨折部が転位するリスクが生じる．その場合は軸位撮影を選択せず，正面と斜位の2方向を撮影する．
　注意したいのは，患者さんが肩を痛がるからと，漠然と「肩関節」でX線をオーダーしないことだ．同じ広義の「肩」でも，触診により患者さんが痛がる部位は上腕骨頸部，大結節，肩峰，肩鎖関節，鎖骨遠位端，烏口突起，肩甲骨のいずれなのか，それによりX線撮影の仕方は変わる．圧痛点を中心としてX線をオーダーするように心がけよう．同様に，股関節周辺の痛みを訴える患者さんに大腿骨頸部骨折を疑う場合には**両股関節正面**と**ラウエン像**の撮影となるが，骨盤骨折を疑うのならば**骨盤正面**や**骨盤inlet，骨盤outlet**などの撮影をオーダーすることになる．この場合も患者さんの圧痛点をもとにして，疑う骨折に対し適切なX線を撮影することが大切である．撮影時の部位オーダーや体位がわからなければ，放射線技師に声をかけてみよう．彼らはどのような背格好の患者さんでも診断に足る写真を撮ることにプロ意識をもっている人たちである．きっとよいアイデアをくれるだろう．
　代表的な正常像は第3章以降総論に示しておくので参照されたい．
　なお，部位によっては正面・側面だけでなく，特殊な撮影がある．こちらも合わせて覚えておこう（**表1**）．各撮影法についても例を示す（**図5～15**）．

表1 さまざまな撮影方法と適用疾患

撮影方法	疑わしい骨折	図表
頭部正面・側面・タウン	頭蓋骨骨折	図5
頬骨軸位	頬骨骨折	図6
鼻骨側面	鼻骨骨折	図7
顎関節	下顎骨関節突起，筋突起骨折	図8
開口位正面撮影	歯突起骨折，環椎骨折　CTも考慮	図9
肩甲骨 scapula Y 撮影	肩甲骨，烏口突起，肩峰の骨折	図10
胸骨正面・側面	胸骨骨折	図11
骨盤 inlet・outlet	骨盤骨折，仙骨，腸骨骨折　CTも考慮	図12
両股関節正面，ラウエン像	大腿骨頸部骨折，大転子骨折	図13
膝蓋骨スカイライン	膝蓋骨骨折	図14
踵骨軸位	踵骨骨折	図15

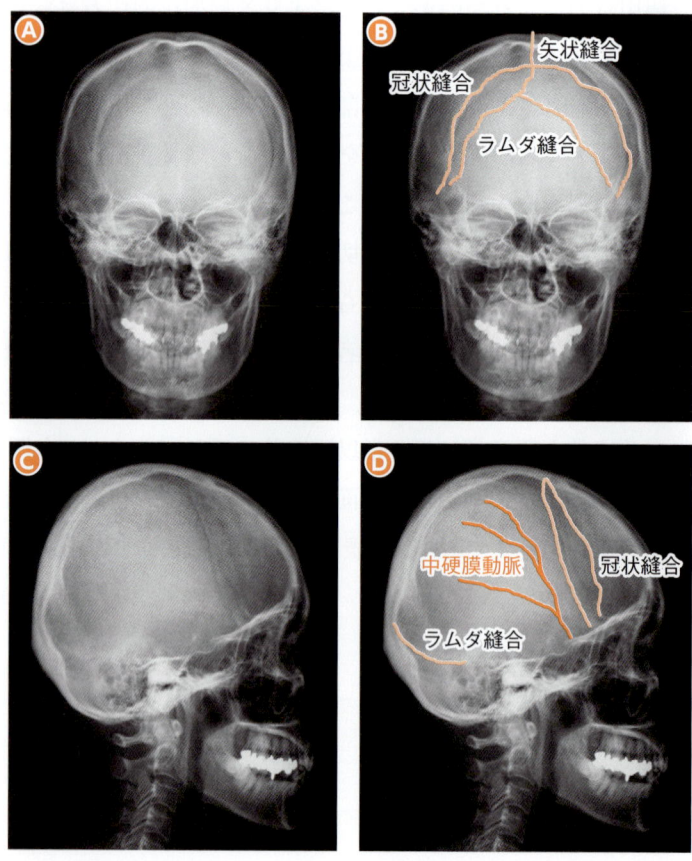

図5　頭部正常X線
A，B）頭部正面像，C，D）頭蓋骨側面像．中硬膜動脈部に骨折線がみられる場合には硬膜外出血を起こす

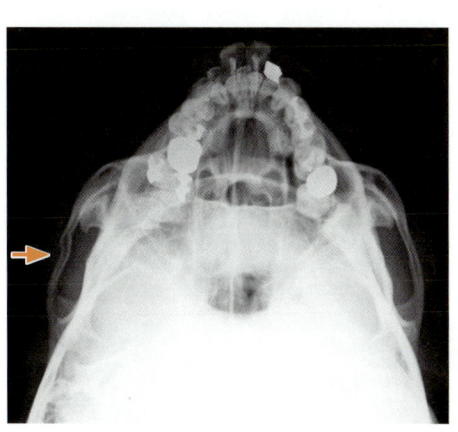

図6 頬骨軸位X線
右頬骨骨折（→）

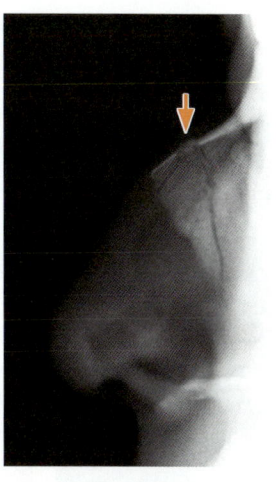

図7 鼻骨側面X線
鼻骨骨折（→）

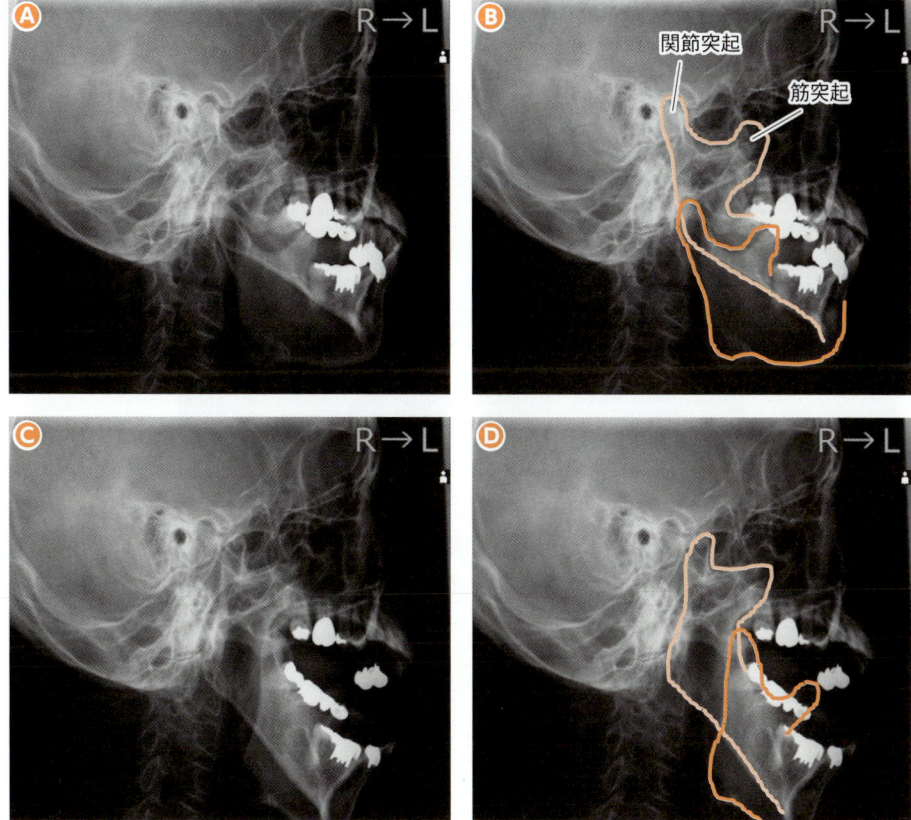

図8 顎関節正常X線
A，B）閉口位．C，D）開口位．筋突起や関節突起の骨折を見逃さないないように

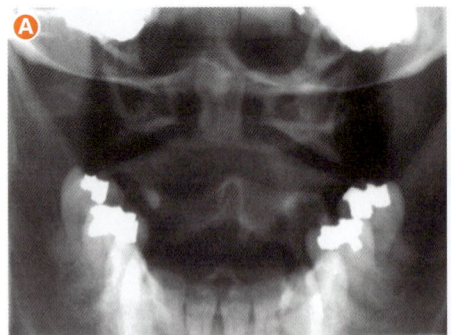
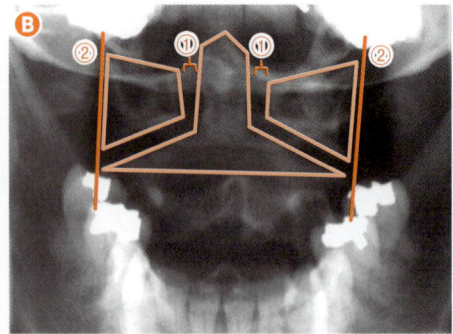
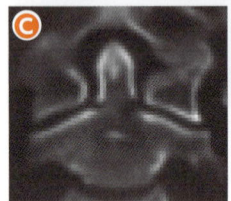
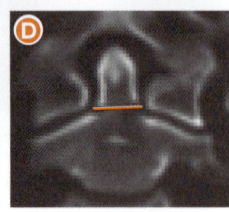

図9　開口位正面X線
A，B）軸椎歯突起の骨折の有無のみでなく，左右の環椎横断面と歯突起の距離①や環椎と軸椎の外側縁のずれ②から環椎の骨折も診断できる．C，D）CT-MPR撮影ではより明確に歯突起骨折が写しだされている

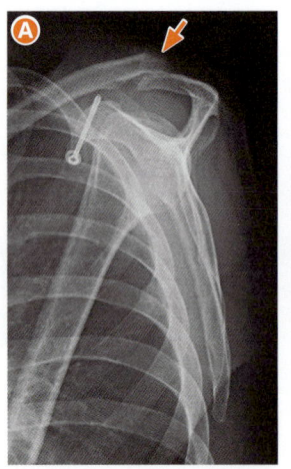
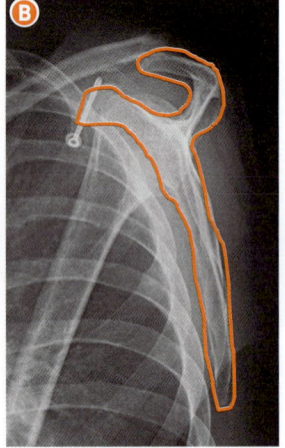

図10　肩甲骨ScapulaY撮影X線
図は烏口突起骨折の術後．鎖骨遠位端骨折（→）併発．烏口突起・肩峰・肩甲骨体部がYの字に見える

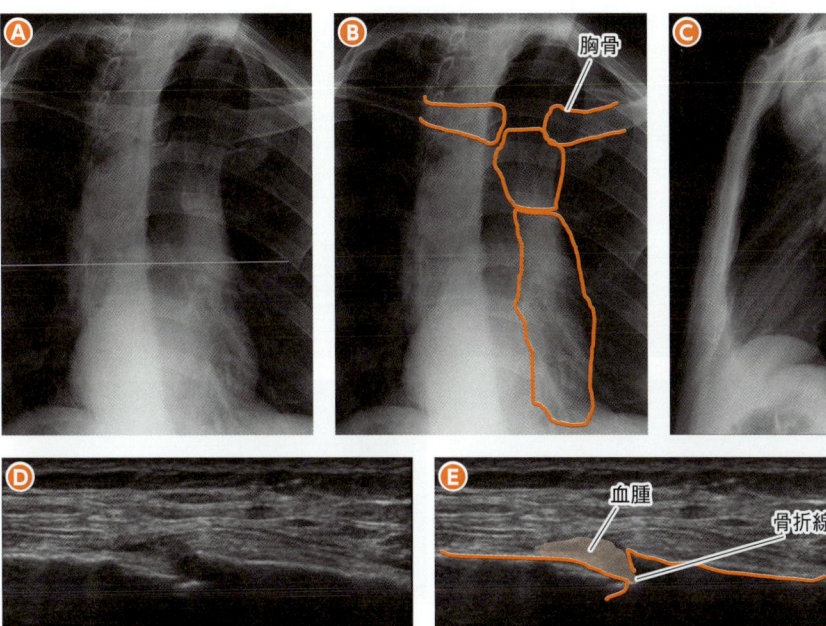

図11　胸骨X線とエコー
A, B) 胸骨正面 正常像. C) 胸骨側面 正常像. D, E) 胸骨骨折 エコー像. 正面像（A, B）は心陰影と重なるため不鮮明になりがちで診断的価値は低い. 胸骨骨折の診断には側面像（C）やエコー（D, E），CT が有用である

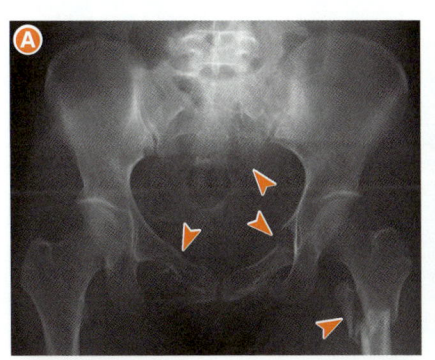

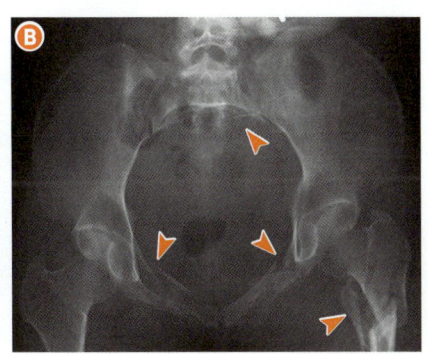

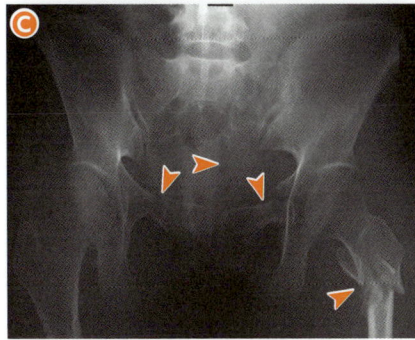

図12　骨盤正面 inlet・outlet撮影
37歳，4階から飛び降り．左仙骨骨折と両恥坐骨骨折，左大腿骨転子部粉砕骨折骨折部を矢頭（▶）で示す．A) 骨盤正面．骨盤正面像でほとんどの骨盤骨折は診断可能である．B) inlet像．骨盤輪が円形に描出されるため，骨盤輪の前後方向への転位や寛骨臼の内側への陥没が読影しやすい．C) outlet像．仙骨と恥骨が正面からとらえられるため，仙骨骨折や恥坐骨骨折の頭尾側方向への転位状態が読影しやすい

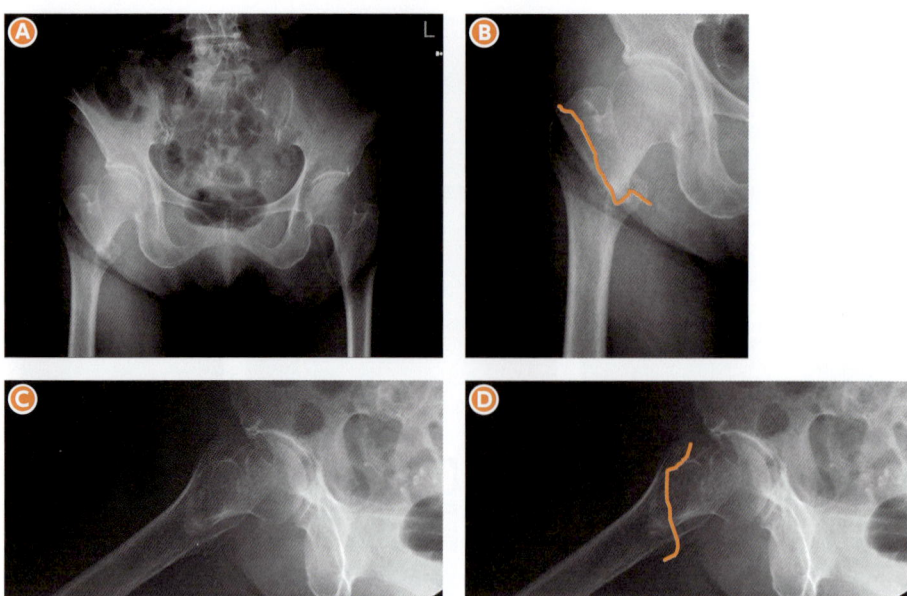

図13　両股関節正面 ラウエン像
88歳女性，右大腿骨転子部骨折（図中に線で示す）．A）両股関節正面像．B）骨折部を拡大して図示する．C，D）ラウエン像．股関節をやや内旋位として大腿骨頸部が正面に向くようにポジショニングされるため，大腿骨頸部骨折を疑うときには骨盤正面ではなく，両股関節正面とラウエン像をセットで撮影する．同時に恥骨・坐骨骨折を見逃さないようにチェックしよう

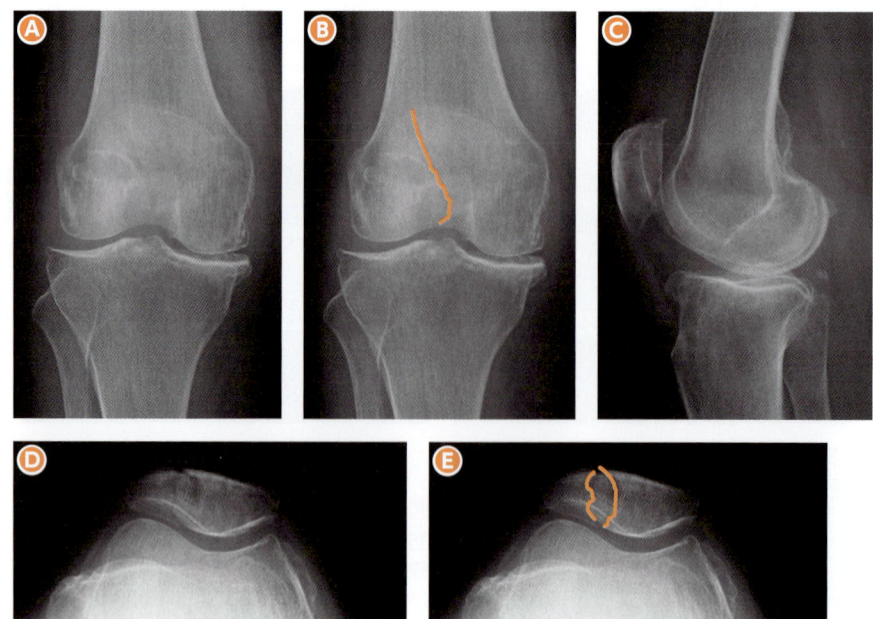

図14　膝蓋骨骨折X線
A，B）膝蓋骨正面像．C）膝蓋骨側面像．D，E）膝蓋骨スカイライン像．頭尾側方向に縦断する膝蓋骨骨折の場合には，側面像（C）では骨折線はわからないことがある．正面像（A，B）では大腿骨と重なるため骨折線も薄くなってしまうため，スカイライン撮影をセットで行いたい．ちなみに，膝蓋骨を横断する骨折の方が一般的であり，その場合は膝蓋骨側面像でよくわかる

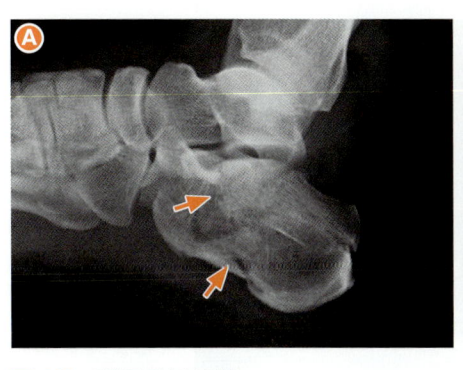
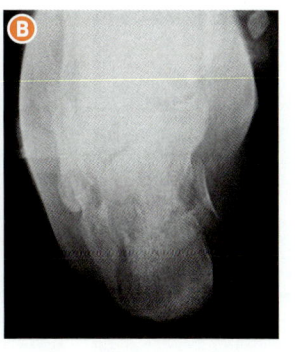

図15 踵骨骨折X線
36歳男性，2メートルより転落．踵骨骨折（→）は転落や飛び降りで受傷することが多い．A）踵骨側面像．B）正面像

3 X線読影のコツ

❶撮影したX線を読影するときには，常にX線が読影に値するクオリティの写真かどうかを判断しなくてはならない．正しく教科書的な正面像や側面像が撮影されていない場合には，再度評価に値するX線を撮影し直す．改めてどの部位をしっかり見たいのか，放射線技師に相談するといい．特に関節面の評価には正しく撮影されたX線が重要である．

❷整形外科医が骨折箇所を一瞬で見抜くのは，折れやすい場所を知っているからである．患者さんの診察時にも，折れやすい場所に的を絞って触診することができる．圧痛点が骨の上にあれば骨折を疑い，**X線よりも触診の所見を重視する**．X線読影の際には触診での圧痛点を中心に頻度の高い骨折パターンを当てはめていく（図16）．

❸X線読影ビギナーであれば，視診で腫れている場所や，触診の圧痛点を中心にしながら，図17のようにX線に写る骨一つ一つの皮質骨を指でなぞるとよい．骨皮質の途切れた部分に骨折が見つかる（図17の場合には後果骨折）．骨折によっては皮質骨が粉砕していたり，陥没していたり，骨折部でめり込んでいたり（嵌合）することもある．X線上の骨の重なり（骨重）に惑わされないようにしたい．

❹骨端部では皮質骨が非常に薄い．皮質骨だけでなく，海綿骨の乱れも参考に骨折の読影を行う．図16の足関節後果や，橈骨遠位部，上腕骨遠位部，脛骨近位部，大腿骨頸部，脊椎圧迫骨折などで有用となる．

❺そして最後に，受傷初期のX線には写らない骨折があることを再度念頭にお

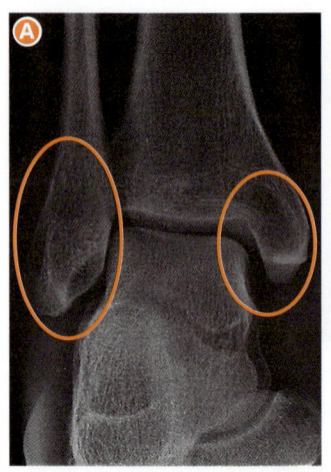
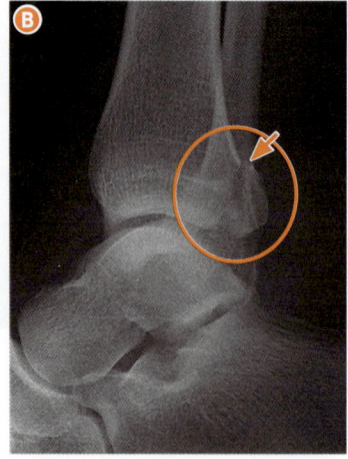

図16 整形外科医の読影
A）正面像，B）側面像．足関節の場合には足関節内果・外果，そして後果も頻繁に折れやすい場所である．整形外科医はまず図のように折れやすい場所を飛び石的に見てから，全体をスキャンする．図では後果骨折（→）が見つかる

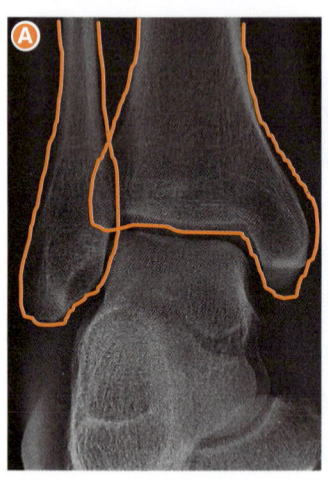
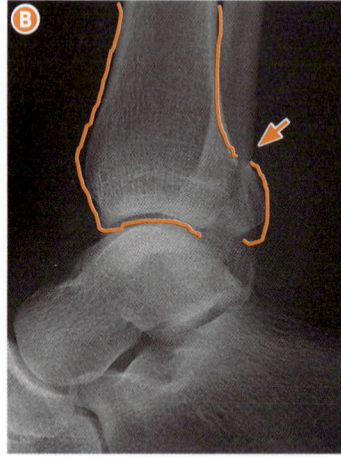

図17 X線ビギナーの読影
図16と同症例．A）正面像，B）側面像．骨皮質をなぞるようにスキャンする．骨皮質の途切れた箇所に後果骨折（→）を見つける

くことが大切である．あくまで触診の所見で骨に圧痛があれば骨折を疑い，追加のX線やエコー，MRIを考慮する．絶対に，初診時のX線だけを見て「骨折していません」と患者さんに伝えてはいけない．

参考文献

1) RADIOLOGY masterclass
 http://radiologymasterclass.co.uk/tutorials/musculoskeletal/principles/bones_joints_x-ray_start.html
 →イギリスの医学生・研修医のためのレントゲン読影のホームページ．無料でこの内容は一見の価値あり

〈斉藤　究〉

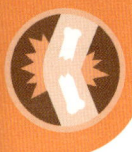

第1章 診察の基本とコツ

5 骨折の合併症に注意！

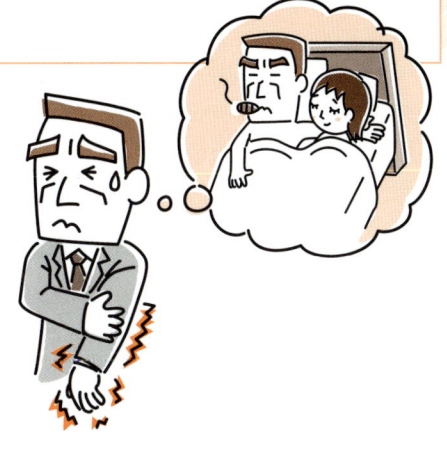

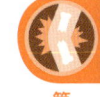

Point

- ☑ 骨折に伴い，周囲の靱帯損傷はもちろん，神経・血管損傷を念頭に初期対応を行う必要がある
- ☑ 筋損傷に伴うコンパートメント症候群にも注意が必要である

1 上肢末梢神経障害のミカタ

上肢末梢神経は橈骨・尺骨・正中神経をチェックする（図1A）．

↳ 橈骨神経障害

いわゆるSunday morning pulsyでみられる症状である．すなわち，「土曜の夜に彼女を腕枕して眠った翌朝，腕がしびれて動かない．手関節は下垂して背屈できない」という症状である．

> **知覚障害固有領域**：手背側の母指と示指の間．
> **運動障害**：橈側・尺側手根伸筋の麻痺により手関節背屈が不可能となり，下垂手となる（図2）．指伸筋の麻痺によりMP（metacarpophalangeal：中手指節間）関節伸展ができなくなる．PIP（proximal interpharangeal：近位指間），DIP（distal interphalangeal：遠位指間）関節の伸展は可能．

↳ 尺骨神経障害

肘部管症候群と同様の症状である．

> **知覚障害固有領域**：手掌側の小指先端と環指尺側．
> **運動障害**：骨間筋や虫様筋の麻痺により，指の開排が不可能となる．第4・第5深指屈筋の麻痺により環指・小指の屈曲ができなくなる．鷲手と呼ばれる．

35

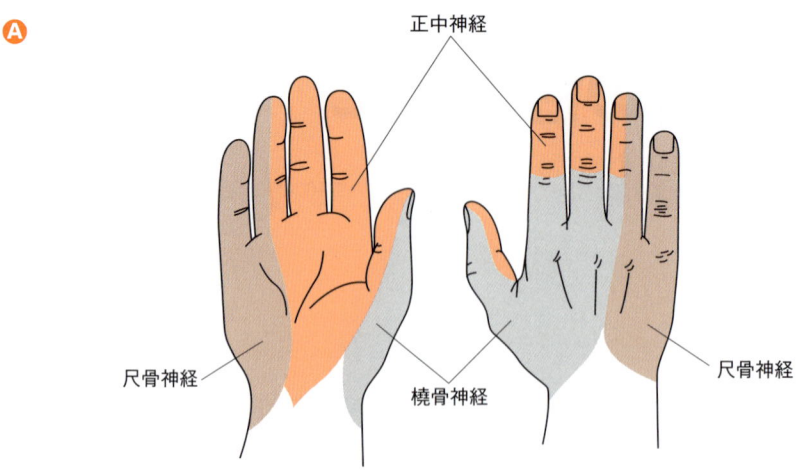

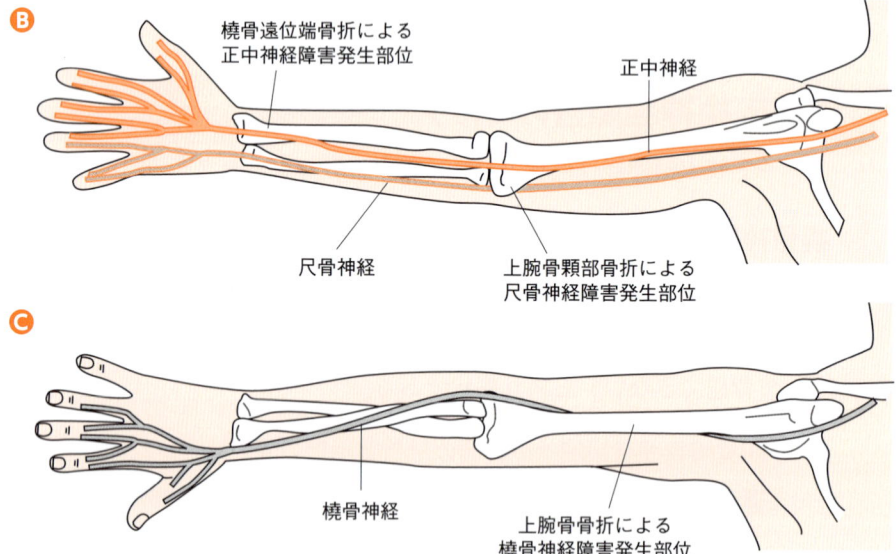

図1　手の神経支配と障害部位

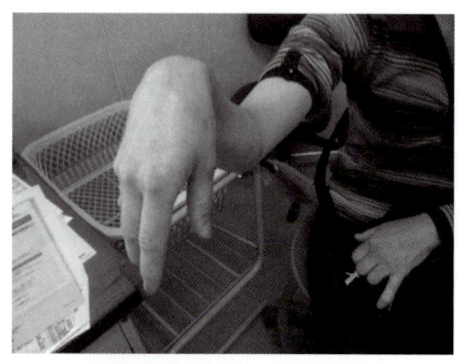

図2　橈骨神経障害による下垂手

↳ 正中神経障害

手根管症候群と同様の症状である．

> 知覚障害固有領域：示指先端と環指橈側
> 運動障害：短母指屈筋，長母指屈筋，第2・第3深指屈筋の麻痺により母指・示指・中指の屈曲ができなくなる．橈側手根屈筋の麻痺により，手関節を回外位とした場合に重力に抗して手関節を屈曲できなくなる．猿手と呼ばれる．

2 橈骨遠位端骨折と正中神経麻痺

橈骨遠位端骨折（図3）において，橈骨遠位端骨片の背側転位（Colles^{コーレス}骨折）や掌側転位（Smith^{スミス}骨折，掌側Barton^{バートン}骨折）に伴い正中神経が圧迫される（図1）と手根管症候群様の症状（母指〜環指橈側までの知覚障害やしびれ）を生じる．その場合にはすみやかな整復が必要であり，翌日にもち越さずに整形外科医をコールしたい．

骨折の整復は軸方向への牽引が基本である．決して骨片を力で押し戻そうとしてはいけない．Colles骨折の場合，遠位骨片の背屈・背側転位を認める（図4❶）ため，骨片背屈位のままゆっくりと牽引を加えつつ，橈骨遠位端骨片にあてた整復者の母指を背側から遠位掌側に押し上げ，まず背側骨皮質を合わせる（図4❷）．次に背屈位から掌屈位に手関節を屈曲することで掌側骨皮質を合わせる（図4❸）．手を離すともとの位置に戻ってしまう場合には背側骨皮質が粉砕していることも考えられるが，早期に整復操作を行うことで正中神経への圧迫を軽減し，患者さんの疼痛・しびれの症状を改善できる．

3 肘関節周辺骨折と神経障害，Volkmann^{フォルクマン}拘縮

肘関節内側の肘部管を走行する尺骨神経は，肘頭骨折や上腕骨顆部の骨折などで障害される（図1B）．肘周辺骨折は，小児では上腕骨顆上骨折や内上顆骨折の頻度が高く，成人では肘頭骨折，高齢者では上腕骨顆部の粉砕骨折もしばしば認める．

上腕骨顆上骨折は転位の方向により，橈骨神経・正中神経・尺骨神経のどれもが障害される可能性がある（図5）．肘関節周辺骨折においては，神経障

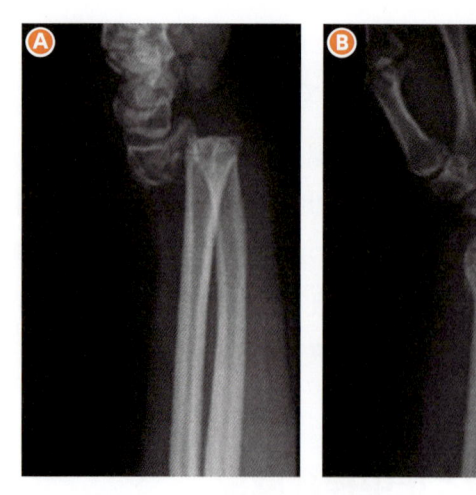

図3　転位の大きい橈骨遠位端骨折
A）X線側面像，B）正面像．正中神経障害のリスクあり

❶遠位骨片の牽引と押し上げ　❷背側骨皮質を合わせる　❸掌屈させる

骨膜

図4　橈骨遠位端骨折の整復

正中神経
橈骨神経
橈骨神経
尺骨神経
尺骨神経
正中神経

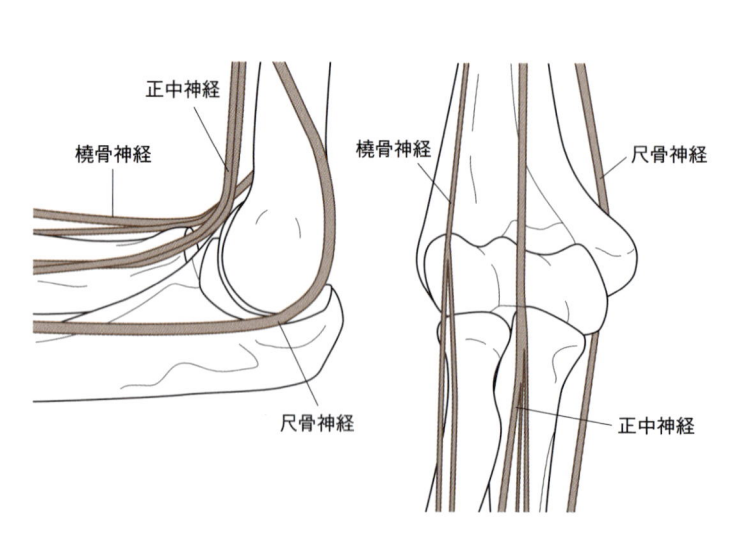

図5　肘周辺の神経の走行

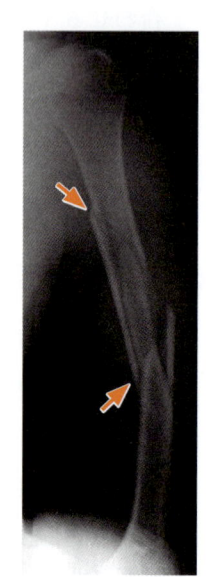

図6　上腕骨骨幹部骨折

害の確認を行っておきたい．

　Volkmann(フォルクマン)拘縮は骨折部による上腕動脈の直接損傷や，患部の腫脹とギプス固定，筋膜や皮膚の緊縛に伴う内圧上昇による静脈うっ血などが前腕屈筋群の阻血性壊死を起こし，不可逆性の筋損傷と拘縮をきたす．上腕骨顆上骨折に対し，骨折部が転位したまま肘関節90°屈曲位で全周性にギプス固定を行った場合に発生する．症状としては強い疼痛，指を他動的に伸展することで前腕屈筋部に疼痛が発生，正中神経麻痺，橈骨動脈拍動の減弱や消失，手指のしびれ，腫脹の増強，水泡形成などを認める．

　基本的に上腕骨顆上骨折は時間経過により増悪する腫脹が手術を難しくするため，整形外科医をすみやかにコールしておきたい．

4　上腕骨骨幹部骨折と橈骨神経麻痺

　橈骨神経は上腕骨骨幹部をらせん状に取り巻きながら走行する（図1C）．骨折による直接損傷のほか，骨折部に神経がはさまれることもある（図6）．投球時に骨折してしまうこともあり，投球骨折と呼ばれる．

5　鎖骨骨折と腕神経叢損傷，鎖骨下動脈損傷，神経根引き抜き損傷

　腕神経叢損傷・神経根引き抜き損傷ともに，**片側上肢のみの麻痺**が出現する．外傷に伴い脊髄損傷では横断麻痺となり，頭蓋内出血では半身麻痺となるため，片側上肢麻痺をみたらこれを疑う．バイク事故などの高エネルギー外傷で，肩を打撲した際の直達外力による腕神経叢損傷や，肩の打撲と同時に頭部を対側に強制する動きが強いられることにより神経根引き抜き損傷が発生する（図7）．

　かつて筆者が経験した症例に，バイク事故後の鎖骨骨折により，骨折部先端が鎖骨下動脈に突き刺さり，上肢の循環障害により手指の屈曲伸展筋力の低下をきたしたものがある（図8）．この症例は血管外科とともに手術に当たり，血管の修復と鎖骨の整復固定を行った．

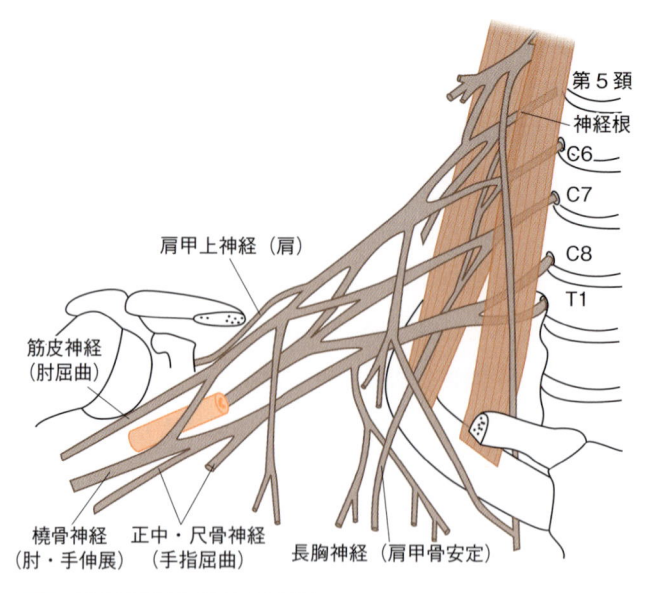

図7　腕神経叢と神経根解剖図
鎖骨はとりはずしてある

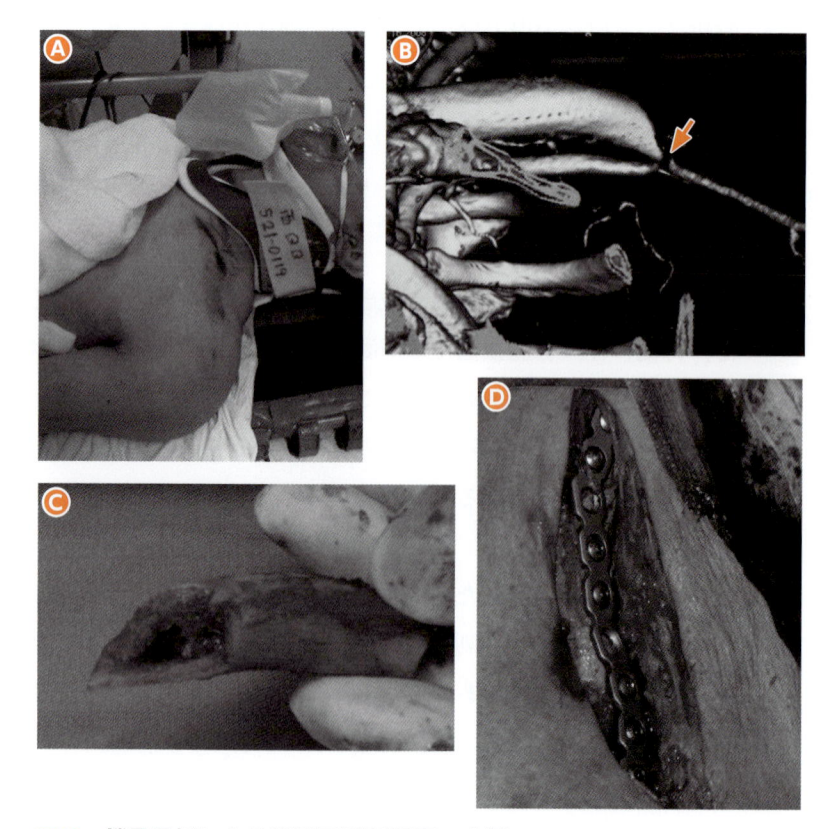

第5頸神経根
C6
C7
C8
T1

肩甲上神経（肩）
筋皮神経（肘屈曲）
橈骨神経（肘・手伸展）
正中・尺骨神経（手指屈曲）
長胸神経（肩甲骨安定）

図8　鎖骨骨折による鎖骨下動脈損傷の症例
A）鎖骨部の擦過創に注目，B）同部造影3DCT（動脈に折れた鎖骨がつき刺さっている：→），C）摘出した骨片，D）骨片整復固定術後

6 大腿骨骨折・骨盤骨折と脂肪塞栓

　脂肪の豊富な長管骨や骨盤の骨折では，血液中に脂肪滴が放出されることにより肺塞栓が発生する．骨髄中の脂肪滴が，破綻した静脈から血中に混ざる場合と，炎症状態に伴う脂質代謝の異常により血中に脂肪滴が遊出する場合がある．後者の場合には，血管支配によらない多発小梗塞が肺・脳・腎臓などの実質臓器に発生するため，花吹雪様のX線やCT画像となる．全身の点状出血・頻呼吸や呼吸困難・意識障害や錯乱などが発生する．骨折部の安定化や，早期の骨折整復固定術が脂肪塞栓のリスクを低減させる．

7 脊椎破裂骨折と脊髄損傷

　高齢者の脊椎椎体骨折では圧迫骨折が多いが，交通外傷や転落などの高エネルギー外傷では椎体の後方1/3に骨折線がおよび，脊髄圧迫の可能性のある破裂骨折が発生することがある．JATECに準じて，初療患者の搬送・ベッド移動・体位交換・観察においては，X線・CTで破裂骨折や椎体の脱臼などによる脊髄損傷の可能性が否定されるまでは体幹に屈曲・伸展・側屈・回旋を起こさないよう，患者さんを一本の丸太（log）のように扱う（ログロール）ことが重要である（**第1章-1 参照**）．

8 下腿の打撲，骨折とコンパートメント症候群

　下腿の骨折や，格闘技などによる腓腹筋・ヒラメ筋への強い打撲により筋損傷が起こり，下腿コンパートメント内圧が30 mmHg以上となると，筋肉内静脈が圧迫され虚脱する．このとき注意が必要なのは，動脈はこの程度の圧ではつぶされないため，**足背動脈は消失しない**ことである（足背動脈が触知しなければ，血管損傷や動脈塞栓を疑う）．

　下腿の腫脹と患者さんの疼痛が強ければ，血圧計と注射器のシリンジを用いて筋肉内圧を測定する．シリンジを押して，延長チューブ内の生理食塩水が筋肉内に動き出すときの血圧計の圧を測定する（**図9**）．

　最近はコンパートメント内圧測定器（Stryker社）も用いられる（**図10**）．

　内圧測定は4つのコンパートメント（前脛骨・外側・浅後部・深後部）それぞれに測定する必要がある（**図11**）．

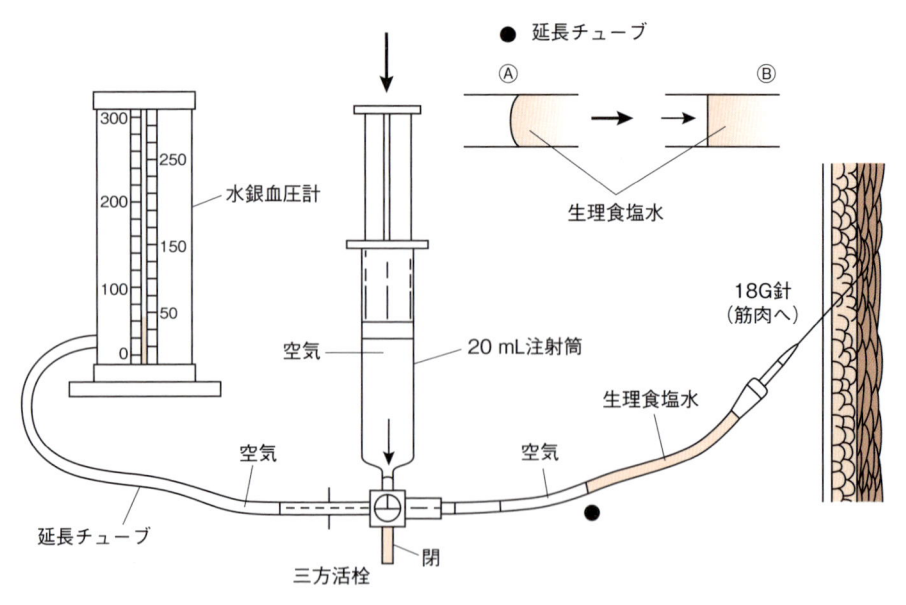

図9　コンパートメント内圧の測定
延長チューブ内の生理食塩水が動き出すとき（ⒶからⒷとなるとき）の圧を測定する

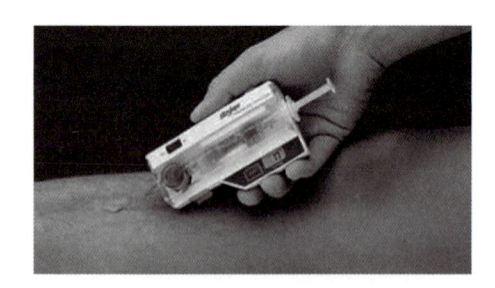

図10　コンパートメント内圧測定器
写真提供：Stryker社

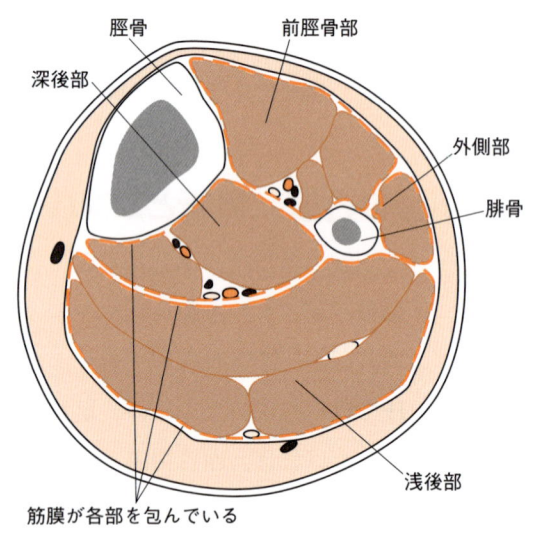

図11　下腿の4つのコンパートメント

内圧30 mmHg以上では皮膚と筋膜の減張切開が必要となる．減張切開までに時間がかかった場合には筋組織の壊死により，減張切開後の再灌流に伴うcrush syndrome（高カリウム血症・代謝性アシドーシス・急性腎不全・心停止）が起こりうることを念頭に，点滴確保・蘇生準備を行ってから減張切開を行う必要がある．

〈斉藤　究〉

第1章　診察の基本とコツ

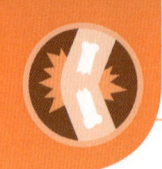

6 高齢者の骨折のミカタ

Point

- ☑ 高齢者の脆弱性骨折の特徴を知ろう
- ☑ なぜ転倒したのか，多彩な内服薬・既往歴・合併症に注意しよう

1 高齢者と骨粗鬆症

　毎日のように救急外来に搬送される大腿骨頸部骨折の患者さん．若手整形外科医は毎日高齢者の大腿骨頸部骨折や橈骨遠位端骨折の手術で大忙しである．

　閉経を過ぎると急速に進行する骨粗鬆症．サイレントに進行するだけに，骨折して気づいたときにはすでに骨粗鬆症にどっぷり浸かっていることになる．欧米ではビタミンD入りの牛乳がふつうにスーパーに並んでおり，大腿骨頸部骨折の発生頻度はすでに下降に転じはじめた．一方，日本ではまだまだ増加し続けており，骨粗鬆症の啓蒙啓発すら十分ではない．

　骨粗鬆症はすべての科をまたぐ疾患でもある．各自治体の行う骨粗鬆症検診を利用して骨粗鬆症を早期発見したり，脆弱性骨折を起こした患者さんに骨密度検査を積極的に行い，治療介入することで骨折の連鎖を防ぐことが何より大切である．

2 脆弱性骨折と原発性骨粗鬆症

　骨の強さ（骨強度）は骨密度が70％，骨質が30％を規定するとされる．骨密度はYAM（young adult mean）を100％として測定され，「低骨量（骨密度がYAMの80％未満）が原因で軽微な外力（立位からの転倒など）により発生した骨折」を脆弱性骨折と呼ぶ[1]．骨粗鬆症の診断は，椎体骨折または大腿骨近位部骨折がある場合にはすぐに原発性骨粗鬆症と診断される[2]．そ

のほかの脆弱性骨折（肋骨，骨盤，上腕骨近位部，橈骨遠位端，下腿骨）がある場合には，骨密度がYAM80％未満を原発性骨粗鬆症とする．脆弱性骨折がなければ，骨密度がYAM70％以下を原発性骨粗鬆症とする．

3 高齢者の骨折・外傷の特徴

高齢者の骨折・外傷の特徴には以下の3点があげられる．

・骨粗鬆症に伴う脆弱性骨折
・合併症，既往症の存在
・多彩な内服薬

高齢者の粗鬆骨は皮質骨が薄く，海綿骨の密度も低い．そのため，卵の殻を割ったように骨片が粉砕し，骨折部は不安定になりやすい．また四肢の薄い皮膚は裂けやすく，開放骨折となりやすい（図1）．

↳ 転倒要因の聴取

高齢者が転倒して来院した場合には骨折部位に目が行きがちであるが，まずは**なぜ転倒したのか転倒要因について聴取**しておこう．意識消失の有無，心房細動による脳塞栓の可能性，頭痛の有無（くも膜下出血，硬膜外・硬膜下血腫），洞不全症候群や胸痛の有無（解離性大動脈瘤），下肢動脈塞栓（図2）などといった循環要因を除外しておきたい．最近の降圧薬変更の有無や排便・排尿後でなかったかも聴取する．

以下に症例を示す．

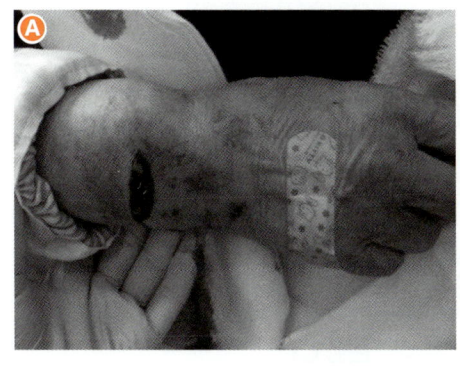

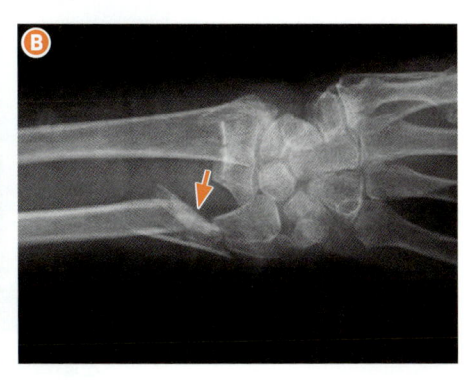

図1　高齢者の転倒による開放骨折
A）開放創．B）X線像．尺骨遠位端に転位（→）を認める

症例

64歳男性．突然の左下肢痛・知覚鈍麻と運動障害にて歩行不能となった．

既往歴：なし，喫煙歴：30本/日

触診：左下肢冷感あり，左大腿動脈〜足背動脈触知せず

血圧：右上肢 119 mmHg，左上肢 129 mmHg，右下肢 116 mmHg，左下肢 115 mmHg，**上肢血圧＞下肢血圧**

造影CT：左腸骨動脈閉塞（図3）

診断：Stanford A型の急性大動脈解離

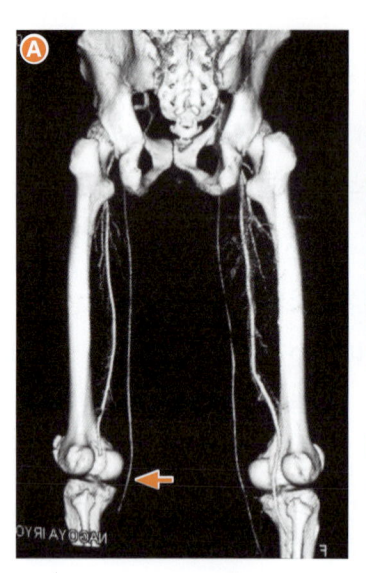

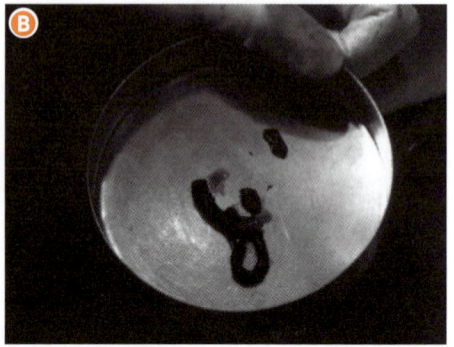

図2 左膝窩部での動脈閉塞と摘出された血栓
A）3D-CT像．閉塞（→）を認める．B）摘出された血栓

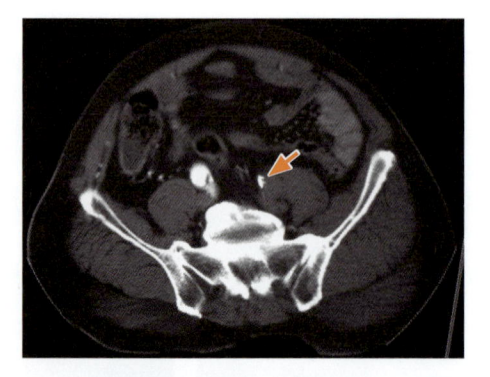

図3 左腸骨動脈閉塞（造影CT）
左腸骨動脈の閉塞（→）を認める．診断の結果はStanfordA型の急性大動脈解離であった

↳ X線診断

　高齢者は転倒により手を着けば橈骨遠位端骨折や上腕骨近位部骨折を，しりもちをつけば胸腰椎圧迫骨折や大腿骨近位部骨折を起こす．**高齢者が転倒して立てないと救急外来に来院した際には，胸腰椎と両股関節正面のX線を撮影しておきたい．**もちろん，読影では大腿骨頸部骨折だけでなく恥坐骨骨折も見逃さないようにする．それだけでなく，高齢者は立位からの転倒で腸骨や仙骨の骨盤骨折すら起こす．出血は徐々に進行して気づいたときにはショックになりかねない．入院後もバイタルチェックや採血のフォローアップを適宜行いたい．恥骨・坐骨の骨折を認めた場合には，骨盤輪の後方成分である腸骨・仙骨の骨折も疑いCTまで行っておくとよいだろう（第5章C-1参照）．

　出血が多量となった場合には通常まず頻脈となり，次いで血圧が下降してくるが，**自律神経機能の低下した高齢者では頻脈がプレショックの徴候として現れにくいことも注意が必要である．**

　X線上の頸椎の変形やOPLL（ossification of posterior longitudinal ligament：後縦靱帯骨化症）の存在は頸椎の脊柱管狭窄を疑わせる所見である．高齢者の転倒による頭部外傷では，頸髄損傷による四肢麻痺が起こりうる．**頭頸部の擦過創や打撲痕を見た場合には，頸髄損傷の存在を念頭に四肢の知覚運動障害・反射異常の有無を検索する．**

↳ 既往歴・合併症の把握

　内服薬を把握することはきわめて重要である．虚血性心疾患や脳梗塞の既往により抗凝固薬を内服していれば外傷による出血が助長されるだけでなく，その後の手術のリスクも高まる．β遮断薬の内服は出血による頻脈の出現をマスクしてしまう．

　認知症が合併する場合には，通常は痛みで歩けないはずの骨折があっても痛みを感じていないかのごとく立ち上がり，徘徊しようとする場合がある．安静度を守る必要があれば鎮静も考慮する場合がある．

　多発外傷では**出血により虚血性心疾患や脳梗塞を引き起こす**こともあり，腎機能障害や心不全の存在は**輸液・輸血の安全閾値も低く**注意深く行うべきであるが，輸液量を心配しすぎて過度に輸液を絞ることは循環血液量が保てなければ本末転倒であり避けるべきである．同様に酸素投与の際にもCOPD

により低 O_2・高 CO_2 に慣れている場合には酸素投与により呼吸が止まることがあるが，多発外傷では十分な酸素投与を躊躇すべきではない．外傷の程度に応じて，バッグマスク換気や挿管も考慮する．

参考文献

1) 「骨粗鬆症の予防と治療のガイドライン 2011 年版」（骨粗鬆症の予防と治療のガイドライン作成委員会／編），2011
   http://www.josteo.com/ja/guideline/doc/11_2.pdf
2) 「原発性骨粗鬆症の診断基準 2012 年度改訂版」（原発性骨粗鬆症診断基準改訂検討委員会／編），2012
   http://jsbmr.umin.jp/guide/pdf/g-guideline.pdf

〈斉藤　究〉

第1章　診察の基本とコツ

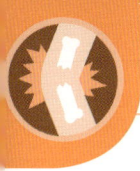

7 小児の骨折のミカタ

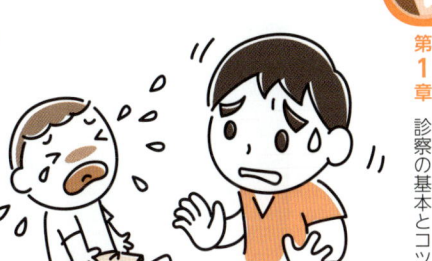

Point
- ☑ 年齢による骨端線と骨端核の存在が診断を難しくさせる
- ☑ 小児では左右のX線を比較しよう

1 小児の骨折の特徴

↳ 圧痛点

　幼児の場合にも，やはり骨折の診断に圧痛は重要である．しかし，幼児の場合には泣いてしまうと触診による圧痛点探しは不可能になるのが悩ましいところである．問診から骨折部に当たりをつけておいて，できるだけ骨折部から離れた部位から骨の圧痛を触診していくとよいだろう．母親の膝に乗せたまま，母親にさわっていってもらうのも1つの方法である．また，どこを触っても「痛い」という子供もおり，悩まされるところでもあり，かわいい？ところでもある．その場合には，上肢全体のX線写真をオーダーするのもよい．筆者は転落して腕全体を動かさない幼児の上肢X線で，写真の端に写った鎖骨骨折を見つけたこともある．

↳ 骨端核

　小児の骨折の特徴は，**年齢による関節周辺の骨端核の出現時期の相違，骨端線離解，若木骨折**である．

　骨端核は成長に伴いはっきりとX線に写るようになるが，時期によりみえるX線像は異なる．小児の骨折診断が難しい所以でもある．そのため，小児の骨折診断では左右比較して読影することが基本となる．X線に写らない時期でもエコーではhypoechoic area（低エコー域）として，分厚い軟骨層のようにみえる．小児の肘内障の診断ではX線では異常がみられないが，エコー

49

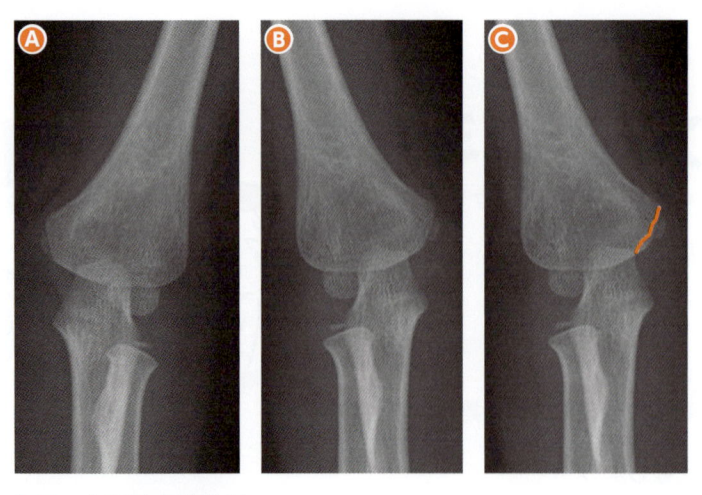

図1　上腕骨内顆骨折
A）対側対照，B）上腕骨内顆骨折，C）上腕骨内顆骨折線の図示

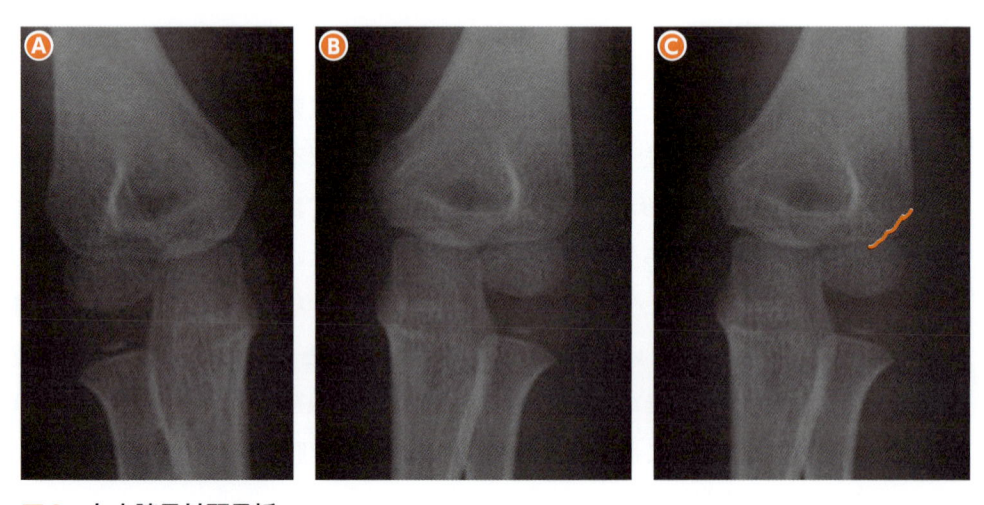

図2　左上腕骨外顆骨折
A）対側対照，B）上腕骨外顆骨折，C）Bの骨折線の図示

では橈骨近位の骨端核と，上腕骨小頭の骨端核の間に挟まる回外筋がみられる（肘内障の項参照）．

見逃しやすい肘周辺の骨折

骨端の骨折で見逃しやすいのが小児の上腕骨内顆骨折（図1）と外顆骨折（図2，3）である．子供が転倒して骨折することがあるため注意する．

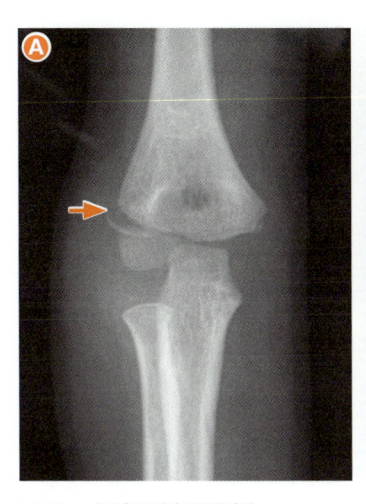

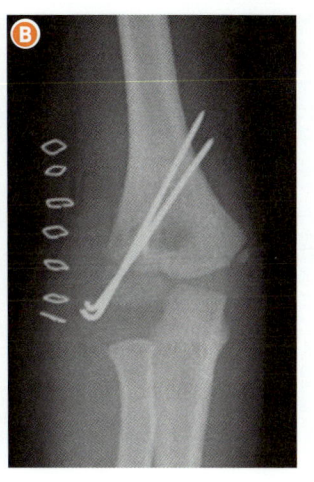

図3　上腕骨外顆骨折
A）術前．骨折部を矢印（→）で示す．B）術後

2 骨端線離解

　小児の骨幹端には骨端線が存在する．年齢とともに閉鎖し，骨盤腸骨の骨端線が閉鎖するころには成長が終わるとされる．この骨端線を損傷することで，同部の成長障害が生じたり，肘では内反肘や外反肘の原因となることもある．X線でわからなくても，骨端線部に圧痛がある場合には骨端線離解を疑う（図4, 5）．エコーでは骨端線周囲の出血から骨端線損傷を診断できる．

3 若木骨折

　子供の骨は柔らかい．だから，かかる外力がそれほど大きいものでなければ，「ボキッ！」と折れずに「グニャッ」と曲がる．あたかも老木でなく，しなやかで弾性のある若木のように折れるので，若木骨折と呼ばれる（図6）．骨膜は保たれ，骨皮質は断裂せずにしなるように折れる．わずかな骨皮質の隆起を見逃さないようにしたい．

　また，子供の骨折は骨癒合も早く，大腿骨で10〜20 mmの短縮，5〜10°の屈曲変形は自家矯正が期待されるといわれる．しかし，回旋変形は矯正されないとされており，いずれにせよ正確な整復をするに越したことはない．

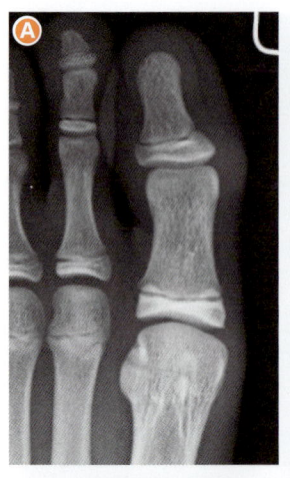

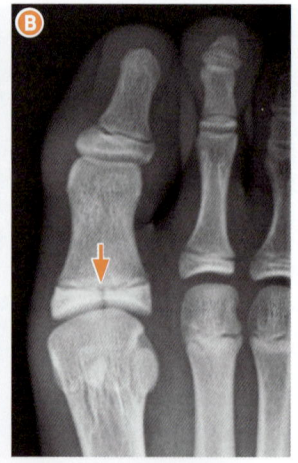

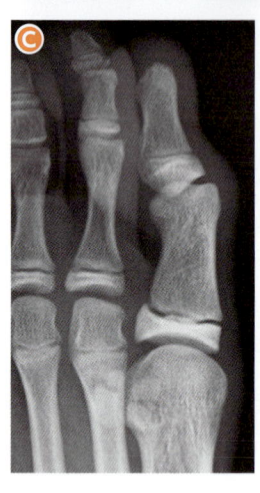

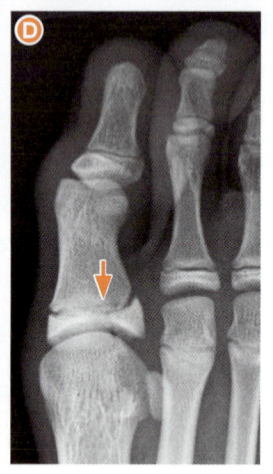

図4 右母趾基節骨骨端線損傷
A, C) 対側対照. B, D) 母趾基節骨近位骨端線離解（Salter Harris Ⅲ型, 図5参照, →）. C, D) 斜位撮影

4 肘内障

　　机の下に逃げ込んだ子供を引っ張り出そうとして腕を引っ張った，高い高いをしようとして腕を引っ張ったという病歴とともに，腕を動かさなくなったと来院した場合には肘内障を疑う．肘が痛いはずなのだが，肩から手までがだらりとぶら下がり，おもちゃを渡しても反対の手でつかもうとする．腕を引っ張ったという病歴があるならばわかりやすいが，稀に昼寝で寝返りをしていたときや，腕をひねったなどの病歴で発生することもある．特に親が見ていないところで発生した場合には外傷を疑い，X線撮影とともに，エコーで肘の関節包をみておきたい．肘屈曲90°でエコーを後方から当て，受傷側の関節包に腫脹がみられたら骨折を疑う．

I　　　　　　　　　　II　　　　　　　　　　III

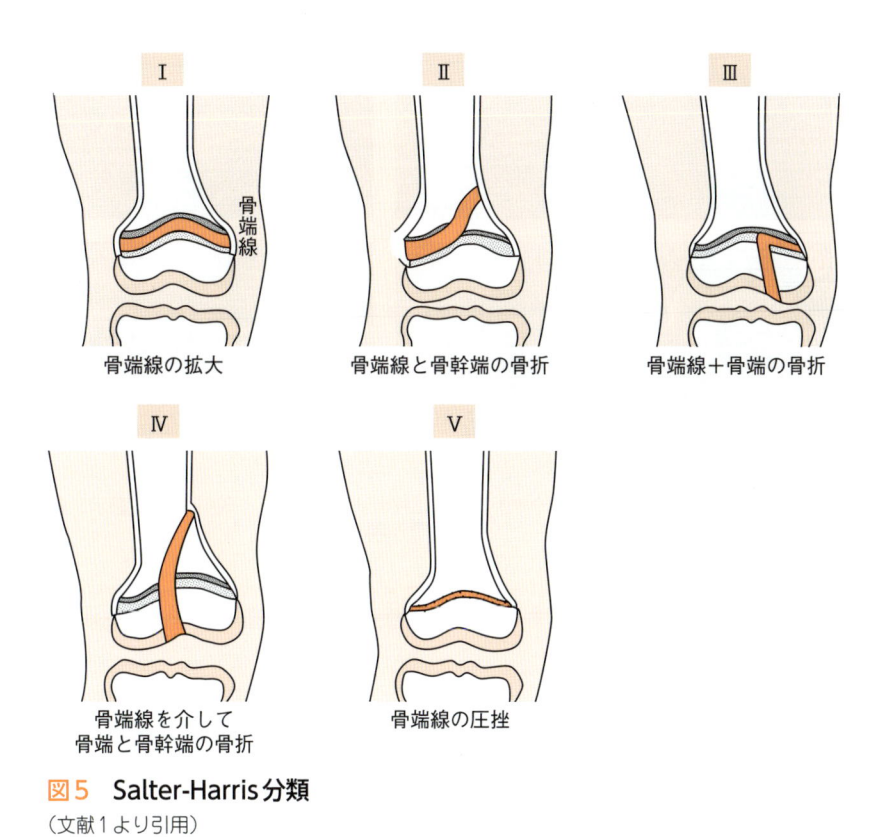

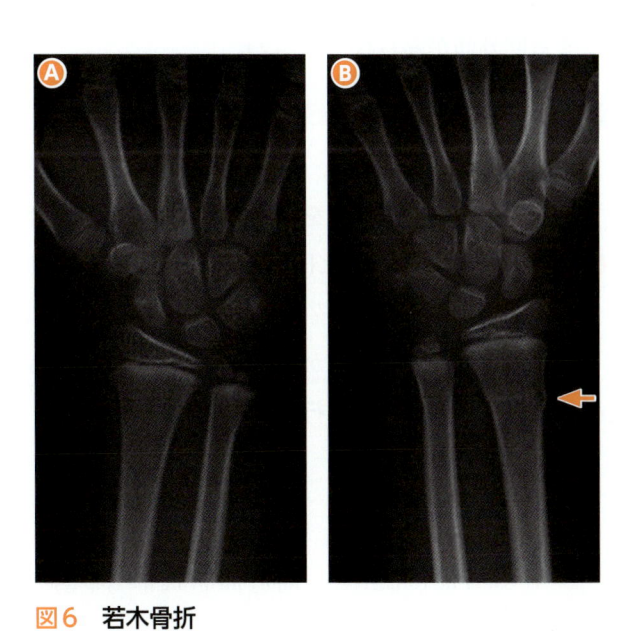

骨端線

骨端線の拡大　　　骨端線と骨幹端の骨折　　骨端線＋骨端の骨折

IV　　　　　　　　　　V

骨端線を介して　　　　骨端線の圧挫
骨端と骨幹端の骨折

図5　Salter-Harris分類
（文献1より引用）

図6　若木骨折
A）対側対照．B）橈骨遠位端の若木骨折．橈骨骨皮質のゆがみ（→）に注目

53

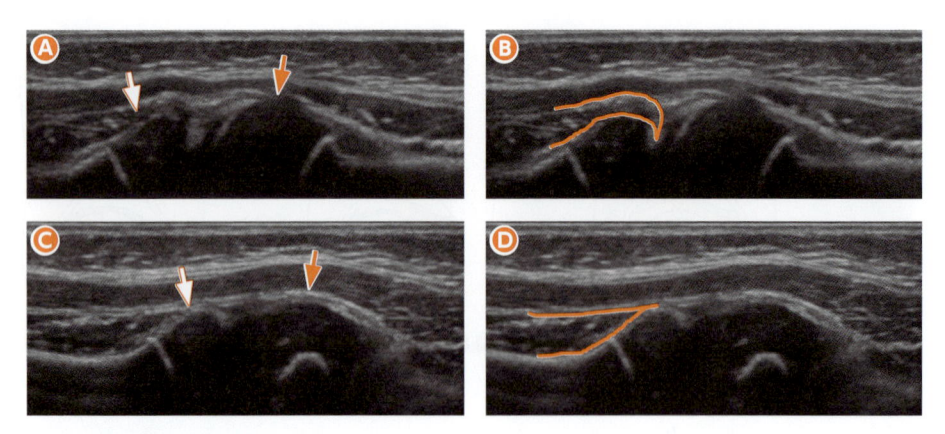

図7　肘内障のJサイン
A）橈骨頭（⇨）と上腕骨小頭（→）の骨端に挟まりこむ回外筋．B）Jサイン図示．C）肘内障整復後．回外筋が橈骨側へ戻っている．D）Jサインの消失
（筆者撮影）

肘内障のエコー診断

　　　肘内障の診断はX線ではわからない．従来は病歴とX線で異常のないこと，整復してみて整復感（橈骨頭でのクリック）が得られてから腕を動かすことなどで診断されていたが，最近はエコーも用いられる．皆川洋至先生は輪状靱帯から起始する先細りの回外筋が，輪状靱帯とともに腕橈関節内に引き込まれた像を**Jサイン**と呼び[2]，橈骨近位の骨端核と，上腕骨小頭の骨端核の間に挟まる回外筋がみられる（図7）．

肘内障の整復

　　　肘内障の整復（図8）は，小児の右腕の場合，小児の手掌を上向き（回外位）として整復者の左母指を小児の橈骨頭に当てて軽く圧迫を加えつつ（図8❶），小児の前腕をさらに回外しながら肘関節を屈曲していくと（図8❷）ほとんどの場合に整復感（クリック）とともに整復される（図8❸）．これでだめなら，再度伸展させてから回内しつつ屈曲させる．**必ず骨折がないことを確認してから整復手技を行うことが大切である．**

参考文献
1) Salter RB & Harris WR：Injury involving the epiphyseal plate. J Bone Joint Surg Am, 45：587-622, 1963
2) 皆川洋至：整形外科超音波画像の基礎と臨床応用．日本整形外科学会誌，86：1057-1064, 2012

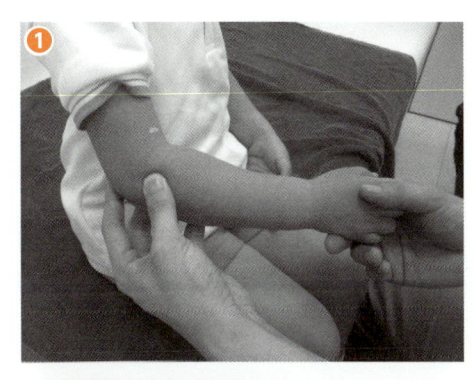

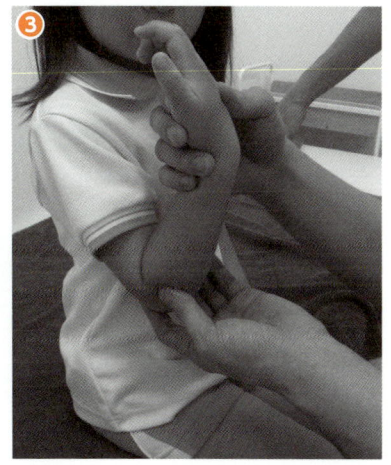

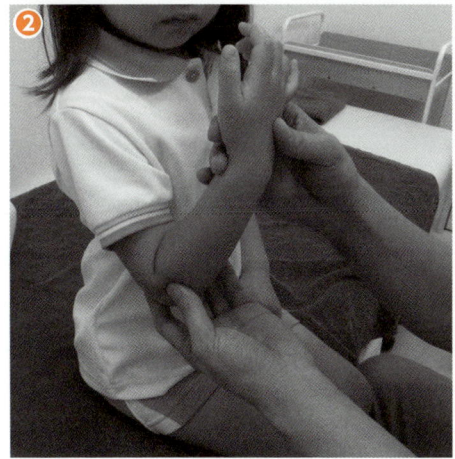

図8 肘内障の整復
①小児の橈骨頭に術者の母指を当てる．②橈骨頭を押さえたまま，肘を屈曲しつつ回外させていく．③回外を強めていくと，橈骨頭に当てた母指にクリックを感じて整復される

〈斉藤　究〉

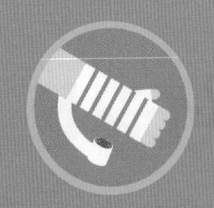

第 2 章

初期治療・基本手技の コツ

第2章　初期治療・基本手技のコツ

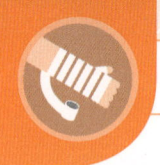

1 RICEのポイント

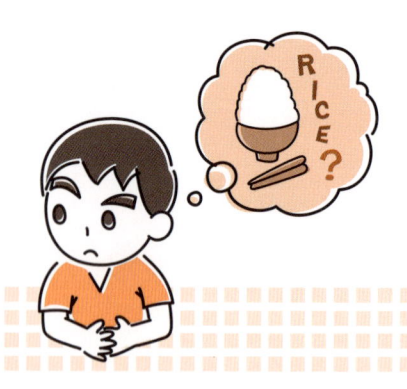

> **Point**
> ☑ 外傷診療の基本RICEを確実に行えるようになろう

　外傷診療の基本，RICE（ライス）．自分で処置できるようになるだけでなく，患者さんを帰宅させる際のアドバイスとしても重要なものである．内出血と腫脹をコントロールし，損傷の広がりを抑えるために大切である．

R：Rest（安静）
　捻挫や骨折した部位を安定化させ，instability（不安定性）による二次的損傷を防ぐために重要である．基本は二関節固定である（**第2章-2参照**）．

I：Icing（冷却）
　患部を冷却することで疼痛のコントロールとともに，血流の増加と炎症の広がりを抑える．タオルにくるんだアイスパックなどを10分程度を目安に患部に当てる．凍傷を防ぐために，10分を過ぎたら一度患部から離し，皮膚温が回復するのを待ってから再度Icingを行う．

C：Compression（圧迫）
　患部を弾性包帯などで巻いて圧迫し，内出血の進行を予防する．内出血部位にスポンジや折ったガーゼなどを当てて包帯を巻くと，出血点の圧迫止血効果が高まる．強く巻きすぎてうっ血や痛みがみられた際には，少し緩めて再度巻き直す．

E：Elevation（挙上）
　心臓より高い位置に患部を挙上することで血流を低下させ，腫脹と浮腫を軽減させる．

〈斉藤　究〉

第2章　初期治療・基本手技のコツ

2　各種固定法のコツ

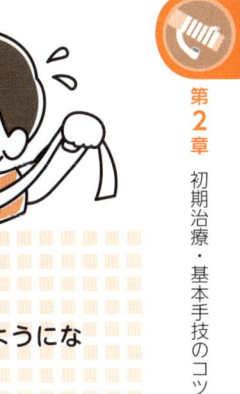

Point

- ☑ 四肢固定の基本は二関節固定
- ☑ シーネ・オルソグラス・三角巾・バストバンド・鎖骨バンドを正しく使えるようになろう

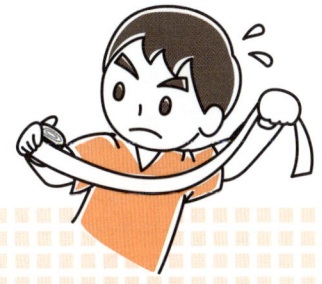

1　二関節固定

　損傷部位の近位と遠位の2つの関節をまたいで固定する方法を二関節固定という．前腕の損傷ならば手関節と肘関節，下腿ならば足関節と膝関節，大腿の骨折が疑われるならば膝関節と股関節をまたぐ長い固定になる．

　足関節の損傷の場合には安定性に応じて足趾MTP（metatarsophalangeal：中足趾間）関節から膝下までの固定とする場合もある（捻挫や外果骨折・内果骨折など）．

　上肢の固定の場合には，肘関節は90°屈曲位・回内回外中間位，手関節は自然に手を置いたときにできるような軽度背屈位で固定するのが基本である（ちょっと古いですが志村けんの"アイーン"のポーズです）．

　下肢の固定の場合には，膝関節軽度屈曲位，足関節は底屈，背屈0°で（横から見ながら足関節が直角となるように）固定する．

　ただし，アキレス腱断裂の場合には断裂した腱を近づけるように尖足位で足関節を底屈して固定する．固定材料としてはシーネやオルソグラスを用いる（ 2 シーネ（副木）固定, 3 オルソグラス固定参照）．

2　シーネ（副木）固定

↳ 適応

　四肢の損傷に対して二関節固定を行う．

59

↳ シーネ使用法

以下に上肢のシーネ固定の手順を示す（図1）．

❶ 指用・上肢用・下肢用など患肢に適した幅と長さのシーネを，患肢の関節部分で折り曲げる．
❷ 弾性包帯を末梢から中枢に向けて巻いて固定する．上肢の固定では母指と示指の間を通してMP（metacarpophalangeal：中手指節間）関節まで包帯を巻く．
❸ 包帯が半分ずつ重なるように巻くのがコツである．
❹ シーネがずれないよう全体に包帯を巻く．シーネは簡便に扱えるが，板状のものを当てるだけであるため固定部分の安定性はオルソグラスには劣る．手関節の回内回外の固定性は弱い．

3 オルソグラス固定

水硬化性樹脂を含浸させたファイバーグラスからなる芯材がフェルトパッドで覆われている．シーネよりも安定した固定性が得られる．

↳ 適応

シーネ同様，四肢の損傷に対して二関節固定を行う．

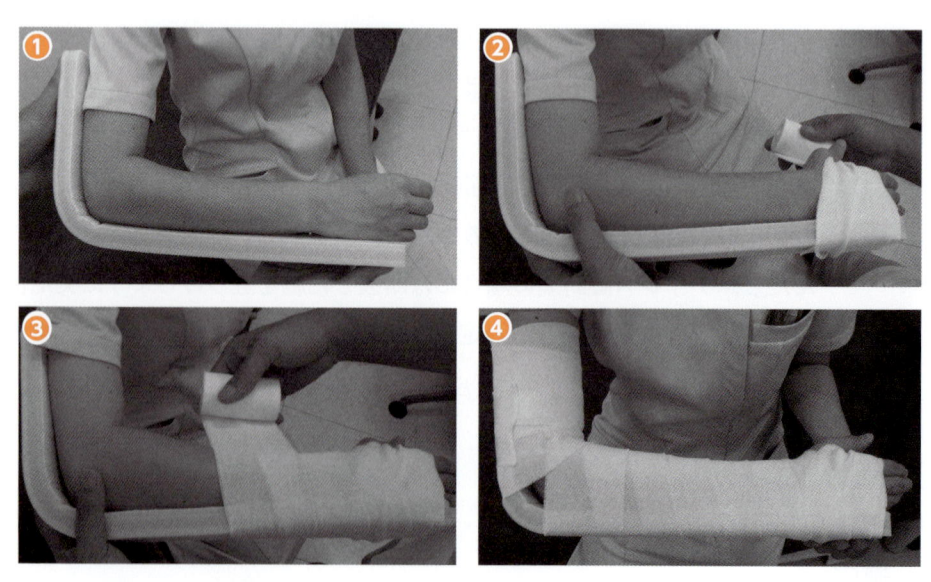

図1　上肢のシーネ固定
番号は本文の解説と対応する

↳ オルソグラス使用法

　以下に上肢のオルソグラス固定の手順を示す（図2）．

❶，❷二関節固定に必要な長さを切る．切った残り分は空気で自然硬化するため，クリップでしっかり封をしておく．

❸オルソグラスの断端はファイバーグラスがむき出しのまま硬化すると皮膚を刺激するため，フェルトパッドを引っ張り，断面をカバーする．

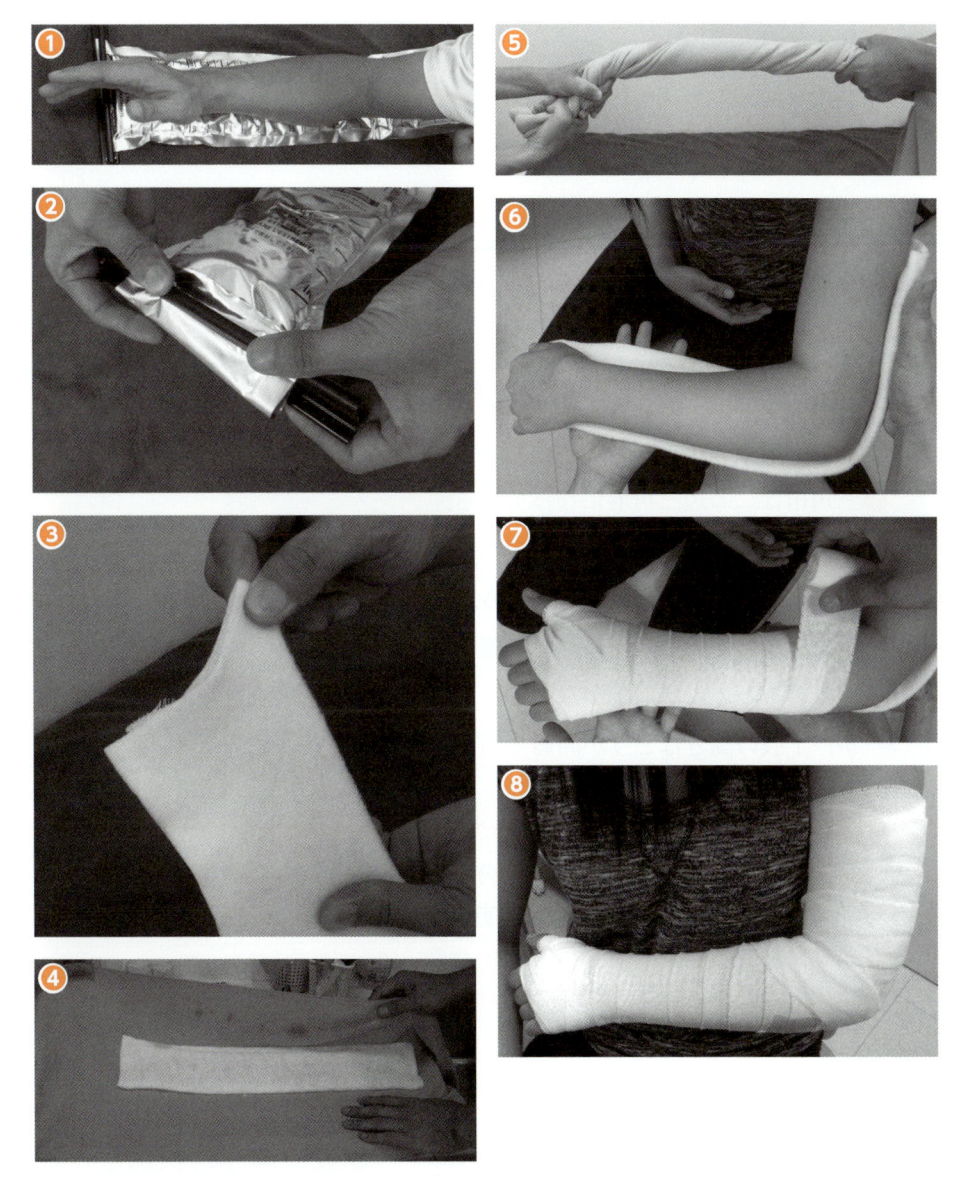

図2　上肢のオルソグラス固定
番号は本文の解説と対応する

❹,❺ オルソグラスを水に浸してからタオルに挟んで絞り水気を切る．
❻ 適切に患部を覆うように設置する．手関節の損傷ならば写真のように3号のオルソグラスを手掌から前腕掌側に当てる（下肢では4号がよい）．回内・回外の動きも制限して固定性を上げるため上腕まで当てる．巻き方にはさまざまな応用がある．日本シグマックス社からパンフレットを取り寄せるとよい．
❼ 弾性包帯は末梢から近位側へと半分ずつ重ねながら巻く．オルソグラスが硬化する前に手早く巻こう．
❽ 熱を伴って硬化が始まるので，硬化するまで固定のポジションをキープする．

4 三角巾固定

適応

肩～手に至る上肢の損傷で使用する．シーネやオルソグラス，バストバンドと併用することも可能である．

三角巾使用法

以下に手順を示す（図3）．
❶ 三角巾は二等辺三角形になっている．
❷ 中央の角を縛るとそこに袋ができる．
❸ 肘を❷でつくった袋の中に入れる．残り2つの角を前腕の前面，後面に回し，両端を胸の前面から首に回して縛る．
❹ 首で縛るときには前腕が水平となるようにする．患者さんに首がきつくないか，上肢の高さはどうか聞いて高さを調節する．

> **➕ プラスワンポイント**
> 　研修医がよくする間違いは，三角巾の一方の角を胸の前面ではなく，背中から首に回してしまうことである．必ず前腕の前面と後面から，胸の前を通して首に巻くようにしよう．

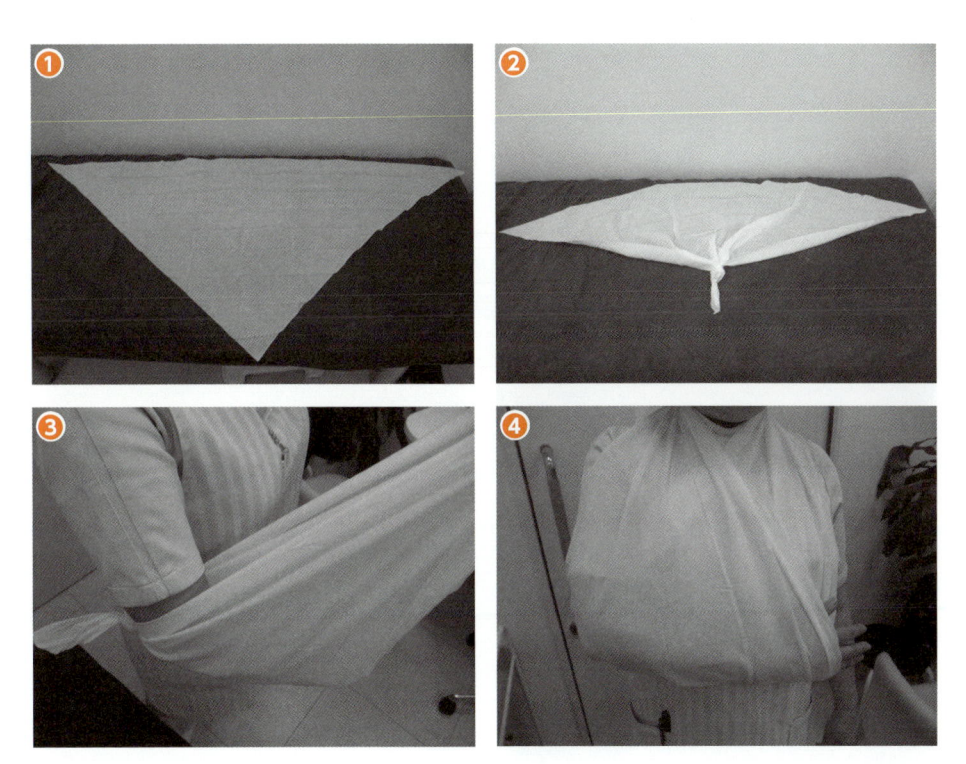

図3　三角巾固定
番号は本文の解説と対応する

5 バストバンド固定

適応

　　単独で用いる場合には肋骨骨折などで呼吸や咳をすると痛むときに胸郭の広がりを押さえる．

　　肩や上腕の損傷に対して，三角巾の上からバストバンドを巻くことで，肩関節の拳上・外転・回内・回外すべての動きの制限ができる．

三角巾＋バストバンド使用法

　　以下に三角巾とバストバンドによる固定の手順を示す（図4）．

❶，❷三角巾固定を行い，バストバンドを三角巾の上から巻く．三角巾は手関節より遠位までかけると固定性が上がる．バストバンドは患肢の上腕と体幹を固定する．

❸バストバンドは患肢前腕の直上を抑えるようにすると肩関節の外旋・内旋・屈曲の制限となり，しっかりと固定できて上肢の安静が保てる．

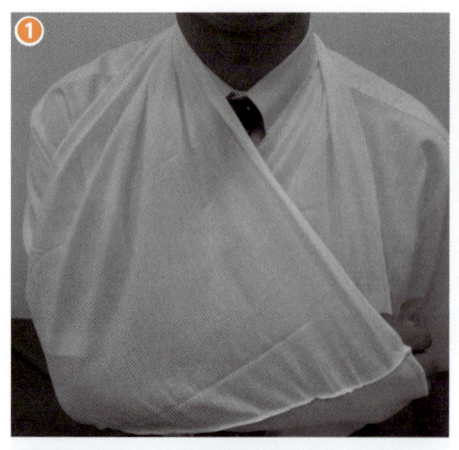

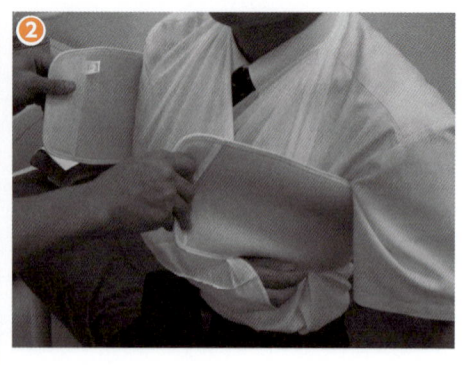

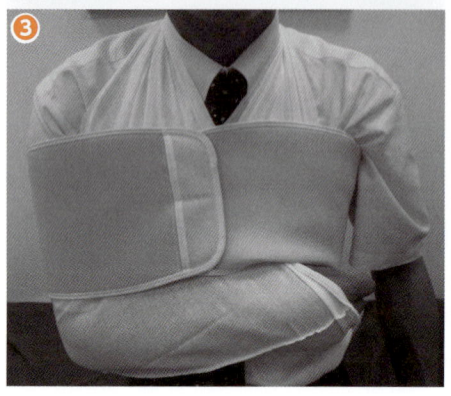

図4　三角巾＋バストバンド固定
番号は本文の解説と対応する

6 鎖骨バンド固定

適応

鎖骨骨幹部骨折の際に使用する（**第3章C-5参照**）．

鎖骨バンドで胸郭を反らせることにより胸骨と肩甲骨の距離を離し，骨折部を整復位に近づける．鎖骨遠位端骨折の場合にはあまり効果はない（p66 ➕ワンポイント 参照）．

鎖骨バンドの使用法

以下に手順を示す（図5）．

❶鎖骨バンドのサイズを選ぶ．
❷胸椎に鎖骨バンド中央を当てて，肩の上から腋下にバンドを回し，中央部の固定スリットを通す．
❸バンドの端を持ち，患者さんの胸椎部に自分の膝を当て，バンドの端を一度

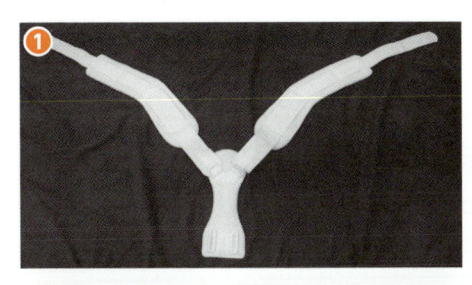

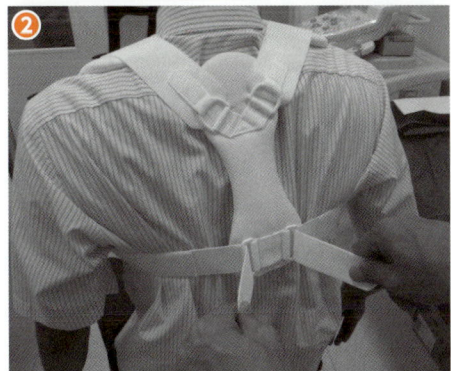

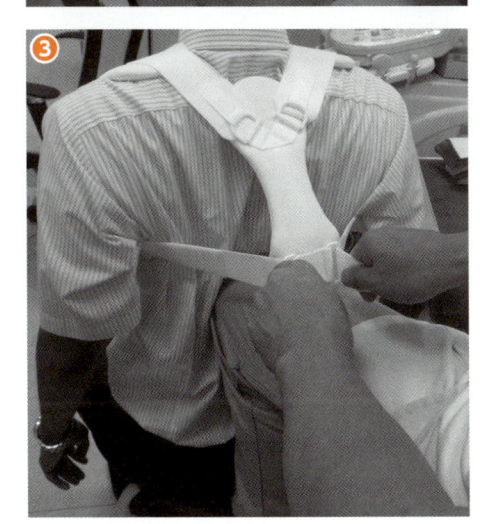

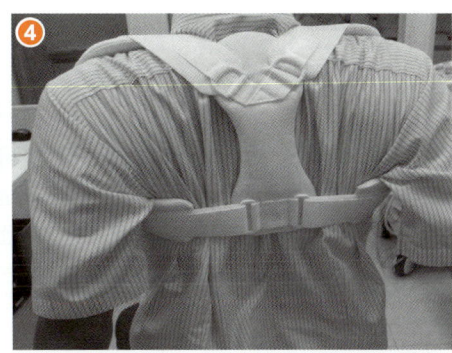

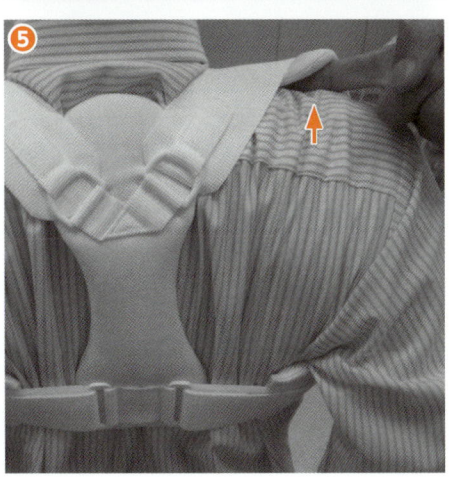

図5 鎖骨バンドの使用法
番号は本文の解説と対応する

後方へしっかりと引き患者さんの胸を反らせるようにする．
❹その状態のままマジックテープに固定する．
❺肩のバンドに指が一本入る程度を締める強さの目安とする（図5-❺，→参照）．
❻締めすぎた場合には腋下動脈の圧迫が考えられるので，患者さんの手がしびれてこないかどうか確認する．
❼入浴時などは家族に装着してもらわなくてはならないので，バンドの固定位

置をマジックなどでマークしておき，付添の家族がいれば説明する．

➕ プラス ワンポイント

　鎖骨遠位端骨折は，烏口鎖骨靱帯より遠位での骨折となり，鎖骨遠位端から肩甲骨，上腕骨が重力で下垂するため，相対的に鎖骨近位部が浮き上がって見える（第3章 C-5参照）．鎖骨バンドではほとんど整復効果は得られないため使用せず，三角巾のみで帰宅としよう．

〈斉藤　究〉

第2章 初期治療・基本手技のコツ

3 免荷・松葉杖指導のコツ

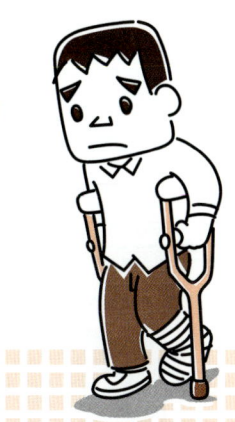

Point

☑ 松葉杖の調整と歩行指導ができるようになろう

　　　　体重をかけてはいけない下肢の外傷の場合には，適切な固定の後，免荷と松葉杖の使用法について患者さんに指導する．

　　　足趾の骨折では踵で歩行できれば免荷は必要ない．

　　　以下に松葉杖の調整と歩行の指導について解説する（図1）．

❶ 松葉杖の長さの決定

　　　患者さんの身長からおおよそのサイズを選択し，その後微調整を行う．松葉杖の先端の長さを調節し，足の前方15 cm，外側15 cmに杖先を置き，立位にて脇の下に指が3本程度入る高さに合わせる．

❷ グリップの調整

　　　全長が決まったら，腕の長さに合わせてグリップの高さを調整する．

　　　肘を伸展させてグリップを握り，腋窩に松葉づえが当たらないようにしっかりと体重を支えられる高さでグリップを固定する．おおよその位置は，腕をまっすぐ下げたときの橈骨茎状突起の高さを目安にするとよい．患者さんにグリップを握ってもらったときに，一番力が入りやすい位置にする．

❸ 姿勢

　　　肘をしっかりと伸ばし，腋下に隙間が空くように松葉杖を上腕と側胸部で挟んで把持する．下を向いて猫背にならないように前を向いて立つように指導する．

❹ 歩行訓練

　　　両方の松葉杖を同時に30 cm程前方につき，肘をしっかりと伸ばして前方に体重を移す．松葉杖をあまり前方につきすぎると体重移動が難しくなり転倒の原因となる．

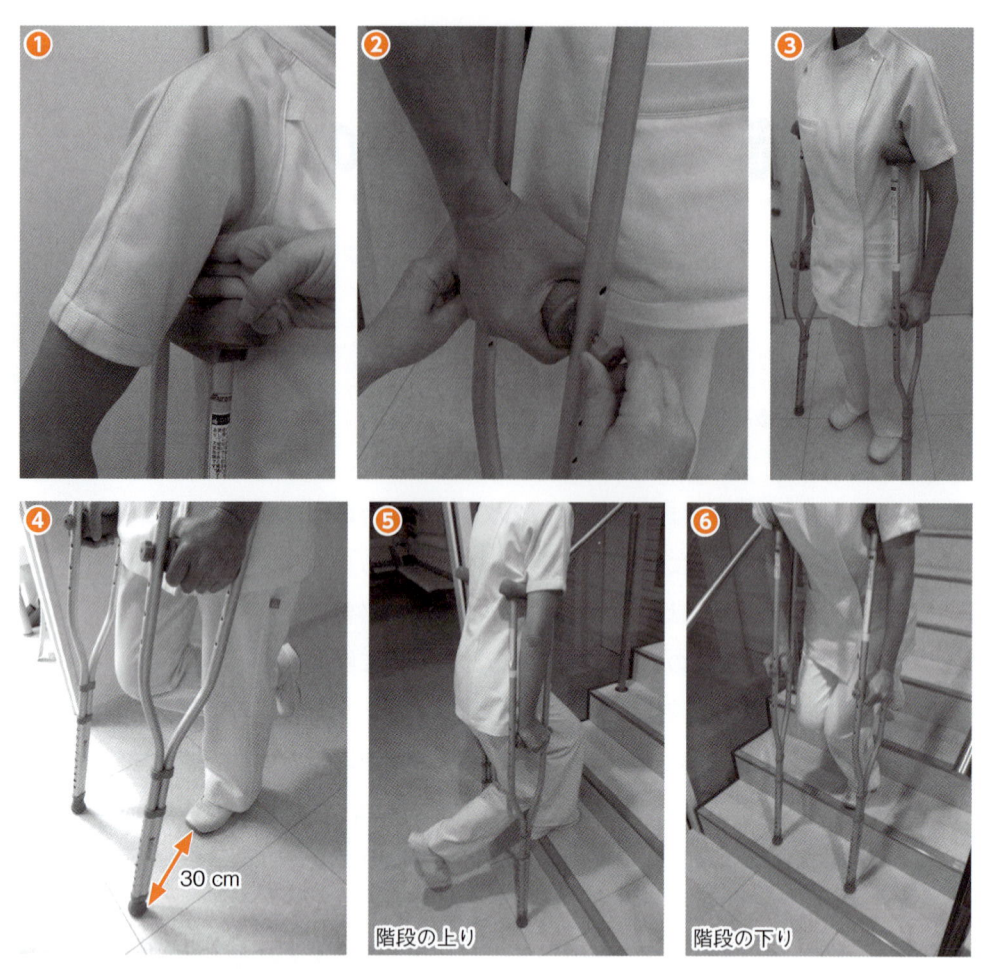

図1　松葉杖の調整と歩行の指導

❺,❻階段訓練

　自宅に階段がある場合，階段昇降の指導も行う．

　階段を昇るときは先に健側の足を上の段に乗せる．階段を降りるときは先に松葉杖を下の段に降ろす．**上がりも下りも，いつも松葉杖の方が下にある**と覚えておこう．

　介助者は患者さんの転落を防ぐため，階段の下側に立って指導しよう．

〈斉藤　究〉

第2章 初期治療・基本手技のコツ

4 脱臼整復の原則

Point

- ☑ 無理な整復は新たな骨折を起こす
- ☑ 整復は基本的に整形外科を呼ぼう

　救急外来にはさまざまな部位を脱臼した患者さんが訪れる．脱臼を放置すると血流障害・神経障害・筋緊張の亢進などの問題があるため早期の整復が必要である．基本的に脱臼の整復は整形外科医に連絡した方がよいが，ここでは原則のみ示す．

1 脱臼は力で整復してはいけない

　無理な力をかけて整復すると新たな骨折や軟骨損傷を起こすことがある．患者さんの力が抜ければ整復が容易になるため，患者さんがふっと力を抜くまで持続的に適切な方向への力をかけ続けることが重要である．

2 整復の方向を考える

　脱臼した関節は周囲の軟部組織損傷を伴い，骨同士が異常な肢位に挟まりこんでいる．脱臼している関節のX線やCT，透視をみながら，どの方向に脱臼しているのか，どの方向に力をかければ骨同士の挟まりを解除できるかを考えることが重要である．例えば指関節の脱臼では軸方向に遠位に引っ張ると整復できる．肩関節では肩甲骨関節窩の下に上腕骨頭がはまりこむ前方脱臼が多く，関節窩から上腕骨頭を外すために下方への牽引が必要となる．

3 整復後の処置

靱帯損傷を伴うことが多く，シーネ・オルソグラスで固定する．肩関節ならば三角巾＋バストバンドで固定を行う（**第2章-2参照**）．

脱臼した関節周囲の解剖を考慮して神経・血流障害の有無も確認する．

〈斉藤　究〉

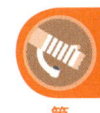

第2章　初期治療・基本手技のコツ

5 肩関節脱臼の整復

Point

☑ 脱臼は決して力で整復してはいけない

☑ 持続的に同じ力をかけ続けながら，患者さんが力を抜く瞬間を待つ

　これまで講義を行ってきたなかでも，肩関節脱臼の整復方法についての質問を多くいただいた．そのため本稿において説明するが，初めて行う際には必ず熟練した整形外科医の指導のもとで行っていただきたい．救急外来での対応については**第3章C-4**を参照していただきたい．

1 疾患概要

　肩関節脱臼は前方脱臼がほとんどで，外旋外転位を矯正され，前方へ押し出す力が加わって発生する．その際，腱板に引っ張られて大結節骨折を伴うことも多くみられる（**第3章C-3参照**）．脱臼に伴い上腕骨頭は肩甲骨関節窩の下に潜り込むため，肩甲骨関節窩の下方が欠けて骨折すればBankart損傷，逆に上腕骨頭に関節窩が食い込んでできる陥凹骨折をHill-Sachs損傷と呼ぶ．

　通常の肩関節では，肩峰の直下に上腕骨の大結節を触れる（正確には大結節の上には腱板と三角筋を触れる）はずだが，脱臼側では肩峰の下が空虚となるため肩峰のみが突出してみえる（**図1A**）．

2 整復法

　整復はまず**X線をみながら**（**図1B**），**肩甲骨関節窩と上腕骨の位置関係と脱臼の方向を確認する**．踵を腋窩に押し当てながら腕を引っ張るヒポクラテス法や，うつ伏せで腕に重りをぶら下げて放置するスティムソン法が有名だが，脱臼の整復を暴力的に力で行おうとすれば，患者さんはますます肩に力

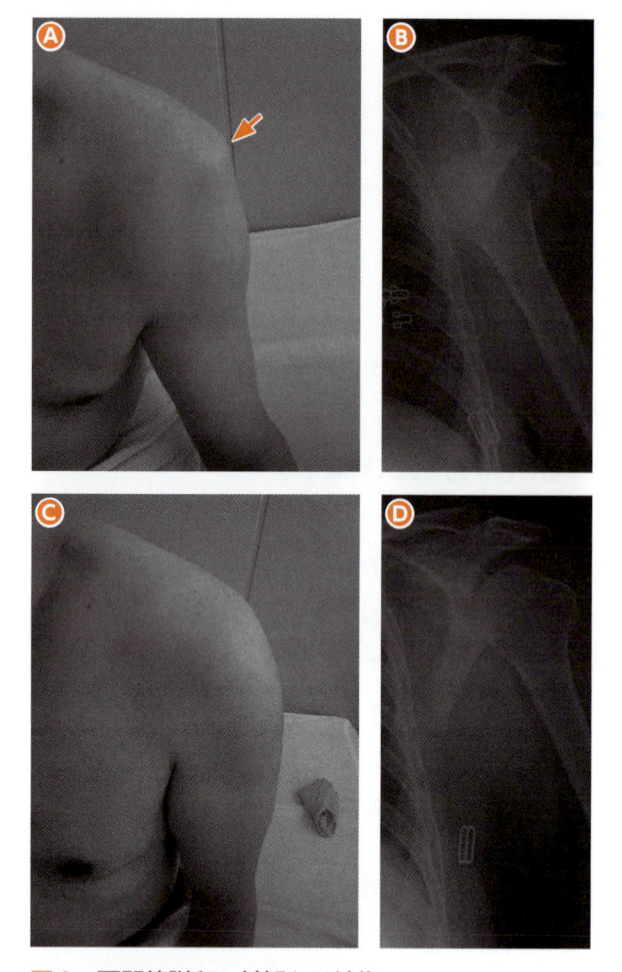

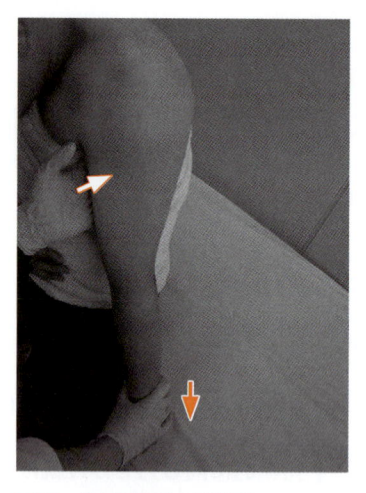

図2 脱臼整復の様子
骨頭を外側へ押しながら（⇨）上肢を持続的に同じ力で引き下げ続ける（→）

図1 肩関節脱臼の外観とX線像
A，B）肩関節脱臼とそのX線．肩峰が突出（→）していることに注目．C，D）整復後．肩峰の下に上腕骨頭のふくらみが戻っている

を込めてしまい，前述のBankart損傷を引き起こしかねない．**脱臼の整復は，どの部位においてもgentleに，ゆっくりと行いたい．**

実践

以下に筆者の脱臼整復法を示す．

体幹にバスタオルをかけて助手に準備してもらう．図2のように患者の腋窩に術者の指先を入れ，脱臼した骨頭を触れつつ指先で骨頭を外側方向へ押すと同時に，もう一方の手で患者さんの上肢を持続的に同じ力で引き下げ続ける．関節窩にはまり込んだ骨頭を下方へ外す作業である．患者さんには力

が抜けたときに脱臼がはまる旨を説明しながら，ゆっくりと深呼吸をしてもらうようにする．術者が同じ力で牽引し続けないと，強く引っ張ったときに患者さんも力を入れるため，かえって整復を難しくする．助手は術者の牽引に合わせて，患者さんの体幹が倒れないように保持する．助手も決して強く引く必要はない．持続的に，同じ力で，患者さんの力が抜けるのを待つのである．

　すると，ふと患者さんが力を抜いたときにするりとはまっていく（図1C, D）．
　脱臼整復後は合併症（神経・血管損傷，骨折）について確認する．肩関節前方脱臼では，腋窩神経損傷（三角筋部の知覚麻痺，三角筋の運動麻痺による肩関節外転障害），筋皮神経損傷（前腕外側の知覚麻痺），腋窩動脈損傷（橈骨動脈の拍動消失），骨折（大結節骨折，Bankart損傷，Hill-Sachs損傷）に注意する．

〈斉藤　究〉

第2章　初期治療・基本手技のコツ

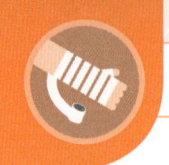

6 関節穿刺の仕方と評価のコツ

Point

☑ 関節穿刺はエコーを用いると失敗を防げる

☑ 穿刺は清潔操作を心がけ，関節液は鏡検・グラム染色・培養・関節液検査に提出する

　関節の腫脹は，視診にて関節部の骨のシルエットがみえづらくなっていること，触診にて中に液体が入っているプヨプヨとした波動（fluctuation）を触れることで診断する．関節腫脹を疑った場合には，それが関節内の液体貯留なのか，関節外の腫脹（滑液胞炎や膿瘍，ベーカー嚢腫など）なのかを的確に診断する必要がある．触診でわかりづらければ，エコーを当てるとすぐにわかる．

　関節内の穿刺を行う際には，解剖学的に神経・血管のある場所を避けてエコーを当てながら穿刺を行うと失敗を防げる．ブラインドの穿刺でうまく穿刺できないと患者さんはとても痛がるため，慣れるまではエコーを使用することをおすすめする．ここでは膝関節の穿刺を例に説明する．

1 膝関節の穿刺のコツ

　以下に手順を解説する（図1）．

❶ 患者さんを仰臥位として膝関節は伸展，または軽度屈曲位とする．

❷ 膝の関節包は膝蓋骨上縁よりもさらに近位部前面に膝蓋上嚢として広がっている（図2）．膝蓋上嚢を近位側から手で包み込むようにすると関節液が膝蓋骨の下に集まってくる．膝蓋骨の上縁の高さで，膝蓋骨内外側の膝蓋大腿関節の隙間を左手の母指と示指で触れ，穿刺方向のイメージをつくる．このとき，患者さんの足を内外旋させて，母指と示指で触れる膝蓋大腿関節の高さが水平となるようにポジショニングするのがコツである．

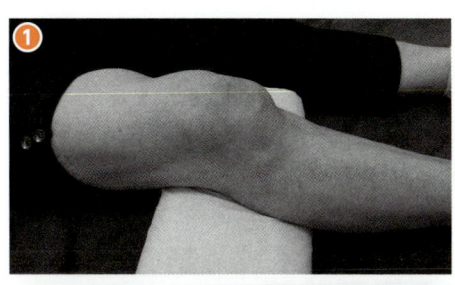

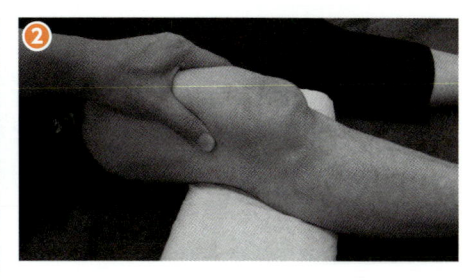

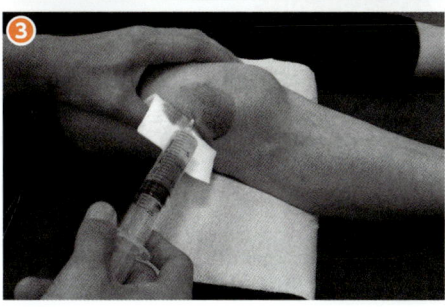

図1　膝関節穿刺
番号は本文の説明と対応する

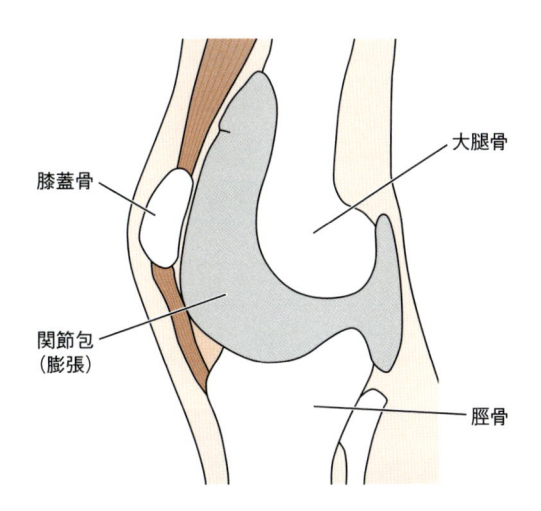

図2　膝関節の解剖と関節包の分布

膝蓋骨／大腿骨／関節包（膨張）／脛骨

> **➕ワンポイント**
> 　関節穿刺の位置を決めるときには，ボールペンのペン先を出さずに，膝蓋大腿関節外側の穿刺部位に押し付けておくと，穿刺部位に凹凸が残り，消毒後も穿刺部位を見失わない．

❸清潔操作を心掛け，ポビドンヨード消毒の後，ガーゼを使用して母指で膝蓋大腿関節を触知しながら水平に18G針を付けたシリンジを刺入する．シリン

ジは軽く吸引をかけながら針を進めていくと，関節包に到達したときに関節液の逆流が得られる．関節液が少量で，針を深くまで刺入しても逆流が得られないときには，軽い吸引をかけたままゆっくりと針を引いてくると，針が抜ける手前付近にて関節包の外側の谷で関節液が得られることがある．

2 関節液が貯留しているときの鑑別診断

↳ 外傷後の関節液貯留

　　関節液が血性であった場合には，吸引した血液を膿盆に貯めて5分ほど待つ．脂肪滴が多数浮いてきた場合には関節内骨折を疑う（図3）．脂肪滴がほとんどみられなければ関節内の靱帯損傷・半月板損傷・関節包の損傷など軟部組織による出血を考える．

↳ 外傷以外の関節液貯留

　　通常，変形性関節症などによる関節液貯留は黄色透明である．救急外来に訪れる膝の関節液貯留としては化膿性関節炎と結晶性関節炎（痛風，偽痛風）を診断する必要がある．どちらも強い痛みと熱感・発赤・腫脹・歩行障害などを呈し，関節液は白濁〜褐色の膿性であることが多く，鑑別は難しい場合がある．

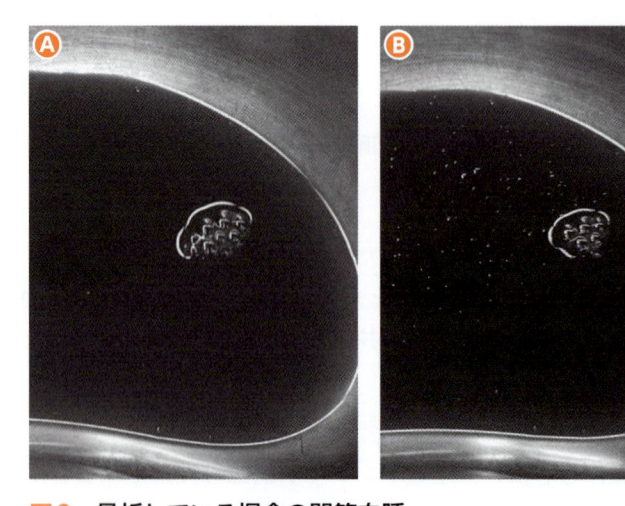

図3　骨折している場合の関節血腫
A）穿刺直後．B）5分ほど放置後．脂肪滴が出現

化膿性関節炎

化膿性関節炎は糖尿病・免疫抑制剤の使用などのcompromised host（易感染宿主）で多くみられる．多発する化膿性関節炎では感染性心内膜炎を疑い整形外科と同時に循環器科の医師にも相談する必要がある．

痛風

結晶性関節炎のうち，痛風は中年男性に多く，典型的には母趾MTP関節の発赤腫脹が多いが，膝関節などほかの関節でもみられる（図4）．血中の尿酸

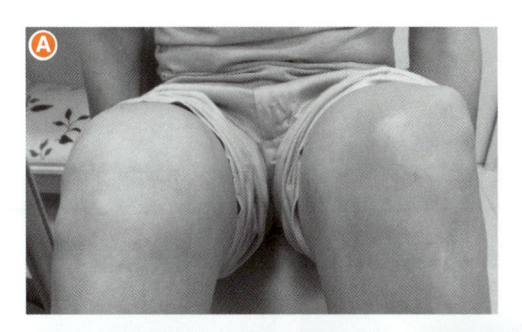

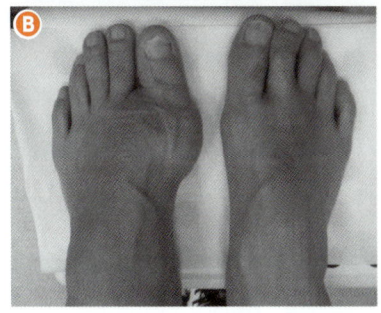

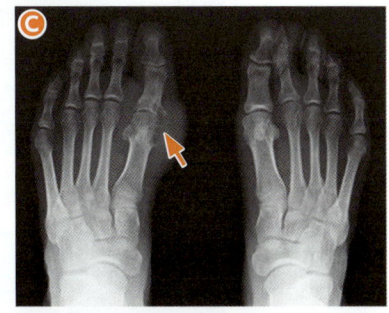

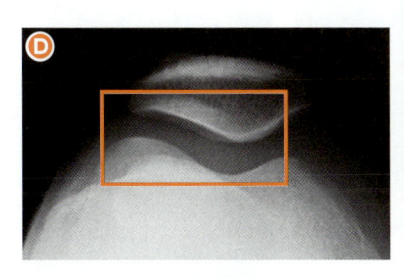

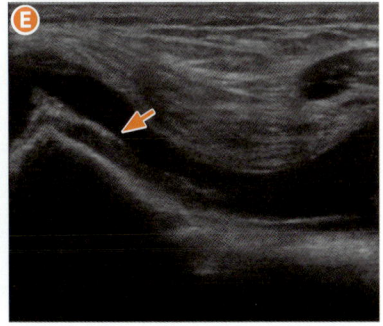

図4　重度の痛風症例
61歳男性．UA 10.7，CRP 0.61，γGTP 136，ビール1日1,500 cc飲酒，既往歴：腎臓がん摘出．A）左膝の痛風結節，B）左母趾MTPの腫脹，C）X線上のびらん（→）．D）膝蓋大腿関節のX線，F）エコー像．
偽痛風と異なり，X線上では石灰化は見られない．エコー（Dの□部分）では関節液中の尿酸ナトリウム結晶が軟骨上に沈着し，骨表面の二重線（double contour）を形成する（→）．

値は発作時にはむしろ低下しており正常値である場合も多く，あてにならない．

偽痛風

偽痛風は高齢者の術後や病後にみられることもあり，X線にて手関節では三角線維軟骨複合体（triangular fibrocartilage complex：TFCC），膝関節では半月板の石灰化がみられることがある（図5）．

関節液の検査

採取した関節液はグラム染色・培養・関節液検査に提出する．グラム染色で細菌を認めなくても偽陰性の可能性を含め培養は必ず提出する．

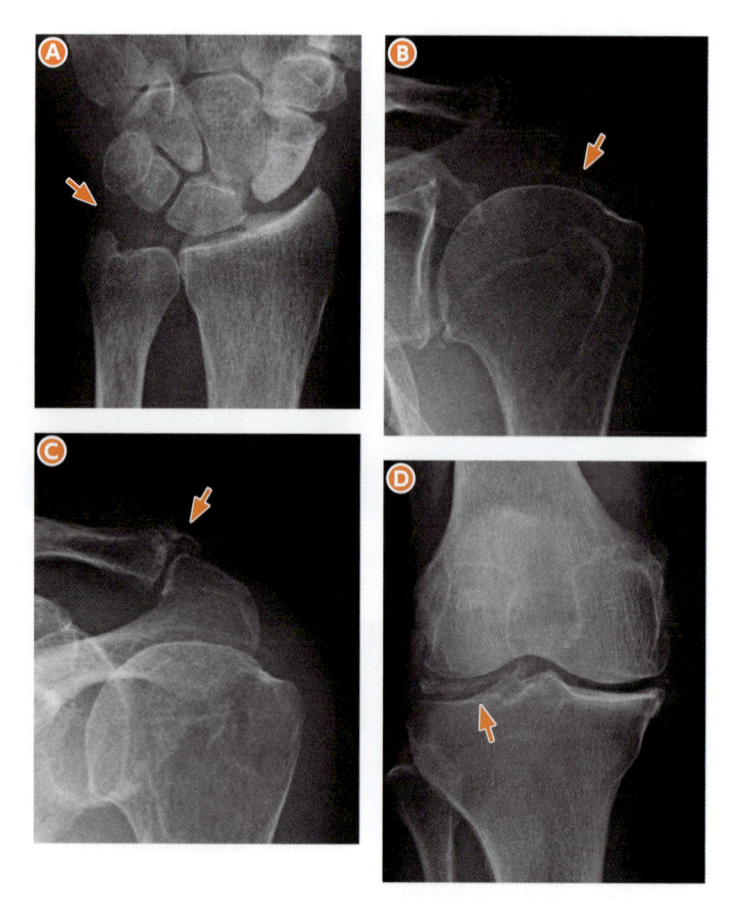

図5　偽痛風の症例
A）77歳男性．手関節腫脹，発赤，疼痛にて来院．体温38.1℃，CRP 16.65 mg/dL，ESR 25 mm/1時間，WBC 10,300/μL．X線：尺骨頭部手関節に石灰化所見（→）．B，C）82歳女性．昨日から左肩痛で眠れず．X線：左肩鎖関節，肩関節軟骨上に石灰化所見（→）．D）85歳女性．膝半月板の石灰化像（→）

関節液検査では尿酸ナトリウム結晶（痛風），ピロリン酸カルシウム結晶（偽痛風）の検出を目的として提出し，鏡検にて白血球による結晶の貪食像を確認する．関節液中の細胞数が50,000/mm^{3}以上の場合には化膿性関節炎を疑い，緊急で関節の洗浄をする可能性も含めて整形外科医に連絡しよう．

〈斉藤　究〉

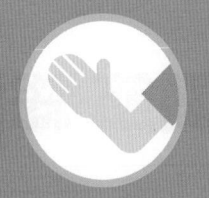

第3章

よく出会う上肢疾患への対応

第3章 よく出会う上肢疾患への対応　　A 手指～手関節

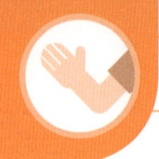

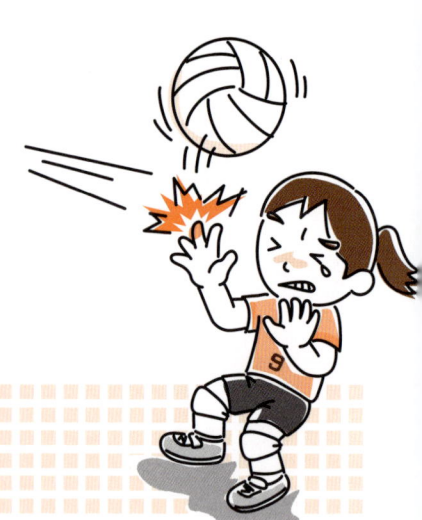

1 手指～手関節 総論

Point
- ☑ 典型的な損傷ポイントを知っておこう
- ☑ 実際に各ポイントをよくさわって診察しよう

1 手指～手根骨部

　まず手指部で重要なのがDIP（distal interphalangeal：遠位指節間）関節において，いわゆる突き指で発生するマレットフィンガー（**槌指**）であり，DIP関節を自力で伸展できなくなる．

　手根骨骨折においては**舟状骨骨折**が最も重要であり，図1に示した長母指伸筋腱と短母指伸筋腱の間の凹み（**anatomical snuff box**）において圧痛と腫脹を認めたらまず疑うべき損傷である．

　さらに，人や壁を殴って小指の中手骨に疼痛，挫創があれば**第5中手骨頸部骨折**（Boxer's fracture）を疑い，開放創がないかチェックする[1]．

　そのほかの損傷として母指CM（carpometacarpal：手根中手）関節で好発する**Bennett骨折**と，指のDIP，PIP（proximal interphalangeal：近位指節間）関節の脱臼にも注意したい．特にPIP関節脱臼に関節内骨折を合併している場合は治療が非常に困難な症例も存在する．

2 手関節部

　手関節部で最も頻繁に認める損傷は橈骨遠位端骨折である．手をついて転倒するといった受傷機転があり，手関節部の疼痛，腫脹症状があればまずこの損傷を疑い，**橈骨茎状突起**，**リスター結節**の圧痛の有無を調べる．

　また，橈骨に圧痛がなくとも，**尺骨茎状突起**骨折や**TFCC**（三角線維軟骨複合体）損傷の可能性もあるため，図2に示した尺骨茎状突起，TFCCにおけ

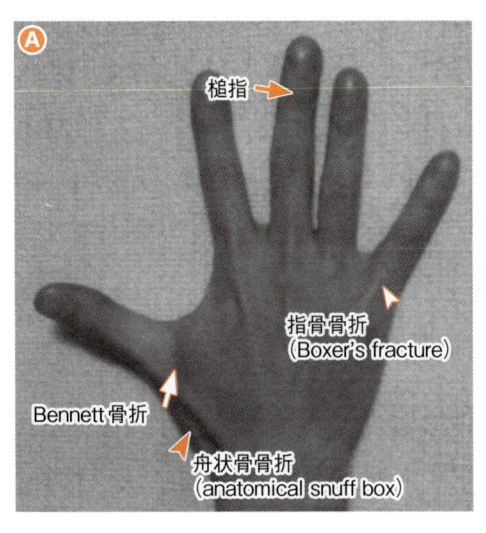

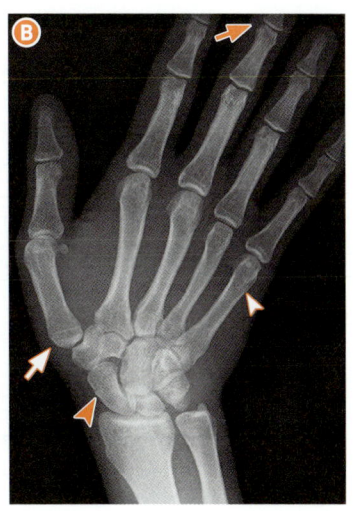

図1 手指〜手根骨部の損傷

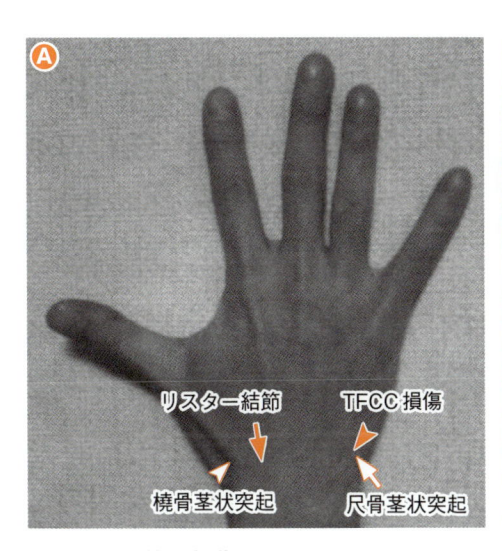

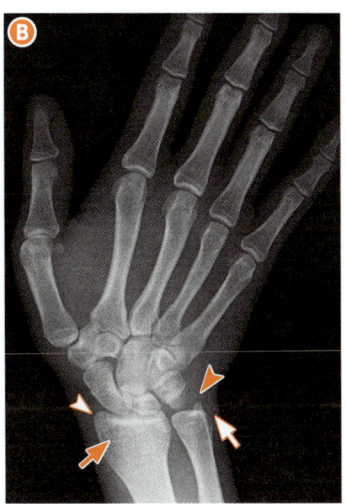

図2 手関節の損傷

る圧痛の有無もチェックする[2].

まとめ

　手指〜手関節損傷の患者さんは歩いて緊急室を受診するため，研修医によって診察され，簡単に帰宅させてしまうことが多くなる．しかしこの領域には，舟状骨骨折を代表とする非常に診断の難しい損傷が存在し，後日整形外科の

外来に受診してやっと診断がついたり，見逃されてしまうケースが多い．

よって手指，手関節疾患は，整形外傷疾患において，研修医が最も注意すべき領域の1つといえるであろう．

以下，各論において各疾患を解説するが，**モンテジア骨折，小児急性塑性変形**などは前腕から肘関節も関与してくるが，非常に重要な疾患であるためぜひ確認していただきたい．

参考文献
1)「手・足・腰診療スキルアップ」（仲田和正／著），CBR，2004
2)「カラー写真で学ぶ 四肢関節の触診法」（竹内義享，他／著），医歯薬出版，2007

〈吉田昌弘〉

2 突き指

たかが突き指とあなどると恐い！！

この疾患を疑うPoint

- **keyword**… DIP関節伸展障害，骨性槌指，腱性槌指，X線を撮ろう
- **受傷機転**… スポーツによるDIP関節部への外傷

診察と診断

疾患概要

- いわゆる突き指外傷のなかで最も頻度が高く問題となるのが槌指である．指先をドアでぶつけたら**DIP関節が伸展できなくなった**といった症状で救急外来を受診するケースが多い．槌指には骨性槌指と腱性槌指があり，受傷機転も屈曲を強制されて生ずるものと軸圧により生ずるものがある[1]．いずれにせよ，**骨性槌指（伸筋腱付着部に骨片を認める場合）は手術適応になるケースが多いためX線撮影を必ず施行することが重要**であり，ただの突き指ですと言って**湿布を処方して終了してしまうのが最も問題**となる

診察のポイント

- まず指のDIP関節の伸展が可能か確認する．DIP関節の伸展機構に問題があれば必ずDIP関節を中心とした正確な2方向撮影を施行する

診断に必要なX線撮影と読影

- 先に述べたように，DIP関節を中心とした正確な2方向撮影を行い伸筋腱付着部の骨片の有無，亜脱臼の有無を確認する[2]（図1）

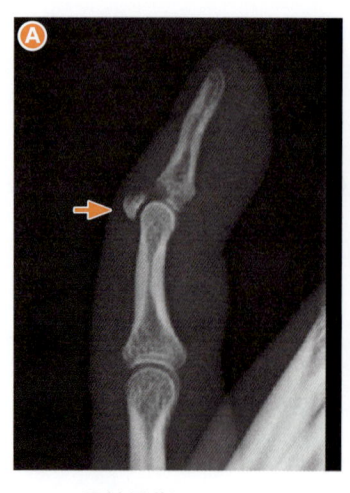

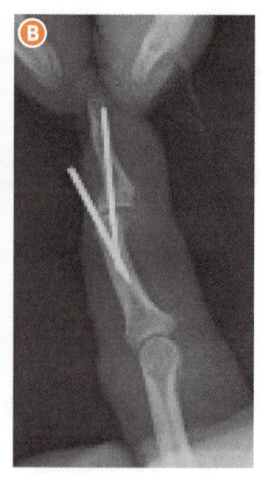

図1 骨性槌指

24歳男性．ドアに小指をぶつけDIP関節伸展ができなくなり受診
A) X線上DIP関節の伸筋腱付着部に骨片（→）を認め骨性槌指の診断．B) 後日Kワイヤーを使用し手術施行（石黒法）

初期対応

目標 DIPの伸展が不可であれば必ずX線撮影する

初期対応のポイント

初期治療・対応

- DIPの伸展が可能か確認，少しでも問題があったり疼痛が強ければ必ずX線撮影を行い，伸筋腱付着部に骨片がないか，DIP関節が亜脱臼していないか，骨折がないか確認する
- 腱性槌指であれば（骨片がなく腱の損傷の場合）6週間のスプリント固定による加療となるため，やはり整形外科医のフォローを要することとなる．つまり，DIPの伸展が不可能である槌指はいずれにせよ整形外科医による加療を要するため，翌日には必ず整形外科外来を受診してもらう．この場合救急外来ではアルフェンスシーネにてDIP関節を伸展位固定しておくとよい
- 明らかに大きな骨片や骨折所見を認めたり，明らかな亜脱臼位所見を認める場合は当日整形外科医による診察を依頼した方がよいであろう

患者さんへの説明

- 骨片などを認める場合は整形外科医の診察後手術加療を要する場合もあるため，必ず再診するよう伝える

その他の注意点

- 一言で突き指といってもそのなかには槌指を筆頭に多くの損傷形態が存在し，手術加療を要するケースも少なくない．ただの突き指ですといって帰宅させるのではなく，伸展制限や強い疼痛があれば積極的にX線撮影を行い必ず翌日には一度整形外科医による診察を行うことが重要

コンサルテーションする？しない？

- 先に述べたようにDIP関節の伸展障害があればX線に異常を認めなくとも必ず翌日には整形外科医の診察を受けさせるべきである

すぐにコンサルできない場合は？
X線にて伸筋腱付着部骨片や骨折所見を認める場合はアルフェンスシーネにてDIP関節を伸展位固定し，遅くても翌日にはコンサルテーションするのがよいと考える．

参考文献

1) 「OS NOW Instruction No.2 上肢の骨折・脱臼 手技のコツ&トラブルシューティング」（金谷文則／編），メジカルビュー社，2007
2) 「カラー写真でみる！ 骨折・脱臼・捻挫 改訂版」（内田淳正，加藤 公／編），羊土社，2010

〈吉田昌弘〉

➕ワンポイント

突き指ではDIP関節だけでなく，PIP関節やMP関節の剥離骨折や靱帯損傷がみられる場合も多い．大切なのは正確な関節正面・側面のX線を撮影することであり，斜位がかかった不正確なX線は見逃しの原因となる．

〈斉藤　究〉

第3章　よく出会う上肢疾患への対応　A　手指〜手関節

3 指骨骨折（Boxer's fracture）
歯牙による感染に注意！

この疾患を疑うPoint

keyword… 第5中手骨，屈曲変形，感染

受傷機転… 喧嘩で人を殴って受傷

診察と診断

疾患概要
- 喧嘩で相手を殴って拳が歯に当たり第4・5中手骨に生じることが多い
- 特に第5中手骨に多く指骨骨折（Boxer's fracture）といわれる
- 屈曲変形を呈し骨折部屈側側に粉砕を伴い，多くのケースでは徒手整復しても保持は困難となるため手術適応となることが多い
- また，開放創がある場合は相手の口腔内に存在する細菌が歯牙の先端から関節内部にまで侵入してしまい，重大な深部感染症状を引き起こすこともあり注意を要する

診察のポイント
- まず，患者さん側が相手を殴って受傷したことを隠す可能性があるため，注意が必要である
- X線画像で第5中手骨頸部骨折所見を認めたならば，受傷部位より，相手の歯牙による創部がないか検索する．創部がある場合はヒト咬傷となるため，初療の段階で十分な洗浄，デブリードマンを行う必要があり，抗菌薬投与開始を考慮する[1]

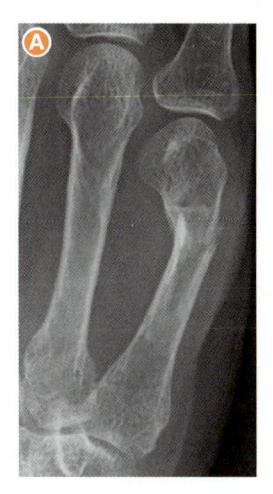

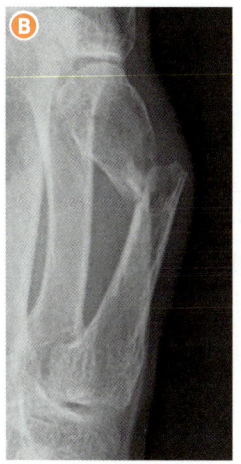

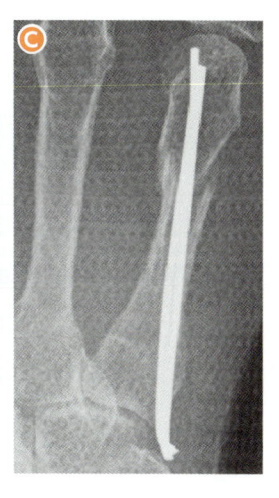

図1　指骨骨折（Boxer's fracture）

65歳男性．酔っぱらって壁を強打し受傷．右手Boxer's fracture認める．A）受傷時X線正面像，B）斜位像，C）術後X線像．受傷時開放創は認めず，整復位を維持することは困難と判断され後日，髄内鋼線固定による手術施行された

診断に必要なX線撮影と読影

必須　手部X線2方向（図1），骨折部位が明らかとなったら損傷指X線2方向

プラスワンポイント
手部はX線側面像では中手骨が重なり見にくいことがある．その場合は斜位撮影を追加する．

初期対応

目標　開放創を徹底的に探す!!

初期対応のポイント

初期治療・対応

- まずは受傷機転を詳しく聴取する．相手を殴って受傷しており，歯牙による開放創が存在すれば，徹底的に洗浄・デブリードマンを行う

第3章　A　手指〜手関節

- この徹底的なデブリードマンは整形外科医が施行すべきであり，整形外科医に連絡し，手術の準備を行う．この際，創部の起炎菌としては，グラム陽性菌と陰性菌による混合感染が多いとされるため，広範囲スペクトルの抗菌薬が望ましいとされるが，抗菌薬投与をできるだけ早期に行えるように手配する
- 骨折に関しては，徒手整復法として90°-90°整復法を行うのだが〔MP（metacarpophalangeal：中手指節間）関節を90°屈曲させて骨間筋の緊張緩め，PIP関節も90°屈曲させた状態整復を行う〕，整復位保持が困難であり，手術適応となるケースが多い[2]．開放創がなければ緊急手術の適応とはならないが，整復位を獲得するのが難しいため早めに整形外科医にコンサルトをすることが望ましい

患者さんへの説明
- 歯牙による開放創が存在する場合は洗浄，デブリードマン手術をくり返し行わなければならない場合もあり，加療に長期間要する可能性もありうることを説明

コンサルテーションする？ しない？

- Boxer's fracture に関しては，相手の歯牙による開放創があれば緊急手術の適応であり，可及的すみやかに整形外科医へコンサルトを行う
- 開放創のない指骨骨折の場合は，状況にもよるが，基本的には緊急手術の適応とはならないため翌日整形外科医受診でも可能なケースが多い
- ただし Boxer's fracture に関しては，整復位獲得，維持が難しいため早期の整形外科医コンサルトが望ましいと考える

すぐにコンサルできない場合は？
開放骨折の場合は抗菌薬投与，汚染創の程度に応じて破傷風トキソイドの投与を行い緊急で洗浄・デブリードマン施行可能な施設に転送する．

参考文献
1) 松井健太郎，二村謙太郎：特集 ERの整形外傷．ER magazine, 10, 2013
2) 吉田健治，他：特集 上肢骨折治療基本手技．Orthopaedics, 23/11, 2010

〈吉田昌弘〉

第3章　よく出会う上肢疾患への対応　　A　手指〜手関節

緊急度

4 舟状骨骨折

転倒して手関節痛があるのに骨折線はっきりしなければ，まず疑う！

この疾患を疑うPoint

🔑 keyword… 手関節痛，anatomical snuff box，偽関節

💥 受傷機転… 転倒

診察と診断

疾患概要
- 舟状骨骨折は手根骨骨折のなかでは最も頻度が高く約90%を占める．手関節伸展位で手掌をついた際に発生する
- **骨折線は通常の2方向X線撮影のみでは見逃されやすく，診断を確定するまで時間を要することも多い（受傷後6週ともいわれる）**[1]
- 近年，CTやMRIを早期に行うことにより早期の診断が可能となってきたが，手関節の疼痛を訴える場合は常に念頭におくべき疾患である

診察のポイント
- 長母指伸筋と短母指伸筋の間の凹み（anatomical snuff box）に圧痛，同部位の腫脹を認めれば本疾患を疑う[2]

診断に必要な画像診断と読影
必須　舟状骨撮影
- 舟状骨骨折の診断能が最も高い検査はMRIである．しかし救急外来にて研修医や救急医の先生が初療でMRIまで施行することは現実的には難しいと思われる．

画像診断の見逃し回避！
重要なことはX線画像のみでは整形外科医でも舟状骨骨折の診断が困難なことがあると知ることである．受傷後6週以降のX線像ですら骨折線がはっきりしないのに受傷早期のCTでは明らかな骨折線を認める症例も存在する！

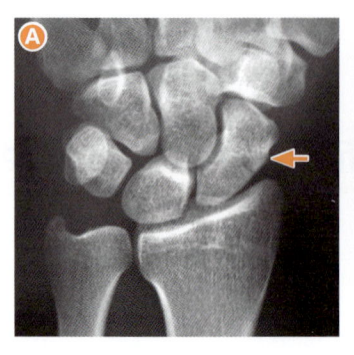

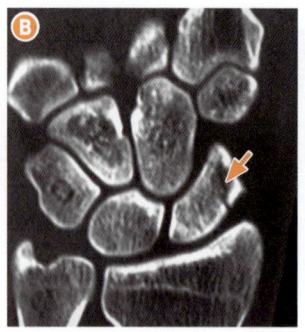

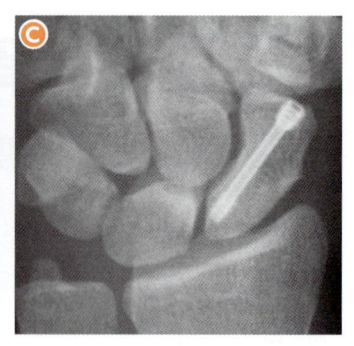

図1　舟状骨骨折
23歳男性．バイクにて単独転倒．右手関節痛があり受診．A）X線でも何とか骨折線（→）はわかるが，B）CTでは骨折線がより明らかである．C）受傷後3日目にスクリューによる内固定施行

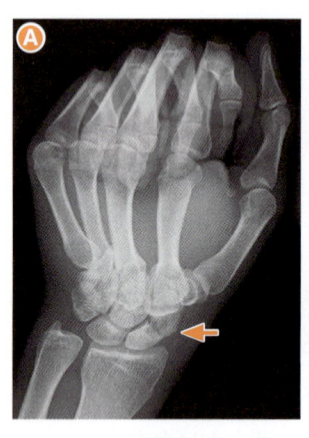

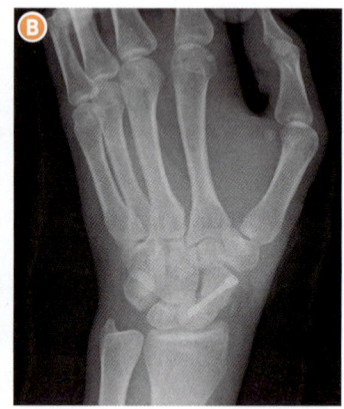

図2　舟状骨偽関節
22歳男性．1年前にバイク事故にて左手関節を痛めた既往あり，その際は捻挫の診断であった．最近腕立て伏せをしようとしても左手関節痛でできないことに気がつき受診．A）舟状骨撮影で明らかな骨折線（→）を認める．B）術後X線像．X線上，舟状骨偽関節の所見（→）を認める．このように舟状骨骨折受傷後1年以上経過して受診する患者も多く認める．この場合手術には骨移植を要し，より侵襲のある加療が必要となってしまう

したがって，MRIに次ぐ診断能を有するCTを施行し（図1B）骨折が疑われるようであれば，必ず整形外科医にコンサルトすることが重要である
- 手関節2方向撮影では骨折が認められることは少なく（図1A），舟状骨撮影（手根部を20°挙上し手関節最大尺屈位として撮影する正面像，図2B）を必ず撮影する[3]

初期対応

目標 少しでも疑ったら必ず整形外科医にコンサルトを!!

初期対応のポイント

初期治療・対応

- 舟状骨骨折は緊急での対応，入院適応とはならない．重要なことは見逃さないことである
- 早期に適切な治療を施さないと高率に偽関節となるため（図2），遅くても翌日の外来で整形外科医が診察すべきである
- 治療方針としては，ギプス固定による保存加療となる場合と，スクリューによる内固定を行う場合（図1C）があるが，救急外来での研修医，救急医の対応としては，ギプスシーネによる手関節外固定で十分であると考える．重要なことは，患者さんに骨折の可能性があるとしっかり伝えることである

患者さんへの説明

- 疑わしい症状，所見があれば患者さん・家族にこの骨折の可能性があることを説明し整形外科外来に必ず再診してもらう

コンサルテーションする？しない？

- その病院の整形外科医の考え方にもよるが舟状骨骨折を疑った場合は翌日必ず整形外来に受診してもらえればよいものと考える．1日で急に悪化する損傷ではないが整形外科医によって受傷後早期からしっかりフォローされることが重要である
- 夜間であれば前腕～手まで母指を含めて固定し帰宅させ，翌日に整形外科受診と

すぐにコンサルできない場合は？
手関節をギプスシーネで良肢位固定し翌日必ず整形外科を受診してもらう．

する
- 手関節近傍の骨折のなかで最も見逃しやすい骨折であり，見逃すと治療が厄介になる骨折である．研修医，救急医の先生方は少しでもこの骨折の可能性を疑ったならば必ず整形外科医にコンサルト，フォローを依頼すべきである

> **➕ワンポイント**
>
> 初療時に見逃されてしまい，受傷後半年や1年経過して，手関節の痛みで患者さんが整形外科を受診し，その時点で舟状骨骨折が明らかになることも頻繁に認められる（図2）．この場合，手術は，初期に行うものと異なり，骨移植を要するような大掛かりなものとなり昨今の医療情勢を考えるとトラブルのもととなりかねない．くり返しになるが，**舟状骨骨折において重要なことは見逃さないことである．**

参考文献

1) 加藤博之, 他：舟状骨骨折の治療. 関節外科 基礎と臨床, 31, 2012
2) 「カラー写真でみる！ 骨折・脱臼・捻挫 改訂版」(内田淳正, 加藤 公／編), 羊土社, 2010
3) 「OS NOW Instruction No.2 上肢の骨折・脱臼 手技のコツ＆トラブルシューティング」(金谷文則／編), メジカルビュー, 2007

〈吉田昌弘〉

第3章 よく出会う上肢疾患への対応　　A　手指〜手関節

緊急度

5 橈骨遠位端骨折
保存加療から緊急手術まで対応はさまざま！

この疾患を疑うPoint

🔑 **keyword**… 高齢者，手関節の腫張・痺れ，正中神経麻痺，長母指伸筋腱断裂

💥 **受傷機転**… 転倒

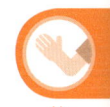

診察と診断

↳ 疾患概要

- 転倒して手をついたときに生じやすい．特に高齢者によく認められ（図1），青壮年においては，バイク事故やスノーボードなどのスポーツ外傷でよく認められる．また小児の同部位の骨折も比較的多く認める
- さまざまな骨折型が存在するが，**重要なのは転位した骨片をすみやかに整復**し，**解剖学的整復位を獲得**すること，そして再転位しないような何らかの形で**整復位を維持**することである

↳ 診察のポイント

- 高齢者が手をついて転倒後，患側の手関節の腫脹を認め，健側の手で患側の手を支えながら受診されたならば，かなりこの疾患の可能性は高いといえる
- 小児では，疼痛で泣いて診察が難しいようであれば，必ず両手関節のX線を比較し，骨折線の有無を確認する
- それ以外では，橈骨茎状突起，リスター結節などの圧痛を調べ，疑わしければ必ず，X線撮影を施行，場合によってはCT検査も追加する[1]
- また骨折部の転位が大きい場合，骨片が正中神経を圧迫している場合もあるため，同部位の痺れの有無も注意する．さらに骨折の程度が軽度でも稀に長母指伸筋腱断裂を合併している場合もあるため，母指の伸展が可能かも確認

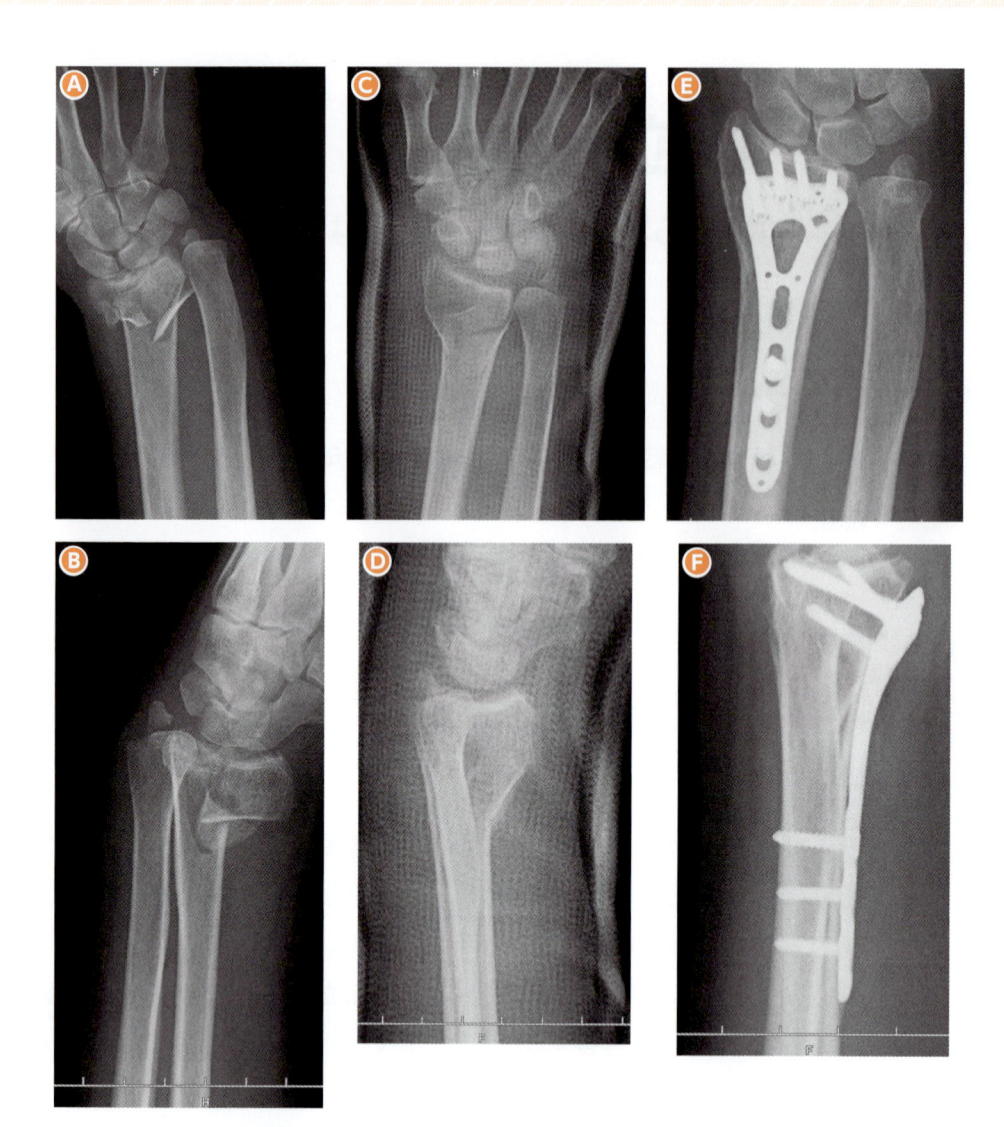

図1 左橈骨遠位端骨折

70歳女性．転倒して左橈骨遠位端骨折受傷．A）X線正面像，B）側面像．骨折部は大きく転位している．尺骨茎状突起骨折を伴う．C）ギプス固定後X線正面像，D）側面像．同日整形外科医により整復，ギプス固定施行される．E）術後X線正面像，F）側面像．後日プレートによる内固定が施行された

することが望ましい

診断に必要なX線撮影と読影

必須 手関節正面，側面2方向 ※小児の場合は健側も必ず撮影する

- わかりにくければ斜位像を追加する

> **画像診断の見逃し回避！**
> 骨折の転位が軽度の場合は2方向では骨折線が見つけにくい場合があるため，両斜位撮影も追加する．また症状はあるのに，X線ではっきりしない場合はCT検査を追加する．

初期対応

目標 骨折部の転位が軽度であれば良肢位ギプスシーネ固定．
転位が大きければ整形外科医による可及的整復を行う

初期対応のポイント

初期治療・対応

- X線検査で明らかな転位を伴う骨折であれば整形外科医にコンサルトし，可及的に整復を施行する．この場合，骨折部の転位がほとんどない場合は救急医，研修医によりギプスシーネ固定し，翌日整形外科医コンサルトというのもなしではないが，明らかな転位を伴う場合は，これを可能な限り解剖学的に早急に整復しないと骨折部周囲の軟部組織が腫脹し，正中神経を含む神経血管系への圧迫症状，コンパートメント症候群の発生にもつながってしまう．したがって，X線で明らかな転位を伴う場合は早くから整形外科医が治療に介入するのが望ましい[2]

家族への説明

- 転位が大きい場合は後日手術加療を要する（図1E，F）可能性があることを説明する

コンサルテーションする？ しない？

コンサルテーションした方がよい場合

- X線上，明らかな転位を伴う場合，もしくは小児の場合はコンサルテーションは必須である

すぐにコンサルできない場合は？
ギプスシーネにて手から上腕まで良肢位固定し，必ず翌日に整形外科を受診してもらう．

> ➕ **プラスワンポイント**
>
> 橈骨遠位端も骨皮質が薄く，受診時X線では骨折線がみられない場合の多い骨折である．小児では若木骨折の場合も多い．若木骨折では上腕〜手まで固定して帰宅可能である．

参考文献

1)「カラー写真でみる！ 骨折・脱臼・捻挫 改訂版」(内田淳正，加藤 公／編)，羊土社，2010
2)「手・足・腰診療スキルアップ」(仲田和正／著)，CBR，2004

〈吉田昌弘〉

第3章 よく出会う上肢疾患への対応　　A　手指〜手関節

緊急度

6 尺骨茎状突起骨折
必ず圧痛の有無を調べよう

この疾患を疑うPoint

🔑 **keyword**… 橈骨遠位端骨折，手関節尺側部痛，TFCC（三角線維軟骨複合体）

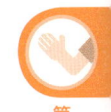

💥 **受傷機転**… 転倒

診察と診断

疾患概要

- 尺骨茎状突起骨折は先に述べた橈骨遠位端骨折（**第3章A-5参照**）に合併することが多く（図1），その合併率は45〜70％と報告されている．単独骨折も稀に認める
- 尺骨茎状突起には遠位橈尺関節の安定性に関連するTFCC（triangular

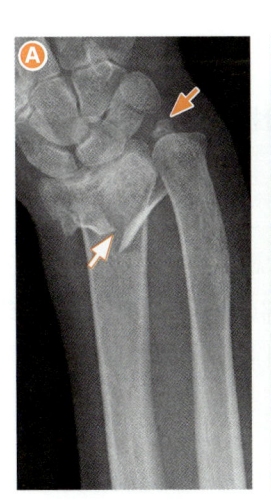

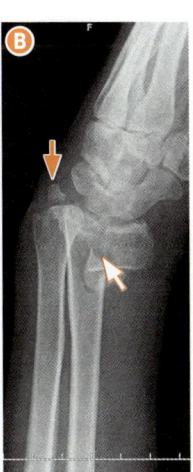

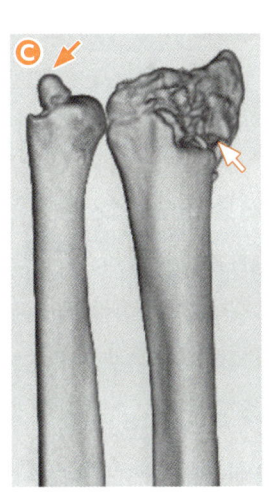

図1　尺骨茎状突起骨折（橈骨遠位端骨折合併例）
70歳女性．転倒し受傷．橈骨遠位端骨折（⇨）に加え，尺骨茎状突起骨折（→）の合併も認める．A）X線正面像，B）側面像，C）3D-CT像

fibrocartilage complex：三角線維軟骨複合体）が付着しており，骨折だけでなく，このTFCCの損傷が後に問題となってくる場合もあるが，救急外来の初療においてはまず骨折を見逃さないことが重要である[1]

診察のポイント

- 診察においては，橈骨遠位端骨折に合併する場合が多いので，手関節尺側部痛がある場合は，尺骨茎状突起の圧痛の有無，X線による骨折の有無の評価を注意して行う
- 特に，単独損傷においては，しっかり同部位における圧痛の有無を調べ見逃さないことが重要である

診断に必要なX線撮影と読影

必須 手関節正面，側面像

- 関節面の評価のためCT-MPR像が必要となる場合も多い

画像診断の見逃し回避！
橈骨遠位端骨折をX線画像で認めたならば，必ず尺骨茎状突起骨折の有無も確認する．尺骨茎状突起は前腕の肢位によって画像上の形態が異なるため，正面像では肘関節屈曲90°前腕回内外中間位にて撮影する．わかりにくい場合は斜位像も追加する．

初期対応

目標 橈骨遠位端骨折合併例では橈骨遠位端骨折加療に準ずる

初期対応のポイント

- 橈骨遠位端骨折合併例（図1）では，橈骨遠位端骨折の初期対応と同様に考える（第3章A-5参照）．橈骨遠位端骨折部の転位が著明であればすぐに整形外科医へコンサルトし，可及的に整復，固定を行う

患者さんへの説明

- 単独損傷の際は早急に加療を要するわけではないが疼痛は長く継続する可能性もあることを説明する

コンサルテーションする？しない？

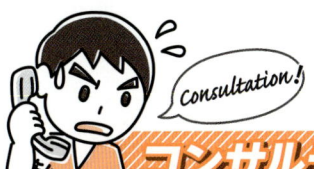

- 尺骨茎状突起骨折の加療に関しては整形外科医のなかでもいまだに意見の分かれるところであるが，先に述べたTFCCの損傷も含め，加療を適切に行わなければ手関節尺側部痛が長く持続するケースが多く，初療時に尺骨茎状突起骨折を発見し，これを整形外科医が外来で疼痛症状が残存しないか，問題が起きていないかある程度の期間しっかりフォローすることが重要である
- 初療医は同部位の損傷を見逃さず，整形外科医に引き継ぐことが最も重要といえる

すぐにコンサルできない場合は？

尺骨茎状骨折単独例に関しては，緊急に対応が必要となるわけではないため，ギプスシーネ固定後，翌日に整形外科医へコンサルトでも問題ないものと考える．橈骨遠位端骨折合併例に関しては**第3章A-5**に準じる．

参考文献
1) 吉田健治，他：特集 上肢骨折治療基本手技．Orthopaedics, 23/11, 2010

〈吉田昌弘〉

第3章　よく出会う上肢疾患への対応　　A　手指〜手関節

緊急度

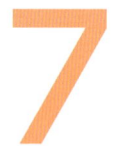

7 モンテジア骨折
脱臼は緊急整復が必要

この疾患を疑うPoint

keyword… 前腕痛と変形，橈骨頭脱臼，肘関節部の疼痛運動障害

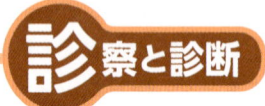

受傷機転… 転倒

診察と診断

疾患概要
- モンテジア骨折は橈骨頭脱臼を伴う尺骨骨折である（図1）．受傷機転（加わった外力の方向）によって橈骨頭の脱臼する方向が異なる
- Bado分類という分類法が存在するが，救急外来の初療で重要なのは，脱臼を見逃さないことである

診察のポイント
- 前腕の痛みと変形を訴えた患者さんが受診した際は手関節と肘関節にも症状がないか十分に注意する．前腕の変形と疼痛に加え，肘関節部の疼痛・運動障害を認め，さらに徒手的に橈骨頭の突出が触診できれば本疾患を疑う
- 稀ではあるが橈骨頭脱臼に伴う後骨間神経麻痺合併に注意する．この場合，手関節は伸展できても，指のMP関節が伸展不可となる

診断に必要なX線撮影と読影
　必須　前腕正面・側面像，肘関節・手関節正側
- まずは正確な前腕骨の前後，側面像を撮影し，これに加え**肘関節と手関節も撮影する．これは脱臼を見逃さないために重要**である
- 特に，小児においては健側も必ず撮影する（図2）．後に述べる尺骨急性塑性

102　教えて！救急 整形外科疾患のミカタ

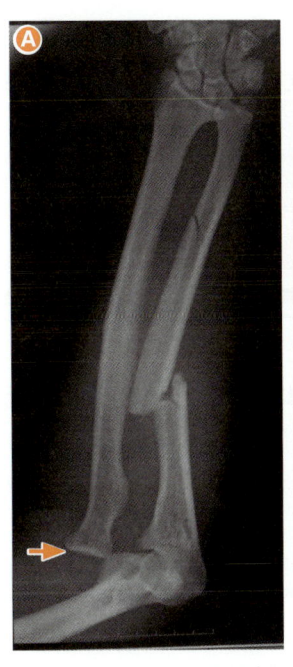

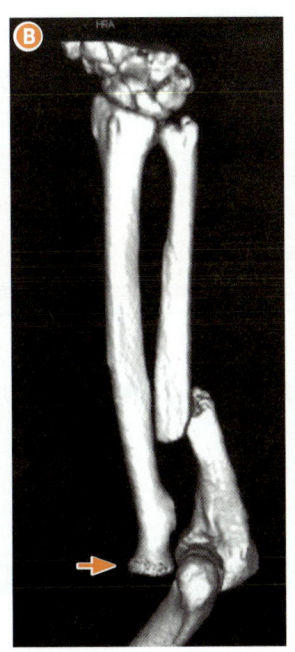

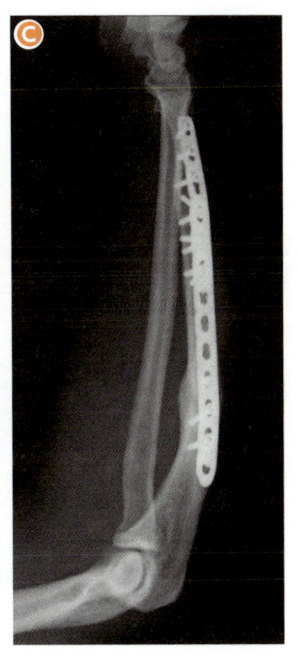

図1　成人のモンテジア骨折
56歳男性．交通事故にて受傷．A）受傷時X線像，B）3D-CT像．尺骨骨折と明らかな橈骨頭脱臼所見（→）を認める．C）徒手整復はできず，緊急手術にて尺骨をプレート固定することで同時に脱臼整復がなされた

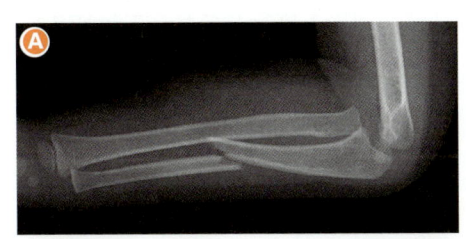

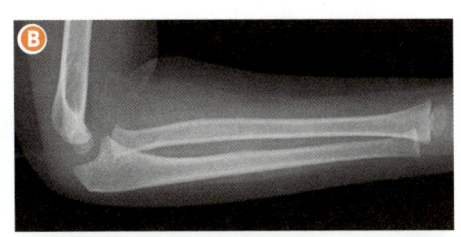

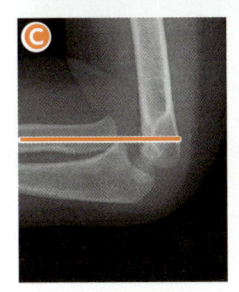

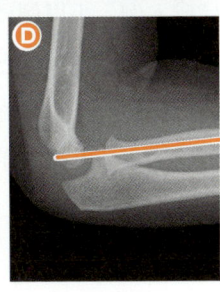

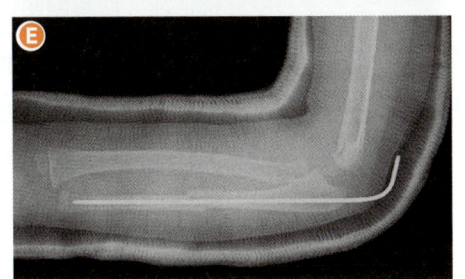

図2　小児におけるモンテジア骨折
4歳男児．転倒し左前腕腫脹症状認め受診．A，C）患側．左前腕X線像　B，D）健側．右前腕X線像．この患側のX線像を見て尺骨骨折があることは明らかだが橈骨頭脱臼に気がつくことが重要である！　健側と比較すると橈骨頭の位置が異なることがよくわかる．図中に示した線（─）は橈骨頭を延長したラインだが，上腕骨小頭の中心を通過するか注目する．E）術後X線像にて橈骨頭の整復が確認される

変形（第3章A-8参照）も含め，小児の骨折は年齢によって骨端核の出現の有無が異なることから非常に診断が難しいため，健側と比較する必要がある[1]

初期対応

目標 橈骨頭脱臼を見つけたら整形外科医へコンサルトし早期に脱臼整復を行う

初期対応のポイント

初期治療・対応

- 尺骨骨折に伴う橈骨頭脱臼所見を認めたらすぐに整形外科医にコンサルトする
- 治療法としては新鮮例では徒手整復後，ギプス加療を行ったり，骨折部が不安定であれば手術加療を行ったりする（図1C）がいずれにしても整形外科医による専門的な判断を要するため，まずはすぐにコンサルトすることが重要である
- スムーズな加療に入れるよう，先に述べたように，まずは正確なX線撮影（肘関節，手関節を含む），小児であれば健側撮影も施行しておくことが望ましい

患者さんへの説明

- この損傷は緊急の加療を要すること説明する

その他の注意点

- モンテジア骨折に伴う橈骨頭脱臼は成人例，小児例によっても加療方針が異なり，徒手的には整復できず観血的脱臼整復が必要となる場合もある．いずれの場合でも時間が経過するほど整復は困難となるため，救急外来においては初療医は無理に脱臼整復を試みるようなことはせず，早急に整形外科医に加療を依頼するべきである[2]

> **＋ワンポイント**
>
> **橈骨頭脱臼のチェックポイント**
> 正常では肘関節側面で橈骨頭の中心が上腕骨頭小頭の中心に一致する．図2C, Dの所見は重要である．

コンサルテーションする？ しない？

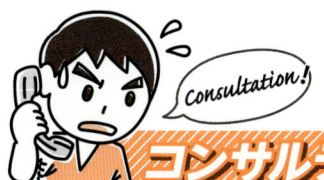

- 整形外科医へのコンサルトは必須である

すぐにコンサルできない場合は？
今後の患者さんの機能予後を考えれば，可及的すみやかに脱臼を整復すべきであるため，対応可能な施設に転送するのが望ましい．

参考文献
1)「骨折治療の要点と盲点」(松下 隆/編)，文光堂，2009
2) 松井健太郎：特集 ER の整形外傷．ER magazine, 10, 2013

〈吉田昌弘〉

第3章　よく出会う上肢疾患への対応　　A　手指～手関節

緊急度

8 小児急性塑性変形
小児特有の骨の変形に注意！

この疾患を疑うPoint

keyword… 小児の肘伸展位での転落，骨折線なし，前腕回旋制限

受傷機転… 転落

診察と診断

疾患概要
- 小児が肘伸展位で転落した場合の前腕部受傷が多く，小児特有の柔らかい骨が折れずにぐにゃりと曲がった状態を指す
- 前腕骨の可塑性変形のなかに，尺骨の前方凸の可塑性変形に橈骨頭前方脱臼を合併したモンテジア類似損傷（Monteggia equivalent）が含まれる[1]

診察のポイント
- 骨折と比較すると前腕部の腫脹・疼痛は軽度であることが多い．**まず本疾患を知っていることが重要**であり，前腕回旋制限を認めれば積極的に本疾患を疑いX線撮影を行う

診断に必要なX線撮影と読影
必須　両側前腕骨の正確な前後および側面像（図1）
橈骨頭脱臼を疑った場合は肘関節の正確な2方向撮影が必要

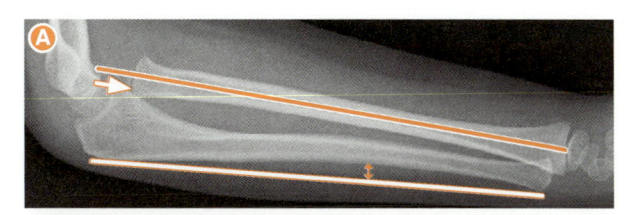

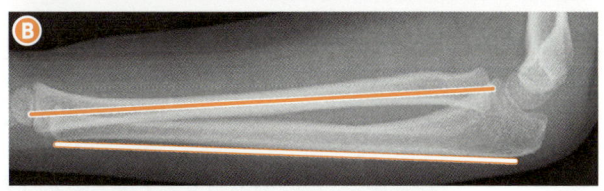

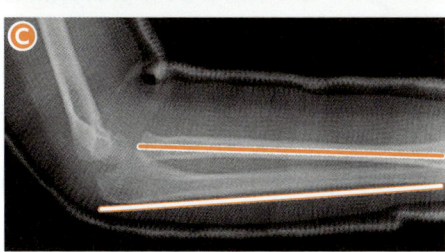

図1　小児急性塑性変形

5歳女児．A）右肘伸展位で転落し受傷．橈骨頭の中心を通る線（──）を図中に示すが，B）健側のX線像と比較すると，橈骨頭の前方脱臼（⇨）を認め，尺骨は前方凸にぐにゃりと曲がって変形している．尺骨後縁を結んだ線（──）を ulnar bow line といい，これと尺骨凹部との距離（↔）を MUB（maximum ulnar bow）という．正常の MUB は B に示すように 1 mm 以下であるが，本症例は 3 mm の MUB を認めた．C）整復後のX線所見

初期対応

目標　早急な整復を要するため，本疾患を疑ったら整形外科医へコンサルト

↳ 初期対応のポイント

初期治療・対応

- X線で本疾患を疑ったらすぐに整形外科医にコンサルトする．その際，対側のX線撮影も忘れずに！

患者さんへの説明

- この変形は早く矯正しなければ機能障害が起こりうること，尺骨の可塑性変形整復時に尺骨が折れてしまう可能性があることをご家族に説明する

↳ なぜ，この対応が必要か？

- 可塑性変形の治療は全身麻酔下に患者体重の 100〜150％の負荷をかけてじわじわ変形部を矯正する必要があり，これはできるだけ早急に行う必要があ

る[2]．したがって，早急な整形外科医へのコンサルトが重要である

コンサルテーションする？しない？

- 整形外科医へのコンサルテーションは必須である
- 研修医や救急に携わる医師は本疾患の存在を知っていることが最も重要であり，迅速な整形外科医へのコンサルトを要する

すぐにコンサルできない場合は？
この損傷もモンテジア骨折（第3章A-7参照）と同様に患者の機能予後を考えれば可及的すみやかな整復が必要であるため対応可能な施設に転送するのが望ましいであろう．

参考文献
1) 松井健太郎，二村謙太郎：特集 ER の整形外傷．ER magazine，10，2013
2) 「OS NOW Instruction No.1 小児の骨折・外傷 手技のコツ＆トラブルシューティング」（岩本幸英／編），メジカルビュー，2007

〈吉田昌弘〉

第3章　よく出会う上肢疾患への対応　　B　肘～上腕

1 肘～上腕 総論

Point
- ☑ 小児は緊急・準緊急での整形外科対応を要する場合が多い
- ☑ 神経・血管障害を見逃さないようにする
- ☑ コンパートメント症候群をチェックする

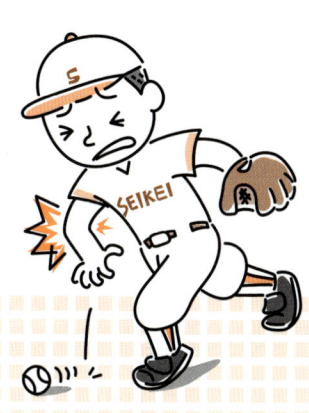

❶肘関節の診察では，**病歴・受傷肢位の聴取**がしっかりできれば，かなり疾患が絞れる

肘関節 屈曲位	→肘頭骨折
伸展位	→橈骨頭骨折
受傷外力が大	→尺骨鉤状突起骨折，肘関節脱臼骨折が増加
回旋力が大	→上腕骨遠位部骨折，上腕骨骨幹部骨折が増加

❷さらに，視診・触診を行う

　肘周囲は骨性ランドマークが体表に近く，転位の大きな骨折であれば，明らかに左右差のある変形をきたす．また，特徴的なランドマークを図1に示すが，同部位はいかに肥満が強い患者さんでも容易に触知することができるので，しっかりさわって圧痛点をチェックすることが重要である．特に小児

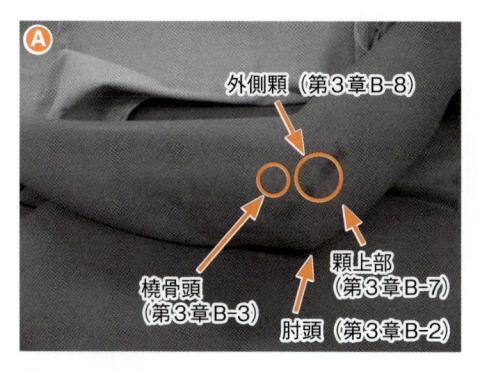

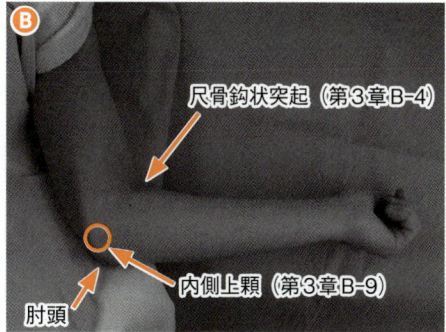

図1　肘関節のランドマーク（圧痛点）

Ⓐ 外側顆（第3章B-8），橈骨頭（第3章B-3），顆上部（第3章B-7），肘頭（第3章B-2）

Ⓑ 尺骨鉤状突起（第3章B-4），肘頭，内側上顆（第3章B-9）

109

に関しては，圧痛部位の触知所見が最も信頼性が高い．

❸ **その後，可動域（自動運動）を確認する**

大人は痛みに応じて動かすことが可能で，完全な範囲で自動運動ができないことは何かしらの障害があると考えられる．その後のX線検査で骨折・脱臼が確認できなくても，靱帯損傷などもあるため，オーバートリアージすべきである．その場で骨折がないとは言わず，ギプスシーネで外固定を行い，翌日に整形外科を受診をしてもらうべきである．

小児の場合は，少しの痛みやそのときの機嫌で動かしてくれなかったりするため，疾患を特定するうえでの信頼性は低い．しかし逆に，しっかり動かすことができる部分は除外診断として信頼できる．

❹ **小児の肘関節周囲骨折は，年齢により特徴がある**

> 幼時期から学童期まで→上腕骨顆上骨折，外側顆骨折
> 骨端線が閉鎖する時期→内側上顆骨折，肘頭骨折，肘内障

それぞれに関しては，各論でより詳しく述べる．いずれの骨折も，初診時に見逃しやすく，整形外科医でも診断に苦慮する症例も多い．よって確実に診断をつけることに重点をおくより，少しオーバートリアージして整形外科へコンサルトする姿勢で望むことがよいだろう．

➕プラスワンポイント

コンパートメント症候群と神経・血管障害のチェックが最重要！
骨折の発見の遅れは大きな後遺障害にはつながらないが，コンパートメント症候群と神経血管障害の発見の遅れは非常に重大な後遺障害を残してしまう．故に，救急外来初診時にはこの合併症の診断を行うことが最重要である．

コンパートメント症候群	手指を他動的に過伸展させ，非常に強い疼痛が前腕屈側部に生じたときは危ない！
橈骨神経障害	手指・手背の自動伸展不可（下垂手） 第1骨間部背側の知覚障害
正中神経障害	母指IP[※1]関節屈曲不可（猿手） 示・中指尖部知覚障害・しびれ
尺骨神経障害	環小指のDIP[※2]関節伸展不可（鷲手） 環指（尺側）・小指の知覚障害・しびれ
血管障害	橈骨動脈・尺骨動脈の触知

以上をチェックして，障害を疑えば整形外科へコンサルトする．骨折の合併症については第1章-5も参照
※1 inter phalangeal：指節間　※2 distal inter phalangeal：遠位指節間

〈塩田直史〉

第3章 よく出会う上肢疾患への対応　B　肘〜上腕

緊急度

2 肘頭骨折
肘部で最多の骨折

この疾患を疑うPoint

🔑 keyword… 肘の伸展不能

💥 受傷機転… 肘頭部の直接打撲，屈曲位での急激な伸展応力

診察と診断

▶ 疾患概要
- 肘頭部を直接打撲して肘が伸ばせなくなったと来院した場合に考慮すべき骨折である（図1）

▶ 診察のポイント
- 肘関節の自動運動では，屈曲は可能であるが，伸展が制限される

診察の見逃し回避！
転位が軽度な場合は周囲の軟部組織破綻がなく，ゆっくりなら自動伸展が可能な場合がある．

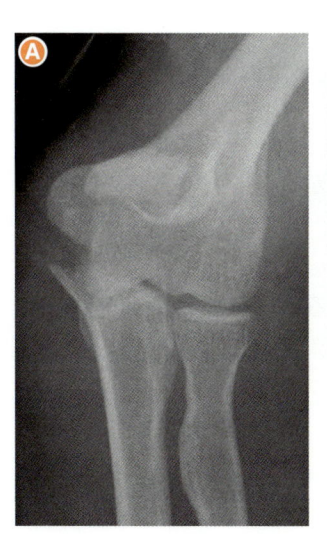

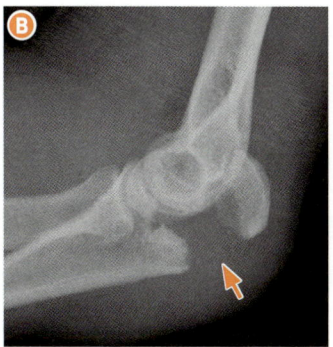

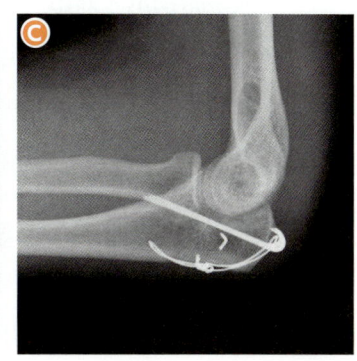

図1　肘頭骨折
28歳男性．作業中2mの高さから墜落し左肘を直接打撲．
受傷時　A）正面像，B）側面像（屈曲位）．肘頭が完全に裂離する骨折（→）を認める．C）転位が大きく，後日，手術治療が行われた

- 前腕回内外自動運動が制限される場合，モンテジア骨折（第3章A-7参照）となっていることがあり注意を要する

診断に必要なX線撮影と読影

必須 患側肘関節正面（図1A），側面像（図1B）
（小児の場合は比較のため健側も）

- 側面像で滑車と滑車切痕の適合性を確かめる
- 橈骨頭の脱臼が合併してモンテジア骨折となっている場合がある

画像診断の見逃し回避！
小児の場合，骨端核が出現していない時期の場合もあり，診断しにくいことがある．ギプスシーネ固定を行い，早期に整形外科専門医の診察を受けるべきである．

初期対応

目標 ギプスシーネ固定を行い，翌日に整形外科外来を受診してもらう

初期対応のポイント

初期治療・対応
- X線で骨折が明らかであれば，上腕から手までの外固定を行う．翌日に整形外科の外来を受診してもらい，手術治療（図1C）となることが多い

入院時指示・対応
- 早期の手術治療予定となり，入院する場合，局所の安静と十分な冷却を行う

患者さんへの説明
- 転位を認める場合が多く，手術治療が必要な場合がほとんどである

なぜ，この対応が必要か？
- 関節内骨折であり，転位を残したままで骨癒合すると，可動域制限や将来的な変形性関節症を引き起こす可能性がある

その他の注意点
- X線撮影肢位によっては転位が小さいことがあるが，屈曲位で撮影すると転

位が増大し（図1B），手術治療が必要であることがわかる

コンサルテーションする？ しない？

↳ コンサルテーションした方がよい場合

- 小児の場合
- 肘頭骨折だけでなく，橈骨頭の脱臼が疑われる場合（モンテジア骨折）
- 腫脹が著しく，コンパートメント症候群を疑う場合
- 神経・血管障害を認める場合

すぐにコンサルできない場合は？
神経・血管障害を疑う場合，腫脹・疼痛が強い場合は，整形外科医の診察が可能な他院への転送を行う．

↳ 自分で判断してよい場合

- 成人で，神経・血管障害がなく，腫脹・疼痛が強くない場合，コンパートメント症候群の注意を行ったうえで，ギプスシーネ固定を行い，翌日に整形外科外来を受診をしてもらう

プラス ワンポイント
- 小児の場合は整形外科医でもX線だけで診断が難しい場合がある
- 臨床症状がある場合には，骨折がないとは絶対に言わず，ギプスシーネ固定を行い，翌日に整形外科外来を受診をしてもらう

〈塩田直史〉

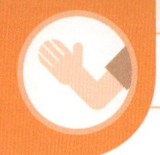

第3章　よく出会う上肢疾患への対応　B　肘〜上腕

3 橈骨頭骨折
隠れた骨折

この疾患を疑うPoint

keyword… 肘の伸展不能，前腕回内外での運動時痛

受傷機転… 肘伸展位で手をついた

診察と診断

疾患概要
- 転倒・転落した際に，肘関節伸展位にて手をついて受傷することが多い
- 側副靱帯損傷や肘関節脱臼骨折を合併することも多い

診察のポイント
- 肘関節外側に圧痛があり，前腕回内外にて疼痛が増悪する．腕橈関節の関節内圧が上昇し，転位がわずかでも疼痛が強いことが知られる

> **診察の見逃し回避！**
> 外観上，腫脹がさほど強くない場合も多く，圧痛点の詳細なチェックと受傷機転から本骨折を疑うようにする．

診断に必要なX線撮影と読影

必須　患側肘関節前腕回外位正面像（図1A）・側面像（図1B）
　　　　（小児の場合は比較のため健側も）

- 肘関節正面像のX線では，腕橈関節面が接線方向に確認できる像を得ること．前腕回外位で撮影すれば，まず診断が可能である
- 橈骨頸部骨折の場合は，側面像で橈骨

> **画像診断の見逃し回避！**
> X線撮影だけではっきりしないことも多く，CT-MPR像・3D像が有用となる場合が多い．

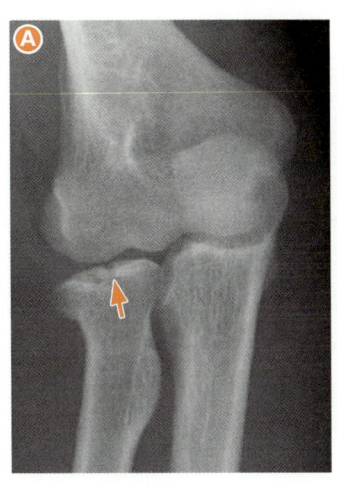

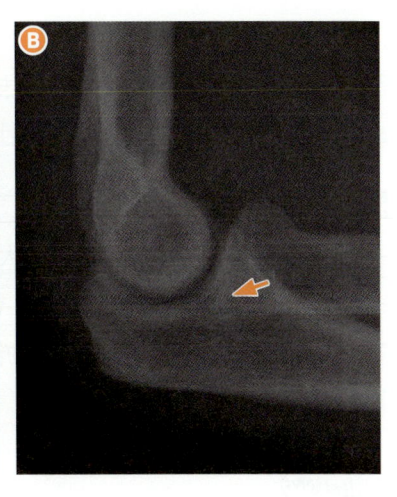

図1 橈骨頭骨折
41歳男性.水路へ転落し手をつき受傷.骨折部（→）を認める.A）正面像,B）側面像

の軸と橈骨頭部の傾きの変化がわかる

初期対応

目標 ギプスシーネ固定を行い,翌日に整形外科外来を受診

↳ 初期対応のポイント

初期治療・対応
- X線で骨折が明らかであれば,上腕から手までの外固定を行う.翌日に整形外科の外来を受診し,手術治療となることが多い

入院時指示・対応
- 早期の手術治療予定となり,入院する場合,局所の安静と十分な冷却を行う

患者さんへの説明
- 転位が大きな場合,手術治療が必要となる

第3章 B 肘～上腕

なぜ，この対応が必要か？
- 関節内骨折であり，転位を残したままで骨癒合すると，可動域制限や将来的な変形性関節症を引き起こす可能性がある

その他の注意点
- X線撮影肢位によっては，転位の大きさがわからないことがある
- モンテジア骨折（第3章A-7参照）や，Essex-Lopresti骨折（遠位橈尺関節脱臼骨折）など，そのほか脱臼や骨折を合併することがある

コンサルテーションする？ しない？

コンサルテーションした方がよい場合
- 小児の場合
- 橈骨頭・橈骨頸部骨折だけでなく，そのほか骨折や脱臼が疑われる場合
- 腫脹が著しく，コンパートメント症候群を疑う場合
- 神経・血管障害を認める場合

> **すぐにコンサルできない場合は？**
> 神経・血管障害を疑う場合，腫脹・疼痛が強い場合は，整形外科医の診察が可能な他院への転送を行う．

自分で判断してよい場合
- 成人で，神経・血管障害がなく，腫脹・疼痛が強くない場合，コンパートメント症候群の注意を行ったうえで，ギプスシーネ固定を行い，翌日に整形外科外来を受診をしてもらう

➕ワンポイント
- 小児の場合は整形外科医でもX線だけで診断が難しい場合がある
- 臨床症状はあるがX線で骨折がはっきりしない場合には，骨折がないとは絶対に言わず，ギプスシーネ固定を行い，翌日に整形外科外来を受診をしてもらう

〈塩田直史〉

第3章 よく出会う上肢疾患への対応　B　肘〜上腕

緊急度 ■■□

4 尺骨鉤状突起骨折
腕尺関節の脱臼は？　橈骨頭の骨折は？

この疾患を疑うPoint

🔑 **keyword**…肘関節脱臼，橈骨頭骨折

💥 **受傷機転**…軽度肘伸展位で手をついた

診察と診断

↳ 疾患概要
- 転倒・転落した際に，肘関節軽度屈曲位にて手をついて受傷することが多い
- 単独損傷は稀で，肘関節脱臼や橈骨頭骨折を合併していることが多い．両者を合併した場合，terrible triad fracture-dislocation といい脱臼が整復されても非常に不安定で，必ず手術が必要になる

↳ 診察のポイント
- 圧痛点は合併損傷の存在により，内外側両側に存在することがある
- 単独損傷は稀だが，その場合は肘関節屈側に腫脹と疼痛が存在する

> **診察の見逃し回避！**
> 腫脹が強い場合が多く，内外側，腹背側の圧痛点のチェックを行う．

↳ 診断に必要なX線撮影と読影
必須　患側肘関節正面像（図1A）・側面像（図1B）
- 正確な肘関節側面像のX線で本骨折の診断は可能である（図1B）

> **画像診断の見逃し回避！**
> X線撮影だけではっきりしないことも多く，CT-MPR像・3D像が有用となる場合が多い．

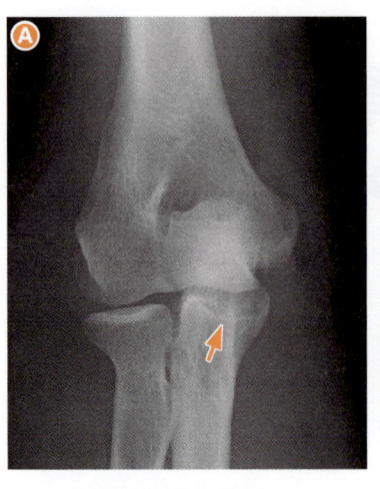

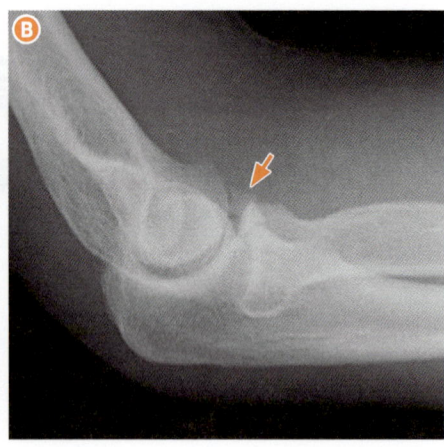

図1 尺骨鉤状突起骨折

60歳男性．自転車で転倒受傷．尺骨鉤状突起から内側の関節面が転位する骨折（→）を認める．後日，ストレス撮影で靱帯損傷も合併していることが判明し，手術治療が行われた．A）正面像，B）側面像

- 正面と側面で，橈骨頭の骨折と腕尺関節の脱臼を見落とさないようにする

初期対応

目標 単独損傷ならギプスシーネ固定を行い，翌日に整形外科外来を受診

初期対応のポイント

初期治療・対応
- X線で骨折が明らかであれば，上腕から手までの外固定を行う．翌日に整形外科の外来を受診し，そのほか靱帯損傷や合併損傷の精査となる

入院時指示・対応
- 早期の手術治療予定となり，入院する場合，局所の安静と十分な冷却を行う

患者さんへの説明
- そのほか合併損傷があり肘関節が不安定である場合，手術治療が必要となる

なぜ，この対応が必要か？

- 脱臼を伴うことが多く，整復を行わなければ腫脹が急激に強くなり，神経・血管障害を引き起こす可能性がある

その他の注意点

- X線撮影のみでは，損傷の程度がわからない
- そのほか脱臼や骨折を合併することがある

コンサルテーションする？ しない？

コンサルテーションした方がよい場合

- 尺骨鉤状突起骨折だけでなく，そのほかの骨折や脱臼が疑われる場合
- 腫脹が著しく，コンパートメント症候群を疑う場合
- 神経・血管障害を認める場合

> **すぐにコンサルできない場合は？**
> 神経・血管障害を疑う場合や腫脹・疼痛が強い場合は，整形外科医の診察が可能な他院への転送を行う．

自分で判断してよい場合

- 成人で，神経・血管障害がなく，腫脹・疼痛が強くない場合，コンパートメント症候群の注意を行ったうえで，ギプスシーネ固定を行い，RICE（第2章-1参照）を行うように指導して，翌日に整形外科外来を受診をしてもらう

➕ワンポイント

損傷の程度を最終診断するにはX線撮影のみでは不十分であるため，ギプスシーネ固定を行い，翌日に整形外科外来を受診してもらう．

〈塩田直史〉

第3章 よく出会う上肢疾患への対応　B　肘〜上腕

緊急度

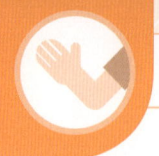

5 上腕骨骨折と神経障害
橈骨神経麻痺は？

この疾患を疑うPoint

keyword… 橈骨神経麻痺，虐待

受傷機転… 強い外力で上腕を直接打撲，もしくは腕相撲や投球などの自家筋力の過負荷

診察と診断

↳ 疾患概要
- 事故などにより，強力な外力が直接上腕に加わった場合
- 若年者では，自家筋力が強く，腕相撲や投球での骨折をきたすことがある
- 小児の場合は虐待による骨折も疑わなければならない
- 橈骨神経麻痺が6〜15％に合併する[1]

↳ 診察のポイント
- 外観上明らかに変形を認める場合が多い（図1）
- 疼痛が強く診察しにくいが，神経・血管損傷のチェックはしっかりと行う

診察の見逃し回避！
- 本骨折の診断は容易だが，神経血管損傷や合併骨折のチェックをしっかりと行う
- 小児であれば虐待も疑い，詳細な受傷機転の聴取とそのほか全身の検索を行う必要があり，場合によっては警察や児童相談所への通報も必要である

↳ 診断に必要なX線撮影と読影
- **必須** 上腕骨正面像（図1A，2A）・側面像（図1B，2B）
- 診断は2方向撮影で十分可能である

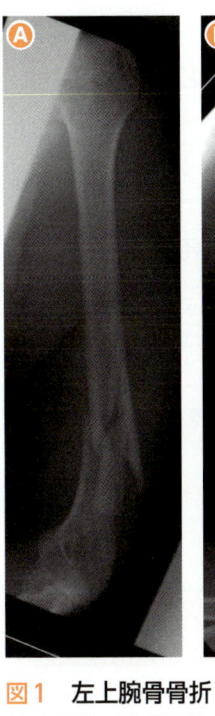

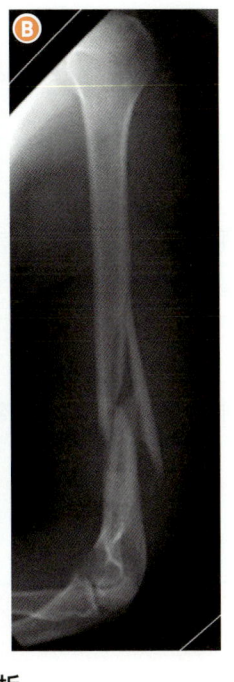

図1 左上腕骨骨折
A）正面像, B）側面像

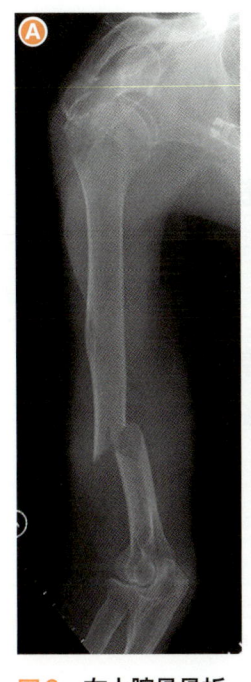

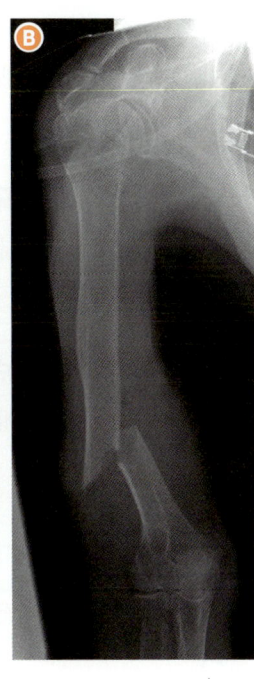

図2 右上腕骨骨折
A）正面像, B）側面像

初期対応

| 目標 | 合併損傷がなければ外固定を行い，翌日に整形外科外来を受診 |

初期対応のポイント

初期治療・対応

- X線で骨折が明らかであれば，上腕から手までの外固定（上腕近位から手までのギプスシーネ，もしくはベルポー固定やシュガータング固定）を行う．翌日，整形外科の外来を受診し，保存治療か手術治療かを決定する

入院時指示・対応

- 入院する場合，局所の安静と十分な冷却を行う

患者さんへの説明

- 整形外科の外来受診までは，局所の安静・冷却に努め，手指の自動運動のみ

- 許可する
- 基本的には保存治療が第一選択であるが，早期社会復帰などを望めば手術治療も行う

なぜ，この対応が必要か？
- 初期の外固定を行わなければ，不安定性で骨周囲にある神経損傷をきたす可能性がある．また，骨癒合が得られない場合がある

その他の注意点
- 受傷時は疼痛が強く，自動運動による神経損傷のチェックを行いにくい

コンサルテーションする？ しない？

コンサルテーションした方がよい場合
- 腫脹が著しく，コンパートメント症候群を疑う場合
- 神経・血管障害を認める場合
- 小児で虐待を疑う場合

> **すぐにコンサルできない場合は？**
> 神経・血管障害を疑う場合，腫脹・疼痛が強い場合は，整形外科医の診察が可能な他院への転送を行う．

自分で判断してよい場合
- 成人で，神経・血管障害がなく，腫脹・疼痛が強くない場合，コンパートメント症候群の注意を行ったうえで，外固定を行い，RICEを行うように指導して，翌日に整形外科外来を受診をしてもらう

> **＋ワンポイント**
> 橈骨神経麻痺は下垂手となる．

参考文献
1) Gregory Jr PR：Fractures of the shaft of the humerus.「Rockwood And Green's Fractures In Adults」(Robert W Bucholz, et al, eds), pp973-996, Lippincott Williams & Wilkins, 2001

〈塩田直史〉

第3章 よく出会う上肢疾患への対応　　B　肘〜上腕

緊急度

6 小児の肘内障
手を引っ張った

この疾患を疑うPoint

keyword… 突然手を動かさなくなった

受傷機転… 手を引っ張られた場合が主だが，転倒や寝返りによるなど実際にははっきりしない場合も多い

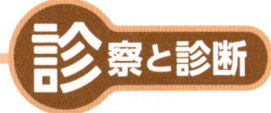

診察と診断

疾患概要
- 橈骨骨軸の末梢方向への牽引力で，輪状靱帯の一部が近位へ滑脱し，腕橈関節へ嵌頓した病態
- 患児は不機嫌で，患側上肢は下垂位で前腕，手を回内位に保持する

診察のポイント
- 受傷機転をしっかり特定すること
- 7歳頃までくり返すことが多いので，過去の脱臼（肘内障）の既往を聴取
- 脱臼であるため，若干の腫脹のみで皮下血腫は発生しない．骨折も疑うならX線撮影へ

診察の見逃し回避！
受傷機転・既往・外傷の兆候がないことの3つがそろえば整復操作へ．

診断に必要なX線撮影と読影
必須 なし
- 受傷機転・既往・外傷の兆候の3つがそろわなければ，両肘関節正面・側面の撮影を行う

123

> **➕ワンポイント**
> 診断にはエコーも有用である（第1章-7参照）．

初期対応

目標 整復操作をマスターする

↪ 初期対応のポイント

初期治療・対応

- 診断がつけば，整復操作を行う．整復操作には"回内法"と"回外法"の2種類あり，回外法が単純で施行しやすい
- **回外法**：患側が右手の場合，術者の左手母指で患側橈骨頭部を触知し，術者右手で患側手関節部を保持する（図1A）．前腕を回外位にもっていきつつ，屈曲90°からいっきに深屈曲していくと，整復された感じ（クリック）を左手母指に感じ整復される（図1B）．クリックを指で感じることが大切である．施行後は，前腕回内外動作（バイバイやきらきら星）を自動で痛みなく行えることを必ず確認する

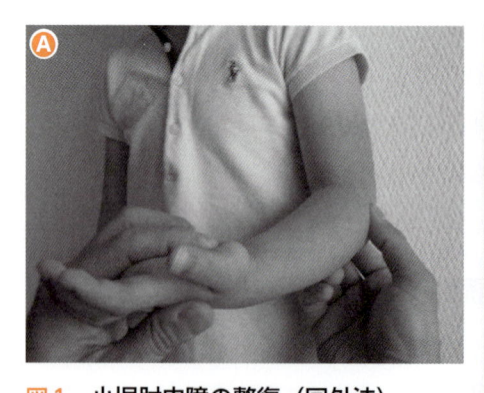

図1　小児肘内障の整復（回外法）
5歳女児．A）肘伸展位で橈骨頭を触知し，前腕を回外位にもっていく．B）すみやかに深屈曲までもっていくとクリックを橈骨頭部に触知し整復される

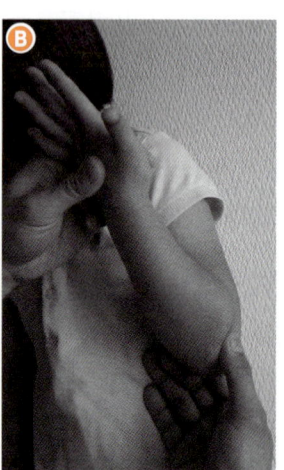

患者さんへの説明
- 7歳の小学校入学頃までくり返すが，それ以降は脱臼しなくなる
- 毎回ちゃんと整復しておけば，後遺障害にはならない

なぜ，この対応が必要か？
- 整復ができておらず放置すると，橈骨頭の変形をきたし運動制限を残すため，必ず整復を行う必要がある

その他の注意点
- 整復直後は回内外チェックできないことが多く，数分経過し，落ち着いてからチェックする

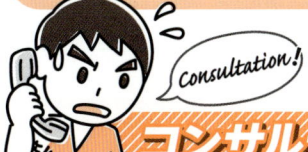

コンサルテーションする？しない？

コンサルテーションした方がよい場合
- どうしても整復感が得られず，患児が前腕回内外動作をしない場合（そのほか骨折が存在するかもしれない）

> **すぐにコンサルできない場合は？**
> ギプスシーネ固定して翌日に整形外科外来を受診してもらう．

自分で判断してよい場合
- 整復感が得られた後，前腕回内外動作を自動で痛みなく行えることを確認した場合

> **プラスワンポイント**
> ときに骨折を合併していることがあり，整復感があったにもかかわらず痛みが継続する場合はX線撮影を行う．

〈塩田直史〉

第3章 よく出会う上肢疾患への対応　　B　肘〜上腕

緊急度 ■■□

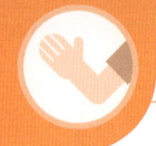

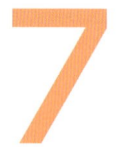

7 小児の上腕骨顆上骨折
コンパートメント症候群を疑え

この疾患を疑うPoint

🔑 **keyword**… 肘の自動不能，コンパートメント症候群

💥 **受傷機転**… 遊具などから転落して手をついた

診察と診断

↳ 疾患概要
- 小児の肘周囲骨折のうち最も頻度が高い
- 腫脹を強く認めることが多く，合併症（コンパートメント症候群，神経・血管障害）も非常に高率で発生する
- 5〜7歳に多く，小児が転落受傷して肘周囲の疼痛があると聞けば，本骨折を疑う[1]

↳ 診察のポイント
- 触診で非常に強い疼痛を訴える
- 神経・血管障害をチェックすること
- 経過中，常にコンパートメント症候群を疑ってチェックすること

> **診察の見逃し回避！**
> 触診で外側顆部・内側顆部の圧痛の確認を怠らないこと．

↳ 診断に必要なX線撮影と読影
必須 両肘関節正面像・側面像
- 明らかな転位を示すことが多いが（図1），若木骨折や膨隆骨折のタイプで転位がわずかな骨折もある

> **画像診断の見逃し回避！**
> 左右差を比較すること，整形外科医でも診断に苦慮することが多く，さらに合併症も多数あるため，迷うなら早々に整形外科へコンサルトすべきである．

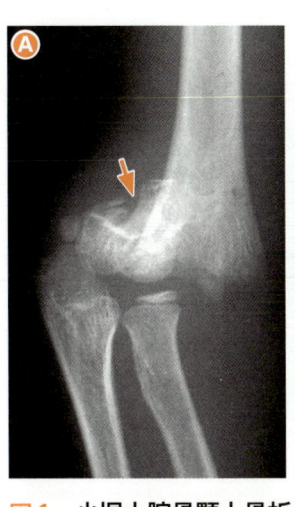

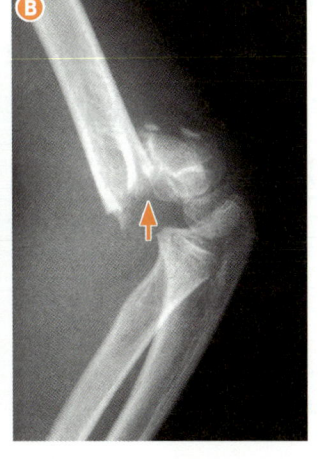

図1 小児上腕骨顆上骨折
転位（→）を認める．A）正面像，B）側面像

初期対応

目標 すぐにギプスシーネ固定し，局所の安定化を図り，整形外科へコンサルト

↳ 初期対応のポイント

初期治療・対応
- 診断がつけば，早急に専門的治療へ移行すべきで，待機するべきではない
- 腫脹（コンパートメント症候群）と神経・血管障害のチェックを必ず行い，かつ経時的にくり返しチェックする必要がある

入院時指示・対応
- 早期の手術治療予定となることが多く，いったん入院する場合，局所の安静と十分な冷却を行う

患者さんへの説明
- 転位が大きな場合，手術治療が必要となる
- 一見，転位がわずかにみえて保存治療をしても，後日，徐々に転位が大きくなることがあり，手術治療の可能性があることを説明する

↳ なぜ，この対応が必要か？

- 関節内骨折であり，転位を残したままで骨癒合すると可動域制限や外観上の変形を認めることがある．将来的な変形性関節症を引き起こす可能性がある

↳ その他の注意点

- 高率にコンパートメント症候群を発症する場合があり，頻回のチェックを要する

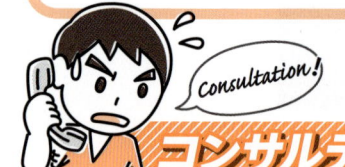

Consultation! コンサルテーションする？しない？

↳ コンサルテーションした方がよい場合

- 骨折が判明したら，すべての場合で整形外科へコンサルトすべきである

すぐにコンサルできない場合は？
ギプスシーネ固定して緊急で整形外科対応が可能な施設へ転送する．

＋ワンポイント
コンパートメント症候群だけでなく，神経・血管障害の合併も多いため，一刻を争って整形外科医による治療を行うべきである．

参考文献
1) 坂野裕昭：上腕骨顆上骨折 経皮ピンニング．「骨折治療の要点と盲点」（松下 隆／編），pp188-192，文光堂，2009

〈塩田直史〉

第3章　よく出会う上肢疾患への対応　　B　肘〜上腕

緊急度 ■■□

8 小児の上腕骨外側顆骨折
X線を見落とさない

この疾患を疑うPoint

🔑 **keyword**… 外側顆部に限局性圧痛

💥 **受傷機転**… 肘関節を伸展して手掌をつき受傷することがほとんど

診察と診断

▶ 疾患概要
- 小児の肘周囲骨折のうち10〜20％を占める[1]
- 小児の上腕骨顆上骨折（**第3章B-7参照**）より腫脹は軽度であり，圧痛は外側顆部に限局する

▶ 診察のポイント
- 受傷機転をしっかり特定すること
- 神経・血管障害をチェックすること

診察の見逃し回避！
触診で外側顆部の圧痛の確認を怠らないこと．

▶ 診断に必要なX線撮影と読影

必須　両肘関節正面・側面

- 左右を比較して，骨端線すぐの近位部に骨折線（**図1**）があるかどうかで判定する

画像診断の見逃し回避！
X線撮影正面像は，上腕骨に対して垂直方向から撮影しなければ，画像が悪いために見落とす可能性があるので，本骨折を疑うなら上腕骨遠位部の正面・側面とのオーダー・撮影でもよい．

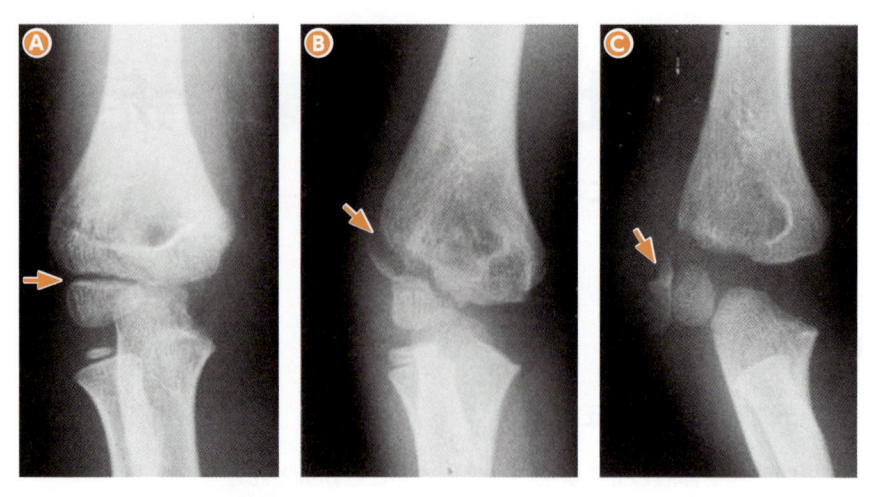

図1 小児上腕骨外側顆骨折
左から徐々に転位（→）が大きい症例となる．Aは保存療法，BとCの2症例は手術治療が選択された

初期対応

目標 すぐにギプスシーネ固定し，整形外科へコンサルト

初期対応のポイント

初期治療・対応

- 診断がつけば，ほとんどの症例で手術治療が選択される（図1B，C）ので，それまでの待機期間を過ごすためのギプスシーネ固定を行う
- ギプスシーネは，手から上腕までとして，肘関節は皮膚の緊張が強くならない程度の屈曲位（60〜90°）で固定する

入院時指示・対応

- 早期の手術治療予定となり，入院する場合，局所の安静と十分な冷却を行う

患者さんへの説明

- 転位が大きな場合，手術治療が必要となる
- 一見，転位がわずかにみえて保存療法をしても，後日，徐々に転位が大きくなることがほとんどで，手術治療の可能性があることを説明する

なぜ，この対応が必要か？

- 関節内骨折であり，転位を残したままで骨癒合すると可動域制限や外観上の変形を認めることがある．将来的な変形性関節症を引き起こす可能性がある

その他の注意点

- 稀ではあるが腫脹が強く，コンパートメント症候群を発症する場合がある

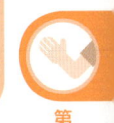

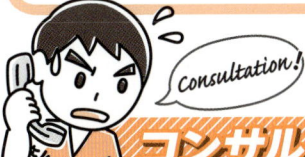

コンサルテーションする？しない？

コンサルテーションした方がよい場合

- ほぼすべての場合，骨折が判明したら整形外科へコンサルトすべきである

自分で判断してよい場合

- なし

すぐにコンサルできない場合は？

緊急で整形外科対応が可能な施設への転送を考慮するか，自施設の整形外科医の判断のもと，コンパートメント症候群の説明を行い，ギプスシーネ固定して翌日整形外科外来を受診してもらう．

参考文献

1) 政田和洋：上腕骨外側顆骨折．「肘関節外科の要点と盲点」（金谷文則／編），pp156-157, 文光堂，2011

〈塩田直史〉

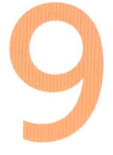

第3章　よく出会う上肢疾患への対応　　B　肘〜上腕

9 小児の上腕骨内側上顆骨折
中学生頃の運動時に好発

この疾患を疑うPoint

- **keyword**…スポーツ時の転倒，中学生，投球時，背負い投げ
- **受傷機転**…肘関節を伸展し前腕回内位で手掌をつき受傷する．また，投球や背負い投げ時に発生

診察と診断

疾患概要
- 5〜16歳の骨端核が存在する年代に発生[1]
- 前腕屈筋群の緊張が強制され，付着部の上腕骨内側上顆が裂離する

診察のポイント
- 受傷機転をしっかり特定すること
- 神経・血管障害をチェックすること

> **診察の見逃し回避！**
> 触診で，内側上顆部の圧痛の確認を怠らないこと．

診断に必要なX線撮影と読影
必須　両肘関節正面像・側面像
- 左右を比較して，内側上顆骨端線の開大で判定する（図1）

> **画像診断の見逃し回避！**
> X線撮影正面像は，上腕骨に対して垂直方向から，かつ回旋も左右差がないように撮影しなければ見落とす可能性がある．

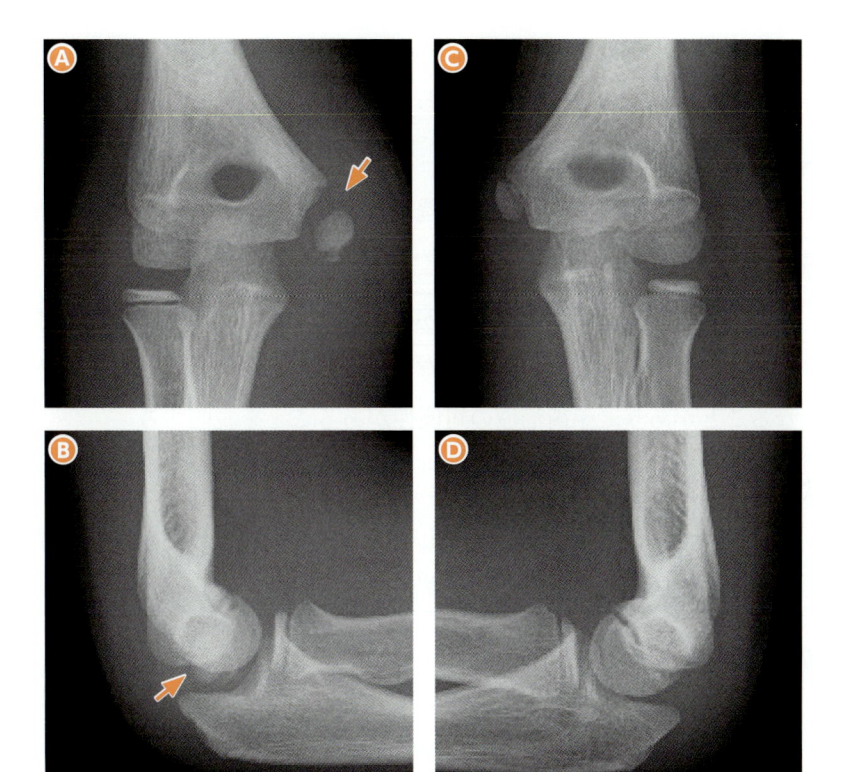

図1　小児上腕骨内側上顆骨折
9歳男児．ソファの上から転落し右手をついて受傷．骨片を矢印（→）で示す．転位が大きく，手術治療となった．患側（右肘）のA）正面像，B）側面像．健側（左肘）のC）正面像，D）側面像

初期対応

目標　ギプスシーネ固定し，翌日に整形外科医へコンサルト

初期対応のポイント

初期治療・対応

- 投球肘などの陳旧例もあり，新鮮例かどうかわからない場合もあるが，裂離の可能性があれば，救急外来ではギプスシーネ固定を行い，翌日，整形外科医にコンサルトする

- ギプスシーネは，手から上腕までの固定とする
- 尺骨神経障害を合併することがある

入院時指示・対応
- 早期の手術治療予定となり，入院する場合，局所の安静と十分な冷却を行う

患者さんへの説明
- 転位が大きな場合や，神経障害が強い場合，手術治療が必要となる
- 一見，転位がわずかにみえて保存治療をしても，後日，徐々に転位が大きくなることがあり，手術治療の可能性があることを説明する

↳ なぜ，この対応が必要か？
- 尺骨神経は骨折部の近傍を走行しており，骨折部の不安定性で神経障害を惹起することがある．そのためギプスシーネ固定を行う必要がある

↳ その他の注意点
- 稀ではあるが腫脹が強く，コンパートメント症候群を発症する場合がある

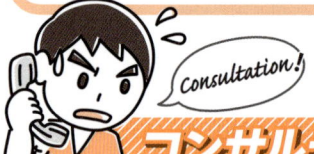

コンサルテーションする？ しない？

↳ コンサルテーションした方がよい場合
- 肘関節に骨片が嵌入して肘関節脱臼位を呈する場合
- 神経・血管障害を認める場合
- 腫脹が著しく，コンパートメント症候群を疑う場合

すぐにコンサルできない場合は？
神経・血管障害が疑われたり，腫脹・疼痛が強い場合は，整形外科医の診察が可能な他院への転送を行う．

↳ 自分で判断してよい場合
- 神経・血管障害がなく，腫脹・疼痛も強くない場合

➕ プラスワンポイント
骨片の動きで尺骨神経障害が経過中に悪化する可能性があるため，神経症状の悪化に注意するように患者さんへ指導しておく．

参考文献

1) 中島英親：上腕骨内側上顆骨折．「肘関節外科の要点と盲点」(金谷文則／編)，pp160-163，文光堂，2011

〈塩田直史〉

第3章　よく出会う上肢疾患への対応　　C　肩関節〜鎖骨

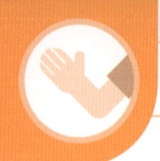

1 肩関節〜鎖骨 総論

Point

- ☑ 鎖骨は近位部，骨幹部，遠位部を意識して診察する
- ☑ 鎖骨遠位端骨折なのか肩鎖関節脱臼なのかを鑑別する
- ☑ 上腕骨頸部骨折は2-part骨折，大小結節骨折を伴えば3または4-part骨折となる．
- ☑ 大結節単独骨折や4-part以上の粉砕骨折もある
- ☑ 肩関節脱臼は骨折を伴っていることがある
- ☑ 循環障害・神経障害を見逃さないように注意する

診療のポイント

肩の痛みを訴える患者さんが来院したらまず，どこが痛いのかを確認し，軽くふれて圧痛点を探す（図1）．いきなり強く押さえてはいけない．明らかに折れているところ，変形のあるところ，腫れているところを押さえるのは拷問以外の何ものでもない．

圧痛点と疑うべき疾患は次の通りである．

> 鎖骨近位部，骨幹部：鎖骨骨折
> 鎖骨遠位部，肩鎖関節：鎖骨遠位端骨折，肩鎖関節脱臼
> 上腕骨近位部：上腕骨頸部骨折，大結節骨折
> 肩甲骨肩峰，烏口突起，肩甲骨体部：それぞれの部位の肩甲骨骨折

X線診断

圧痛点が診断できたらその部位を中心とした撮影法で単純X線検査を行う．鎖骨，肩鎖関節では前後像と頭側斜位像を撮影する．上腕骨近位は肩関節前

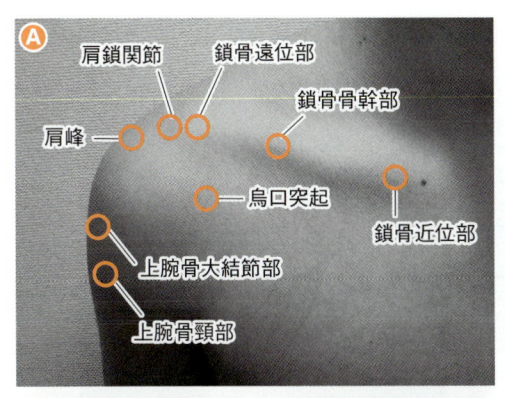

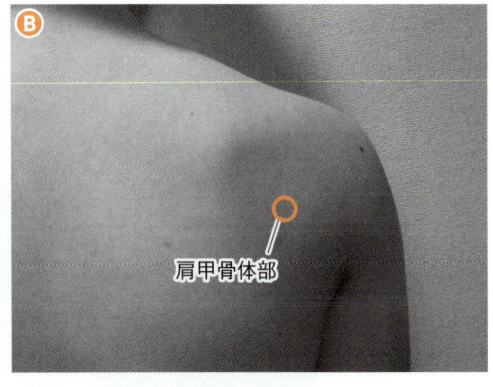

図1 肩関節～鎖骨の圧痛点
A，B) 体表図，C) X線像

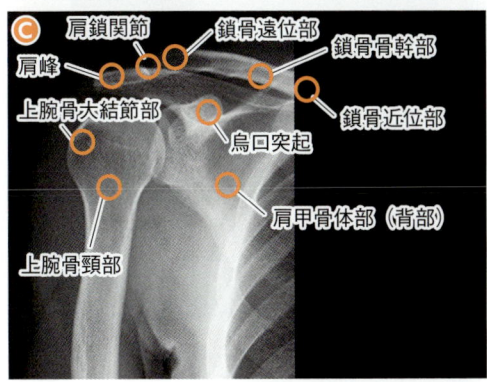

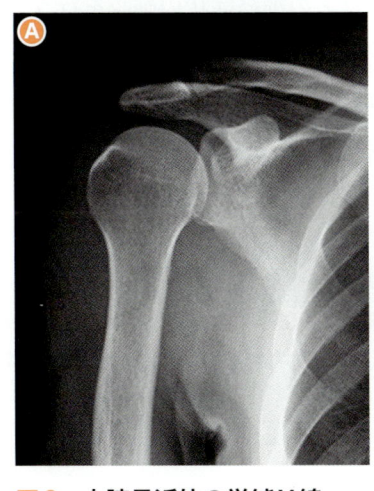

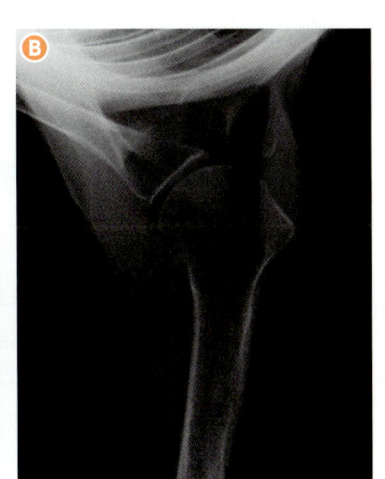

図2 上腕骨近位の単純X線
A) 前後像，B) 軸写像

後像（図2A），scapula Y像（図3）の撮影が基本である．必要に応じて斜位像，肩関節が外転可能であれば軸写像（図2B）の撮影を追加する．肩甲骨

137

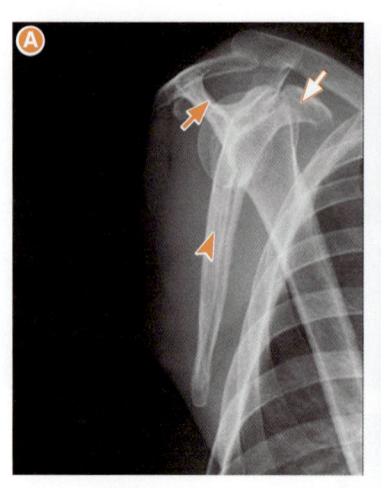

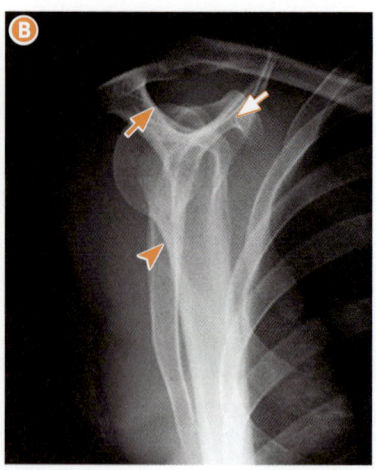

図3　上腕骨近位のscapula Y像
A）上肢拳上位．B）下垂位．肩甲棘（→），烏口突起（⇒），肩甲骨体部（▶）

では肩甲骨前後像，scapula Y像の撮影を行う．

　単純X線像で骨折があるかどうか迷った場合はその部位を押さえて圧痛があるかどうかを確認する．押さえて痛くなければ骨折はまずない．

　上腕動脈，橈尺骨動脈の拍動を触診して循環障害の有無の確認，肩から手指までの運動障害・知覚障害などの神経症状の確認を行う．単純X線像にとらわれて循環障害・神経障害を見逃さないように注意する．

　診断に自信がない場合は絶対に「骨折，脱臼はない」とは言ってはいけない．翌日，整形外科医の診断を受けるように指示する．

> **プラスワンポイント**
>
> 　scapula Y撮影（図3）とは肩甲骨体部面に平行にX線を入射する撮影法である．肩甲棘，烏口突起，肩甲骨体部がY字にみえる．交差点が関節窩で正常では骨頭が重なる．肩甲骨をみる場合は上肢を前方拳上位で，上腕骨をみる場合は上肢を下垂位で撮影する．

〈高田直也〉

第3章　よく出会う上肢疾患への対応　　C　肩関節〜鎖骨

緊急度

2 上腕骨頸部骨折
2-part，3-part，4-part？

この疾患を疑うPoint

keyword…脱臼，高齢者，少年野球選手

受傷機転…転倒で肩を打つ・手をつく

診察と診断

疾患概要

- 上腕骨近位部骨折は全骨折の4〜5％，上腕骨骨折全体の45％を占める
- 80％は保存的に治療できる
- 脱臼に伴うもの，脱臼整復時に起こるものもある
- 小児では骨端線損傷もありうる（図1）．少年野球選手にみられることがある

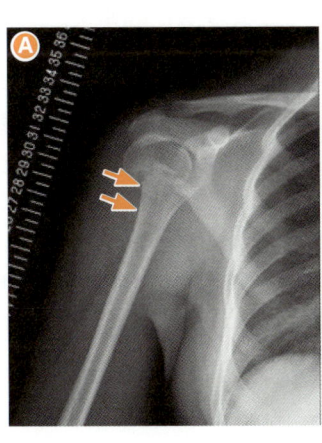

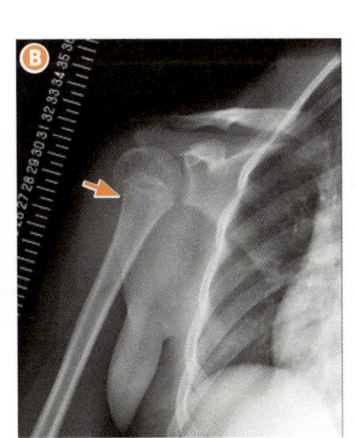

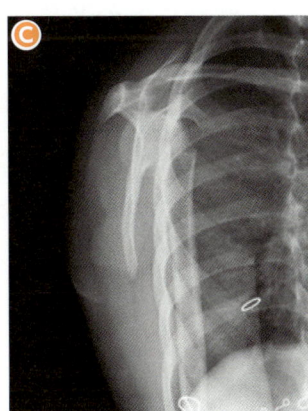

図1　単純X線像（小児骨端線損傷）
A）前後像：骨幹部が内側に変位している．B）斜位像：骨幹部がやや内側に変位している．C）scapula Y像：骨幹部が前方に変位している

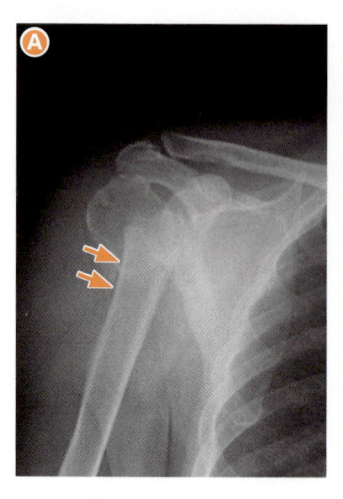

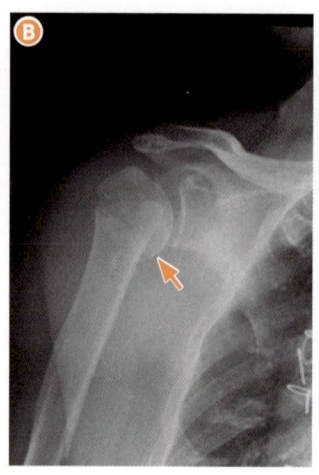

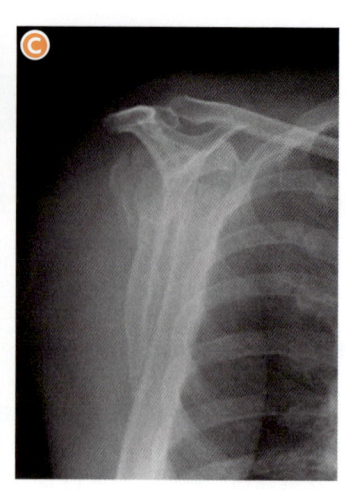

図2 単純X線像（成人症例）
A）前後像：骨幹部が内側に変位している．B）斜位像：上腕骨頭が内反している．C）scapula Y像：骨幹部が前方に変位している

診察のポイント

- 肩の疼痛が強く，挙上不能となる．健側の手で受傷側の腕，肘を支えて来院することが多い
- 転位が高度な場合には神経・血管損傷を合併することがある

> **診察の見逃し回避！**
> 上腕骨近位部は三角筋に囲まれており，変形，腫脹はわかりにくい．

診断に必要なX線撮影と読影

必須 前後像（図2A），斜位像（図2B），scapula Y像（図2C）

- 外転位がとれれば軸写像の撮影をする
- 骨頭が脱臼位にあるかどうかを確認すること

> **画像診断の見逃し回避！**
> 転位の少ない2-part骨折は見逃されやすい．斜位像，scapula Y像，軸斜像など多方向からの確認が必要である．小児では左右差（特に骨端線）を確認するとよい．

初期対応

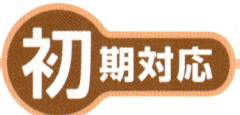

目標 肩が動かないように固定する

↳ **初期対応のポイント**

初期治療・対応
- 骨頭の脱臼，循環障害，神経障害がなければ三角巾固定で上から服を着るか，三角巾とバストバンド固定とする

患者さんへの説明
- 骨折部が動かないように指示する
- 手術が必要かどうか，今後の治療については整形外科医の指示を仰ぐように説明する

↳ **なぜ，この対応が必要か？**
- 骨折部が動くと痛み，血腫，腫脹を助長する
- 神経，血管損傷を起こすこともある

↳ **その他の注意点**
- 肩が動かないように固定した後も再度，循環障害・神経障害がないか確認する

Consultation! コンサルテーションする？しない？

↳ **コンサルテーションした方がよい場合**
- 骨頭の脱臼，循環障害，神経障害がみられたら整形外科医にコンサルテーションする

すぐにコンサルできない場合は？
とにかく肩が動かないように固定して待機する．

↳ **自分で判断してよい場合**
- 骨頭の脱臼，循環障害，神経障害がなければ帰宅させ，翌日に整形外科を受診するように指示する

〈高田直也〉

第3章 よく出会う上肢疾患への対応　　C　肩関節〜鎖骨

緊急度

3 大結節骨折
転位のない骨折もある

この疾患を疑うPoint

🔑 **keyword**… 肩が挙上できない，脱臼

💥 **受傷機転**… 転倒して肩を打った

診察と診断

疾患概要
- 転位のない骨折もある
- 脱臼に伴う骨折がある
- 転位が大きければ手術適応となる

診察のポイント
- 大結節部に限局した疼痛，圧痛がある
- 転位の大きな骨折では上肢挙上ができない
- 転位のわずかな骨折では上肢挙上のある角度で痛みが出る（有痛弧）
- 転位のわずかな骨折では肩峰を上から押さえて肩を他動外転すると痛みが出る（インピンジメントサイン）

診察の見逃し回避！
転位のわずかな骨折は腱板断裂と症状が似ているので注意する．

診断に必要なX線撮影と読影
- 前後像と肩外旋位での撮影が診断に有用である（図1）
- 骨片は若年者では小さく，高齢者では大きい傾向がある

画像診断の見逃し回避！
転位のわずかな骨折は単純X線検査（図2A）ではっきりしないことがあり，CT（図2B）やMRIで診断がつくこともある．
エコー検査でも骨皮質の段差，不連続性を確認できる．

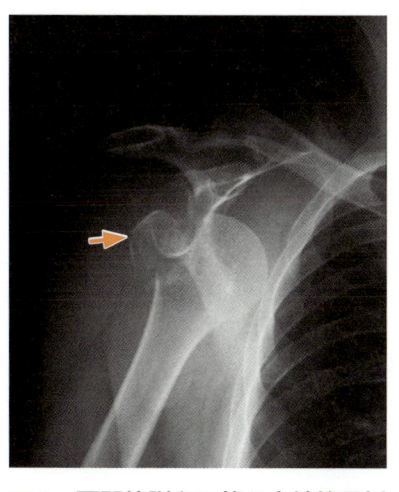

図1 肩関節脱臼に伴う大結節骨折
骨折部を矢印（→）で示す

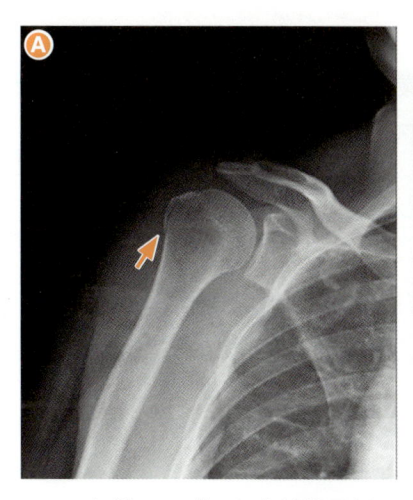

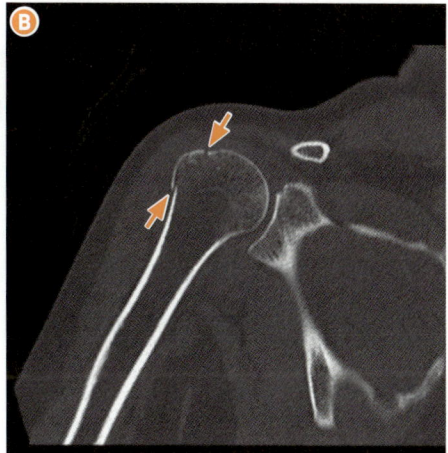

図2 転位のわずかな大結節骨折
A) 単純X線像，B) CT像．骨折部を矢印（→）で示す

初期対応

目標 肩が動かないように固定する

↳ 初期対応のポイント

初期治療・対応
- 脱臼がなければ三角巾固定

患者さんへの説明
- 骨折が確定していれば，翌日整形外科を受診するように指示する
- 骨折がはっきりしない場合は翌日整形外科医の診断を受ける

↳ なぜ，この対応が必要か？
- 骨折部位が動かないように三角布固定とする

コンサルテーションする？しない？

↳ コンサルテーションした方がよい場合
- 脱臼に伴う大結節骨折は整形外科医にコンサルテーションする

すぐにコンサルできない場合は？
> 脱臼がなければ三角巾固定で待機する．

↳ 自分で判断してよい場合
- 脱臼がなければ帰宅させ，翌日整形外科を受診するように指示する

〈高田直也〉

第3章 よく出会う上肢疾患への対応　　C　肩関節〜鎖骨

緊急度

4 肩関節脱臼
脱臼の方向は？

この疾患を疑うPoint

keyword…肩が上がらない，肩がはずれた，肩がずれた

受傷機転…[前方脱臼] 肩関節が外転，伸展，外旋を強制されて生じる
[後方脱臼] 内旋位で手をついて転倒するか肩正面に直達外力が加わって生じる
[垂直脱臼] 肩関節の最大挙上位近くで上腕骨長軸に沿って上方から力が加わって生じる

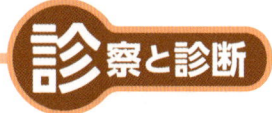

診察と診断

疾患概要
- 肩関節脱臼のうち96％が外傷性，4％が非外傷性である．また，意図的に脱臼させられる随意性脱臼もある
- ほとんどが前方脱臼（95〜98％）である

診察のポイント
- **前方脱臼**（図1，2）：脱臼した骨頭による前下方の膨隆と本来骨頭のあった部分の陥凹を生じる．肩関節軽度外転，屈曲，内旋位をとる
- **後方脱臼**：前方三角筋部の平坦化，烏口突起の突出．下垂位で内転，内旋位をとる．疼痛が強く外転外旋不能
- **垂直脱臼**：腋窩部の骨頭による膨隆．外転位をとり，頭の上で上肢を支えている．やや外転している上肢を他動的に側胸壁につけても手を放すとすぐもとの肢位に戻る（ばね様固定）

診察の見逃し回避！
肩の外観の左右差を確認する．患者さんがどのような肢位をとっているか確認する．初回脱臼かどうか，自己整復できるかを確認することも大切である．

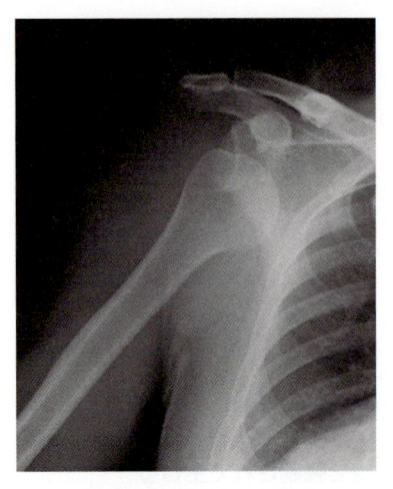

図1 肩関節前方脱臼（骨折なし）

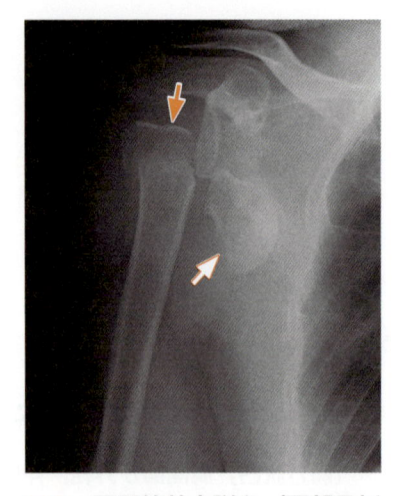

図2 肩関節前方脱臼（頸部骨折合併）
上腕骨頸部骨折（→）を伴い骨頭（⇨）だけが前下方に脱臼している

↳ 診断に必要なX線撮影と読影

- 前後像（図1, 2），scapula Y像の2方向撮影を行う
- CTで脱臼の方向，骨折の合併が診断できる

画像診断の見逃し回避！

後方脱臼は単純X線検査でわかりにくいことがある．大結節骨折，肩甲骨関節窩骨折を合併している場合がある．小児では骨端線離開を伴うことがある．

初期対応

目標 脱臼の整復と肩関節の安静固定

↳ 初期対応のポイント

初期治療・対応

- 早急に整形外科医を呼んで脱臼を整復する
- 整復後は三角巾固定で上から服を着るか，三角巾とバストバンド固定とする

患者さんへの説明
- 手術が必要かどうか，今後の治療については整形外科医の指示を仰ぐように説明する

なぜ，この対応が必要か？
- 脱臼が持続すると疼痛が続き，神経障害・循環障害を助長することがある

その他の注意点
- 前方・垂直脱臼に際して腕神経叢損傷がみられることがある．血管損傷は稀であるが，動脈硬化を有する高齢者でみられることがある．高齢者の脱臼では腱板断裂を合併することがある

コンサルテーションする？しない？

コンサルテーションした方がよい場合
- 必ず整形外科医にコンサルテーションする

自分で判断してよい場合
- 来院時すでに整復されていた場合は三角巾固定で翌日に整形外科を受診するように指示する

すぐにコンサルできない場合は？

Stimson法：鎮痛剤を使用して，ストレッチャーに腹臥位で寝かせて，患側の手に重り（5〜10 kg）をぶら下げて，リラックスさせておく．（肩関節脱臼整復については第2章-5参照）

＋ワンポイント

必要以上の触診は患者さんの疼痛と不安感を増強するのみであり，その後の整復，処置にとってきわめて不利となる．

〈高田直也〉

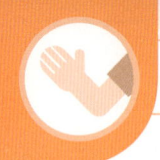

第3章　よく出会う上肢疾患への対応　　C　肩関節〜鎖骨

緊急度

5 鎖骨骨折，鎖骨遠位端骨折
診断は比較的容易

この疾患を疑うPoint

keyword … 鎖骨の変形，分娩時骨折

受傷機転 … 転倒，鎖骨をぶつけた

診察と診断

疾患概要
- 鎖骨骨折は全骨折の5〜10％，肩関節周辺骨折の40％
- 鎖骨骨折のうち80％は中1/3の骨折である

診察のポイント
- 骨折部の疼痛，限局性の腫脹，明瞭な変形がみられる
- 骨幹部骨折の診断は比較的容易である．遠位端骨折は肩鎖関節脱臼との鑑別が必要である
- 乳児，小児の上肢挙上障害では鎖骨骨折も考えること
- 新生児では分娩時骨折として鎖骨骨折がみられることがある

> **診察の見逃し回避！**
> 成人での診断は比較的容易である．新生児，乳児，小児で不確実な場合は両側を比較する．押さえると嫌がったり泣いたりすることが多い．

診断に必要なX線撮影と読影
- **必須** 痛みのある部位を中心に前後像，頭側斜位像（図1，2）の2方向撮影を行う
- 成人では前後像一枚で十分なことが多い

> **画像診断の見逃し回避！**
> 遠位端骨折では立位で両手に重り（3〜5 kg）をぶら下げて（握らない），前後像を撮って比較するとはっきりする場合がある．

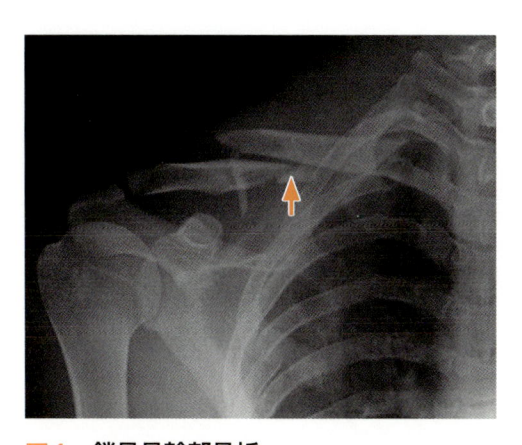

図1　鎖骨骨幹部骨折
骨折部を矢印（→）で示す

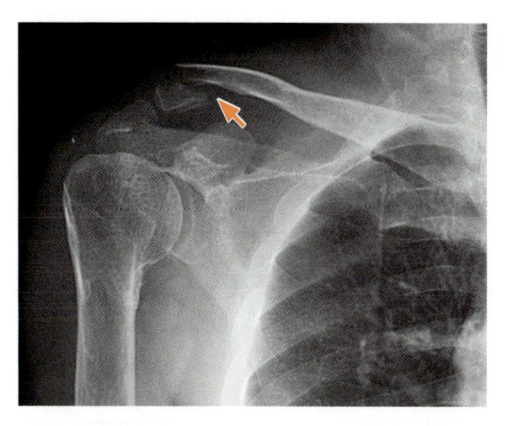

図2　鎖骨遠位端骨折
骨折部を矢印（→）で示す

初期対応

目標　痛みが軽減するように固定する

↳ 初期対応のポイント

初期治療・対応

- 鎖骨バンド（**第2章-2参照**）または8の字包帯（腋窩を圧迫しすぎないように）で固定する
- 遠位端骨折（**図2**）の場合は，鎖骨バンドは効果がない．三角巾・バストバンド固定でよい（**第2章-2参照**）

患者さんへの説明

- 手術が必要かどうか，今後の治療については整形外科医の指示を仰ぐように説明する

↳ なぜ，この対応が必要か？

- 肩甲骨を後ろに引いた位置で鎖骨バンドや8の字包帯固定をすると，鎖骨骨折部が整復位に近づく

その他の注意点

- 鎖骨・肩鎖関節部の変形に目を奪われて，肋骨骨折，肩甲骨骨折などの合併症を見落としてはいけない
- 稀に鎖骨下動静脈損傷，腕神経叢損傷も起こる（第1章-5参照）

コンサルテーションする？しない？

コンサルテーションした方がよい場合

- 開放骨折，上肢の神経障害，循環障害があれば整形外科医にコンサルテーションする
- 骨折端が皮下に突出して開放創になりそうな場合も整形外科医にコンサルテーションする

> **すぐにコンサルできない場合は？**
> 8の字包帯，鎖骨バンド，三角巾固定で待機する．

自分で判断してよい場合

- 開放骨折，上肢の神経障害，循環障害，皮下突出がなければ翌日整形外科を受診するように指示する

〈高田直也〉

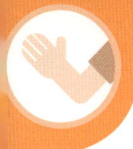

第3章　よく出会う上肢疾患への対応　　C　肩関節〜鎖骨

緊急度

6 肩鎖関節脱臼
Gradeに注意

この疾患を疑うPoint

- **keyword**…鎖骨遠位部の突出
- **受傷機転**…転倒

診察と診断

疾患概要

- 重症度によってGrade 1〜3に分類される
- Grade 1：軽度の腫脹と圧痛のみで変形はない
- Grade 2：鎖骨外側端が肩峰上面よりやや上方にあり，疼痛，圧痛が強い
- Grade 3：鎖骨外側端下面が肩峰上面より上方にある（図1）．鎖骨外側端を

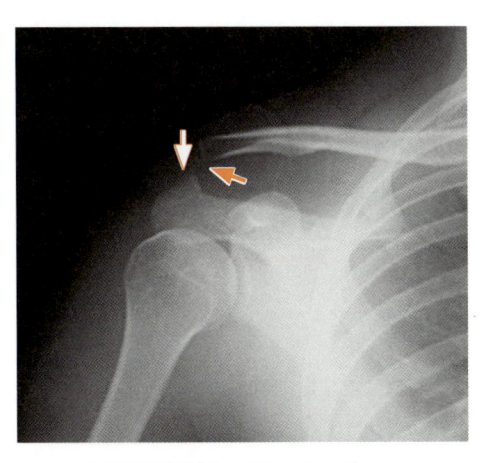

図1　肩鎖関節脱臼（Grade 3）
鎖骨外側端下面（→）が肩峰上面（⇒）より上方にある

151

上方から圧迫すると跳動（piano-key sign）がある

↳ 診察のポイント
- 肩鎖関節の疼痛，圧痛
- 鎖骨遠位部が上方に突出している

> **診察の見逃し回避！**
> 両肩を比べることが大切である．

↳ 診断に必要なX線撮影と読影
- 肩鎖関節前後像と頭側斜位像を撮影する

> **画像診断の見逃し回避！**
> 立位で両手に重り（3〜5 kg）をぶら下げて（握らない），前後像を撮って左右比較するとよい．

初期対応

目標 三角巾固定

↳ 初期対応のポイント

初期治療・対応
- 三角巾固定のみでよい（第2章-2参照）

患者さんへの説明
- 肩鎖関節脱臼があるので，翌日に整形外科を受診してもらう
- 手術が必要かどうか，今後の治療については整形外科医の指示を仰ぐように説明する

↳ なぜ，この対応が必要か？
- 肩を安静にするために三角巾固定とする

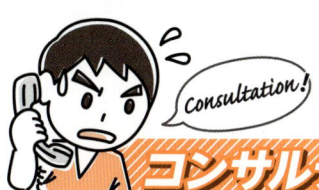

コンサルテーションする？ しない？

↳ コンサルテーションした方がよい場合
- 特になし

↳ 自分で判断してよい場合
- 翌日に整形外科受診でよい

すぐにコンサルできない場合は？
三角巾固定のみでよい．

〈高田直也〉

第3章 よく出会う上肢疾患への対応　　C　肩関節〜鎖骨

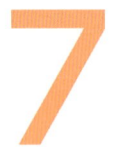

緊急度

7 肩甲骨骨折
合併症に注意！

この疾患を疑うPoint

keyword… 肩甲骨部の疼痛・圧痛，上肢の自動挙上不能

受傷機転… 肩・肩甲骨を打った

診察と診断

↪ 疾患概要
- 肩甲骨骨折は全骨折の0.4〜1％，肩関節周辺骨折の3〜5％
- 体部骨折，頸部骨折，関節窩骨折，肩峰骨折，烏口突起骨折に分けられる
- 肩甲骨骨折の1/2は体部骨折，1/3は頸部骨折である

部位ごとの受傷機転
- 体部・下角骨折は直達外力が多い
- 頸部骨折は転倒して肩を打っての介達外力による場合と前方または後方に加わった直達外力による場合がある
- 関節窩縁骨折は肩関節脱臼時に上腕骨頭からの介達外力で生じる
- 肩峰骨折は直達外力によるものが多いが上腕骨を上方に突き上げる介達外力によっても起こる
- 烏口突起骨折は肩鎖関節脱臼・鎖骨骨折に合併し，筋腱靭帯による裂離骨折，上腕骨頭脱臼に伴う剪断力によっても起こる

↪ 診察のポイント
- 肩甲骨部の疼痛・圧痛
- 体部骨折では腱板の機能が低下してあたかも腱板断裂時のように上肢の自動挙上

診察の見逃し回避！
疼痛，圧痛部位を確かめて，そこを中心に画像検査を行う．

ができなくなる

診断に必要な画像診断

必須　X線：肩甲骨前後像（図1A，2A），scapula Y像（図1B），CT撮影（図2B，C）

- 体部，頸部，関節窩，肩峰，烏口突起，肩甲棘，全ての部位を確認する
- scapula Y撮影：肩甲骨に平行に入射する撮影法．肩甲棘，烏口突起，肩甲骨体部がY字にみえる．交差点が関節窩で正常では骨頭が重なる

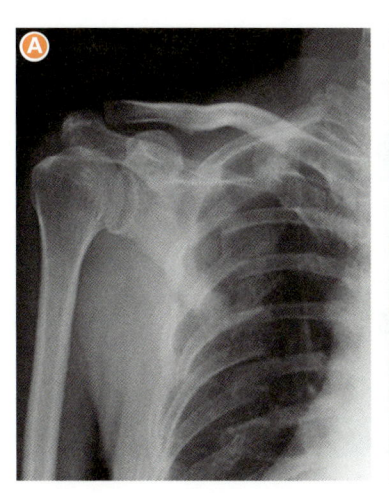

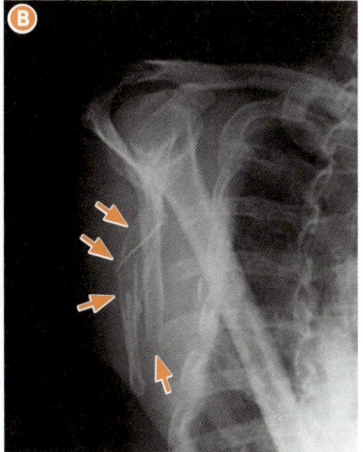

図1　肩甲骨体部骨折の単純X線前後像（A）とscapula Y像（B）
A）体部骨折ははっきりしない．多発肋骨骨折がみられる．B）体部骨折の変位（→）が確認できる

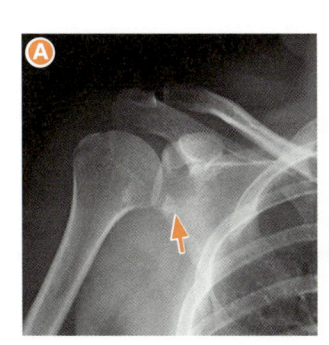

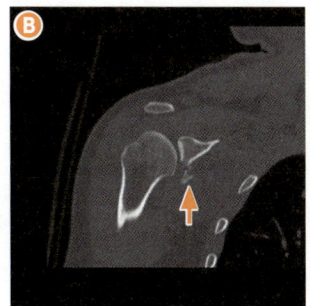

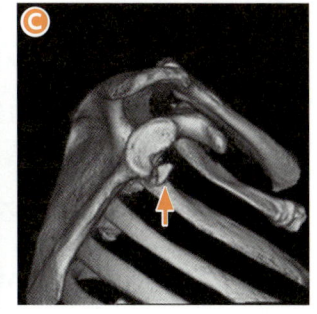

図2　肩甲骨関節窩骨折の単純X線像とCT
骨折部を矢印（→）で示す．A）単純X線像，B）CT像，C）3D-CT像

初期対応

目標 肩甲骨が動かない肢位で固定する

↳ 初期対応のポイント

初期治療・対応
- 三角巾・バストバンド固定を行う

患者さんへの説明
- 手術が必要かどうか，今後の治療については整形外科医の指示を仰ぐように説明する

↳ なぜ，この対応が必要か？
- 肩甲骨が動かない肢位で固定する

↳ その他の注意点
- 多発肋骨骨折，血気胸などの胸部損傷を合併することが多い

コンサルテーションする？ しない？

↳ コンサルテーションした方がよい場合
- 多発肋骨骨折，血気胸などの胸部損傷を合併しているときは整形外科医にコンサルテーションする

すぐにコンサルできない場合は？
三角巾・バストバンド固定で待機する．

↳ 自分で判断してよい場合
- 転位・疼痛の少ない肩甲骨骨折

〈高田直也〉

第 4 章

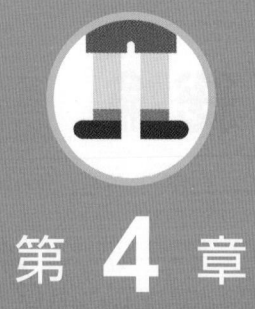

よく出会う下肢疾患への対応

第4章 よく出会う下肢疾患への対応　A 足・足趾

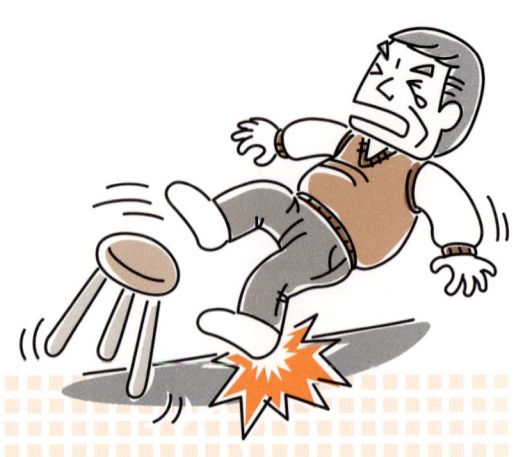

1 足・足趾 総論

Point
- ☑ 視診・触診をしっかり行い所見をとろう
- ☑ すぐに処置や緊急手術が必要な疾患を理解しよう

疾患概要

足部は複雑な構造をしており，踵骨立方骨関節と距骨舟状骨関節をショパール関節と呼び，足根骨中足骨関節をリスフラン関節と呼ぶ．第2中足骨基部は内側と外側の楔状骨にほぞ状に挟まっている（図1）．

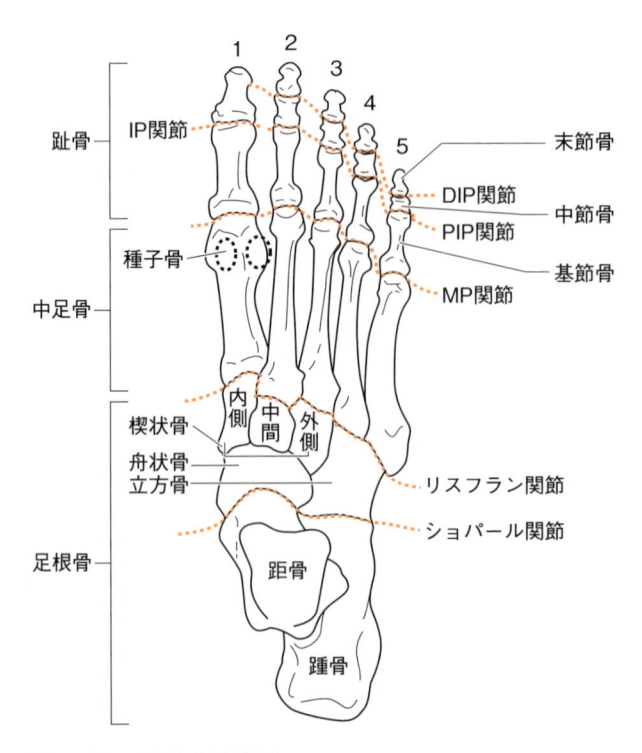

図1 足・足趾の骨格図

関節脱臼・脱臼骨折，開放骨折や血管損傷は緊急での処置・手術が必要になることがほとんどであるが，足部の多くの骨折や腱損傷は準緊急で加療可能なことが多い（図2）．骨折や脱臼などを疑ったら，同部遠位の血流や動脈拍動，知覚，動きなどの確認が必須であることは他部位と同様である．外傷機転は挟圧や圧挫，転落や轢断などが多く，足・足趾部では特に軟部組織が少ないため皮膚・軟部組織のトラブルが少なくない．骨折や脱臼の整復までの間に骨片などの圧迫による皮膚状態悪化などもありえ，皮膚・軟部組織の観察・評価は重要である．また，来院時にはきれいであったが，みるみるうちに水泡形成を認めることもあり，経時的変化の観察も重要である．足部には捻転やストレス骨折などの特徴的な受傷機転もある．

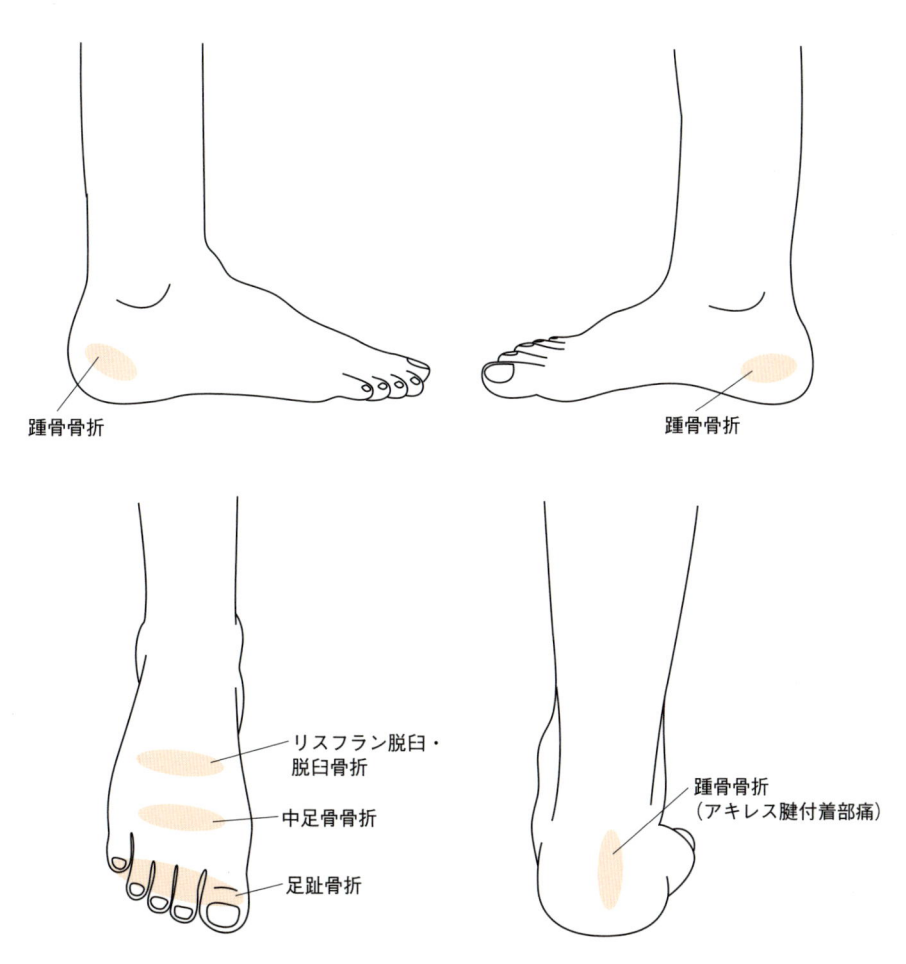

図2　足・足趾の損傷の圧痛点

2 画像診断

　画像は正面像・斜面像を撮ることが多いが，リスフラン関節脱臼（**第4章A-7参照**）などで足背への転位を確認したい場合は足部の側面を撮影する．第5中足骨基部骨折（ゲタ骨折，**第4章A-3参照**）は正面像・斜面像では骨折線が確認できなくても，側面で確認できることもある．踵骨骨折（**第4章A-5参照**）は後距踵関節が確認できるアントンセン撮影も重要であるが，軸射撮影が骨折診断に役立つことがある．

　単純X線写真で診断がつけにくい場合はCTの適応である．現在は撮影後3方向含めさまざまな角度から確認でき，3D-CTが診断に有用なこともある．

> **プラスワンポイント**
>
> 　他部位と同様骨折の可能性についての説明と，オーバーであってもソフトシーネやアルフェンスシーネなどでの外固定や免荷の指示を行うとよい．次回受診までの冷却や患肢挙上についても説明した方がよい．湿布交換時に表皮剥離や皮膚を痛める可能性があるため骨折部の冷却に湿布の使用はあまりおすすめしない．氷枕や冷却ジェルの使用がよい．

〈鈴木浩之〉

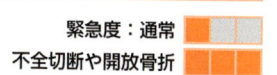

第4章 よく出会う下肢疾患への対応　A　足・足趾

緊急度：通常
不全切断や開放骨折

2 足趾骨折
保存加療はバディ固定が有用

この疾患を疑うPoint

keyword… 疼痛，圧痛，腫脹，皮下出血

受傷機転… 労働災害，交通事故，重量物を足に落とした，タンスや柱にぶつけた

診察と診断

疾患概要
- 1〜5趾における基節骨から遠位（基節骨，中節骨，末節骨）の骨折である．労働災害，交通事故などの受傷機転からこの疾患を疑う

診察のポイント
- 疼痛，圧痛，腫脹，皮下出血は重要な所見である．爪下血腫も見逃さないようにしたい．創がある場合は画像所見と骨折部が一致するか確認が必要である

診察の見逃し回避！
1趾は中節骨がないこと，5趾は中節骨と末節骨が癒合していることが多いことを知っておくと診断の手助けになる．3，4趾も中節骨と末節骨が癒合していることがある．画像での骨癒合部と骨折線の鑑別は難しい．

診断に必要なX線撮影と読影
必須　正面像・斜面像
- 骨幹部だけではなく，関節面の剥離骨折なども注意深く観察するとよい

画像診断の見逃し回避！
正確な側面像が撮影しにくいため診断が困難な場合がある．CTの適応でもあるが，2方向や通常よりも刺入角を変えたX線斜位像で転位を評価することもできる．

初期対応

目標 外固定を行い後日整形外科を受診するよう指導する

↳ 初期対応のポイント

初期治療・対応
- 閉鎖性骨折の場合は保存的加療が多い．隣接趾と軽くテープなどで固定し（バディ固定），後日整形外科の受診が望ましい
- バディ固定の上からさらにシーネなどで固定してもよい

入院時指示・対応
- **不全切断**や**開放骨折**などで緊急手術になる以外は入院になることは少ない

患者さんへの説明
- 整復や手術は緊急で行う必要はなく，後日整形外科医の判断により透視下に整復，固定や転位によっては手術を選択することもある

↳ なぜ，この対応が必要か？
- 足趾の骨折では軟部組織損傷がなければ踵歩行で帰宅可能であるため翌日に整形外科を受診する

↳ その他の注意点
- 今後腫脹が増悪することが考えられるので，患肢挙上と可能であれば冷却を指示する

コンサルテーションする？ しない？

↳ コンサルテーションした方がよい場合
- 開放骨折，不全切断を疑う場合は必ず連絡が必要である．末梢の血流・知覚などの確認が必須で，整形外科医へのコンサルト時にも重要な所見である

すぐにコンサルできない場合は？
血流障害を疑う場合は緊急で処置や手術可能な施設への搬送を考える．

↳ 自分で判断してよい場合

- 閉鎖性骨折のほとんどは自分での判断で問題ない

> **➕ワンポイント**
> - 踵部に外傷がなければ踵部に荷重し歩行可能である
> - 足趾脱臼では圧迫された皮膚の虚血が問題となり，長時間脱臼位で放置されれば皮膚壊死のリスクがある
> - 足趾脱臼は基本的に軸方向に牽引すれば整復される．粗暴な整復操作は二次的骨折のリスクがあるため注意

〈鈴木浩之〉

第4章　よく出会う下肢疾患への対応　A　足・足趾

緊急度

3 第5中足骨基部骨折（ゲタ骨折）

見逃しがありえる．手術適応になることもあり，注意深い診断が必要である

この疾患を疑うPoint

- **keyword**…スポーツ，捻挫
- **受傷機転**…足部をひねった

診察と診断

疾患概要

- 足の底屈を伴った内反損傷で受傷し，短腓骨筋腱もしくは足底外側筋膜により裂離骨折を起こす
- 第5中足骨近位部の裂離骨折を**偽Jones骨折**（図1）と呼び，第5中足骨近位の骨幹・骨幹端移行部の骨折を**Jones骨折**と呼ぶ

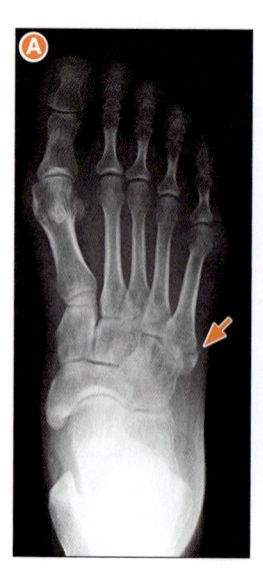

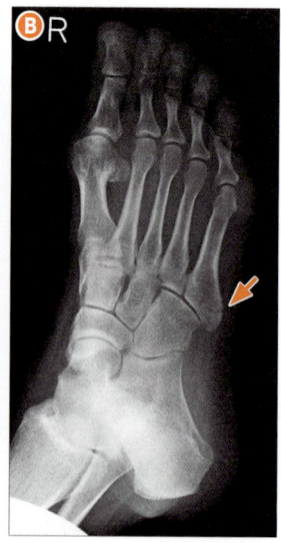

図1　第5中足骨基部骨折（ゲタ骨折）
偽Jones骨折．A）正面像，B）斜位像．裂離（→）を認める

↪ 診察のポイント

- 骨折部に一致した疼痛・圧痛が比較的明瞭に確認できることが多い

> **診察の見逃し回避！**
> 骨折部の圧痛が確認しやすく，画像との整合が必要である．

↪ 診断に必要なX線撮影と読影

必須 足部正面・側面・斜位像

- 2方向のX線では診断がつかないことがある．他方向での撮影や後日再検査なども考えたい
- 正面像（図1A），斜位像（図1B）2方向では骨折線の確認ができなくても，側面像で確認できることがある．注意深い読影が必要である

> **画像診断の見逃し回避！**
> 診断が困難な場合はやはりCTが有用になる．

初期対応

目標 骨折部の安静，シーネなどによる外固定

↪ 初期対応のポイント

初期治療・対応

- 足関節・足趾を含み下腿～足趾のシーネ固定を行う．患肢挙上・骨折部の冷却を指示する．踵と母趾側で荷重歩行はできるが，荷重は極力しないよう伝える

入院時指示・対応

- 入院の必要なし

患者さんへの説明

- 後日整形外科医の判断により保存的加療もしくは手術的加療を考慮することを説明する

↪ なぜ，この対応が必要か？

- 裂離骨折は足関節の可動や歩行などにより骨折部の転位増悪が考えられる．

しっかりとした外固定が必要である

コンサルテーションする？しない？

↪ コンサルテーションした方がよい場合
- 緊急性はなく，必要ない

↪ 自分で判断してよい場合
- 自分の判断でよい

> **➕プラスワンポイント**
>
> 転位が大きい場合は手術となるが，TBW法や中空スクリューなどによる内固定術が選択されることが多い．
> **TBW法**：tension band wiring といって針金で骨片を圧着させる手術法である．

〈鈴木浩之〉

第4章　よく出会う下肢疾患への対応　　A　足・足趾

緊急度

4 中足骨骨折
ほとんどは保存的加療を選択

この疾患を疑うPoint

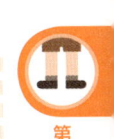

- **keyword**… 足部の腫脹
- **受傷機転**… 転落，挟圧，直達外力（重量物を落としたなど），捻転

診察と診断

↳ 疾患概要
- 受傷機転により特徴的な骨折部位がある

↳ 診察のポイント
- 足背の腫脹が軽度であれば圧痛部位を確認できるが，理学的所見はとりにくい．画像所見との整合が重要である

↳ 診断に必要なX線撮影と読影
- **必須** 正面像（図1）・側面像・斜面像と3方向の撮影が望ましい
- 前後方向への転位は正面では確認できないことがある
- 骨長の短縮を健側と比較することもよい

画像診断の見逃し回避！
骨軸に沿って血管溝が確認できることがある．骨折線と見間違えないための鑑別にはCTが重要である．

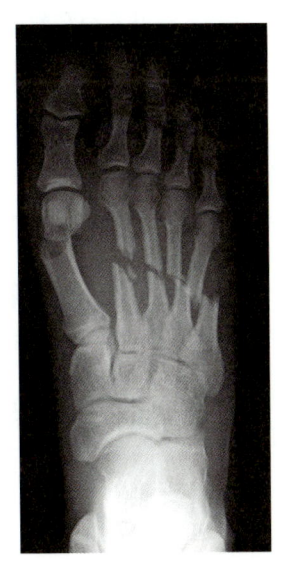

図1　中足骨骨折

初期対応

> **目標** 閉鎖性であれば緊急性は低い．腫脹の軽減が重要になる

↳ 初期対応のポイント

初期治療・対応

- 転位のない骨折であれば保存的加療でよいが，長さ・回旋・足部のアーチを考え，ワイヤーやプレートでの手術的療法を考慮する．ワイヤーは遠位骨頭底側から刺入することが多い．プレートは足背からのアプローチが多いが皮膚・軟部組織に注意が必要である．特に転位のある第1・第5中足骨ではほかの中足骨の安定も考え，手術的療法を選択することもある
- 外固定，患肢挙上・冷却が重要である
- 外固定は多発骨折の場合に下腿〜足の固定を行う
- 単独骨折であれば踵歩行で帰宅可能である

入院時指示・対応

- 開放骨折か血管損傷がなければ入院の必要はない
- 皮膚の腫脹・水泡など皮膚の状態，また足部のコンパートメント症候群もありえるため疼痛にも注意が必要である

患者さんへの説明

- 整形外科医の判断により保存的加療もしくは手術的加療を考慮する．アライメントが悪い場合や中足骨の多発性骨折など不安定性を認める場合は手術的加療の可能性がある

↳ なぜ，この対応が必要か？

- 後日手術の可能性があり，腫脹軽減が重要となる

↳ その他の注意点

- 開放骨折や血管損傷がある場合には整形外科へコンサルト

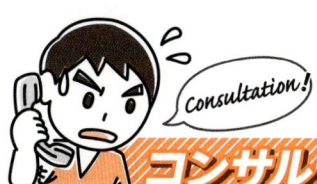

コンサルテーションする？しない？

↳ コンサルテーションした方がよい場合
- 皮膚の高度の腫脹・水泡形成や開放骨折・血管損傷ではコンサルトが必要である

↳ 自分で判断してよい場合
- 転位が軽度な場合は自分で判断してよい

> **すぐにコンサルできない場合は？**
> 皮膚状態の悪化や疼痛について説明し，シーネなどの外固定を行う．開放骨折では十分に洗浄し抗菌薬を点滴しておく（第1章-1，↳ 開放骨折の処置を参照）．

➕ プラスワンポイント

種子骨骨折

母趾中足骨遠位には必ず2個の種子骨がある．ストレス骨折や外傷で起こることが多い．内側により荷重がかかるため，内側種子骨の骨折が多い．分裂種子骨，陳旧例との鑑別が大切であるが，往々にして困難である．保存的加療が選択されることが多いが，疼痛が残る場合は切除も考える．切除時は短母趾屈筋の修復が必要となる．

〈鈴木浩之〉

第4章　よく出会う下肢疾患への対応　　A　足・足趾

緊急度：通常
アキレス腱付着部骨折

5 踵骨骨折

緊急処置が必要ないと思われがちであるが，なかには緊急処置を必要とする病態がある

この疾患を疑うPoint

keyword… 疼痛，腫脹

受傷機転… 労働災害，転落

診察と診断

疾患概要

- 足部の骨折で最も多い．転落や交通事故など高エネルギー外傷が多く，合併損傷も多い．疼痛の残存や整復不良などにより術後成績は現在でもあまりよくない．タン型とデプレッション型がある（図1）
- **タン型（舌状型）**：後距踵関節面の骨片が後方で一塊となり関節面が転位し

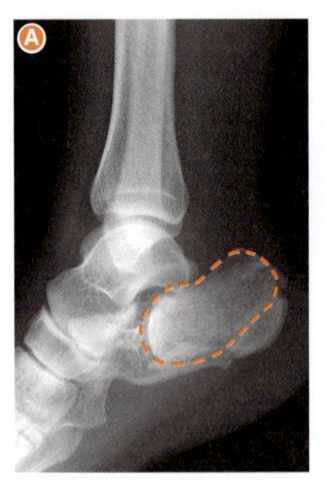

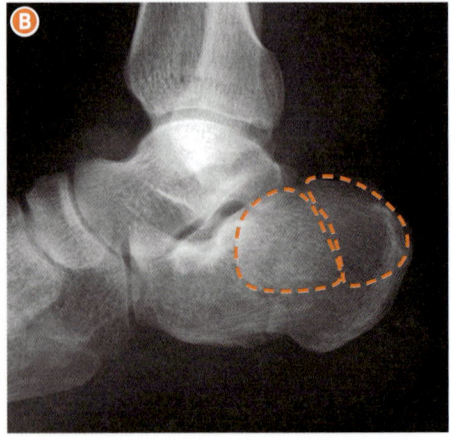

図1　踵骨骨折
A）タン型．アキレス腱付着部を含む大骨片を認める．B）デプレッション型．距骨に圧迫され踵骨関節面が陥没する

ているもの
- **デプレッション型（関節陥没型）**：後距踵関節面の骨片が後方で一塊となっておらず，関節面骨折が落ち込んでいるもの

↳ 診察のポイント

- 受傷機転と疼痛，腫脹が重要である．**受傷後すぐに腫脹が出てくることが多く，受診時には腫脹が強いことが多い**

> **診察の見逃し回避！**
> しっかりとした理学的所見をとることが重要である．

↳ 診断に必要なX線撮影と読影

必須 側面像

- X線側面像でのベーラー角（図2）の低下は後方関節面の圧潰を意味する．健側と比較するとよい
- アントンセン撮影（足部外側にフィルムを置いて，足部40°外旋，20°頭側より入射）では後距踵関節が観察でき，軸写では外側膨隆が確認できる
- 骨折線の確認，関節面の転位などに注意する

> **画像診断の見逃し回避！**
> 理学的所見があるがX線で骨折線がはっきりしない場合はCTが必要である．CTは仰臥位で踵を床につけて撮影すると読影しにくいので，膝を立て足底全体を床につけて3方向を撮影するとわかりやすい．

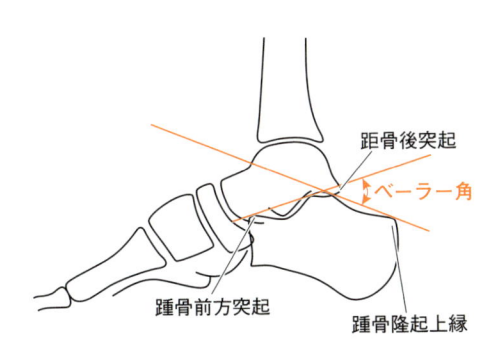

図2　ベーラー角
前方突起の頂部と後方関節面の頂部を結んだ線と後方関節面の頂部と後方アキレス腱付着部の頂部を結んだ線の角度．正常は25〜40°

初期対応

目標 RICEを確実に行い腫脹を軽減する

↳ 初期対応のポイント

初期治療・対応
- 観血的骨接合術は水泡の上皮化や腫脹が軽減してから行うことが多いため待機的手術になることが多い
- 腫脹の軽減が一番の目的であり，患肢挙上，外固定の指示が必須である．場合によっては外固定よりも冷却を優先する
- 外固定はタン型骨折では尖足位が望ましい

入院時指示・対応
- 緊急手術・手術的療法以外は入院になることは少ない．自宅での加療が困難な場合は入院加療となる

患者さんへの説明
- 整形外科医の判断により保存的加療もしくは手術的加療を考慮し，緊急での処置の必要性がありうることを説明する

↳ なぜ，この対応が必要か？
- 腫脹が高度になったり水泡形成が起こると手術までの待機期間が長くなるため，患肢挙上，患部冷却が必要になる

↳ その他の注意点
- アキレス腱付着部の裂離骨折で転位がある場合は皮膚や軟部組織に乏しいため，翌日以降の処置では皮膚壊死などが考えられる
- 高エネルギー外傷が多いので，両側の踵骨骨折や腰椎の圧迫骨折，下腿の合併損傷がみられることがある

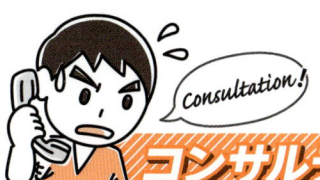

コンサルテーションする？しない？

↳ コンサルテーションした方がよい場合
- 非観血的整復術を腫脹が高度になる前に行う必要がある場合
- **アキレス腱付着部骨折**では骨片が皮膚を圧迫し皮膚壊死になることがあるのでこれも早急に整形外科医へのコンサルトが必要である

> **すぐにコンサルできない場合は？**
> 患部を十分に挙上し，少しでも腫脹を防ぎ，皮膚状態が心配な場合は緊急手術可能な病院への紹介を考慮する．

↳ 自分で判断してよい場合
- 転位が軽度で腫脹が少ない場合は自分で判断してよい

> **プラスワンポイント**
> 非観血的に徒手的整復術（大本法）を行う場合がある．腫脹が高度であったり水泡ができた後では施行が困難になるため早急にコンサルトが必要になることがある．施設によって方針が違うため確認しておくとよい．

〈鈴木浩之〉

第4章 よく出会う下肢疾患への対応　A　足・足趾

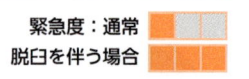

緊急度：通常
脱臼を伴う場合

6 距骨骨折
診断・治療は非常に難しい

この疾患を疑うPoint

- keyword… 自発痛，荷重時痛
- 受傷機転… 転落，交通事故

診察と診断

疾患概要
- 距骨骨折は足部の骨折で踵骨骨折に次いで頻度が高いが，比較的稀である
- 自動車事故や転落で起こることが多く，足関節が過背屈して起こる

診察のポイント
- 圧痛の所見がとりにくく，理学的所見から診断は困難である

診察の見逃し回避！
画像所見との整合が重要である．

診断に必要なX線撮影と読影
- **必須** 足関節・足部の側面像，特にCTが有用
- 側面でのX線，CTの注意深い観察が重要となる

画像診断の見逃し回避！
稀であり，自発痛や荷重時痛がある場合この疾患を念頭において読影する．

初期対応

目標 脱臼がなければ外固定を施行する

↳ 初期対応のポイント

初期治療・対応
- 転位が大きく，非観血的に整復できない場合は緊急手術の適応となる．脱臼に伴う骨折も緊急手術の適応となる
- 転位が少ない場合は保存的加療となることが多い．RICEを行いつつ下腿〜足までをシーネまたはオルソグラスで固定し免荷松葉杖とする

入院時指示・対応
- 緊急手術，手術的療法以外は入院になることは少ない．自宅での加療が困難な場合は入院加療となる

患者さんへの説明
- 転位が大きい場合は透視下に整復を行うことが多い．脱臼に伴う骨折も緊急手術の適応となる

↳ なぜ，この対応が必要か？
- 血流があまりよい骨ではなく，早急に整復を行い血流を再開することが骨壊死の合併症リスクを下げる可能性が高い

↳ その他の注意点
- 内果，踵骨，立方骨など他部位の骨折を伴うこともある

Consultation! コンサルテーションする？しない？

↳ コンサルテーションした方がよい場合
- 転位が大きい場合は透視下に整復を行うことが多く，整形外科医へコンサルテー

すぐにコンサルできない場合は？
脱臼を伴う場合は緊急での手術が可能な病院への転院を考慮する．

ションする
- 脱臼に伴う骨折も緊急手術の適応となるため，整形外科医へコンサルテーションする．透視下に脱臼が整復でき，安定していれば待機的に手術を行うこともある

↳ 自分で判断してよい場合
- 転位が軽度な場合は初期治療にあるように RICE と固定・免荷松葉杖とする

> **➕ プラスワンポイント**
>
> 骨壊死が最も危惧される合併症である．変形治癒を起こすと，変形性関節症の原因となる．

〈鈴木浩之〉

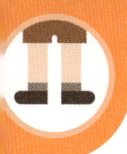

第4章 よく出会う下肢疾患への対応　A 足・足趾

緊急度

7 ショパール関節脱臼, リスフラン関節脱臼

緊急での処置や手術が必要!

この疾患を疑うPoint

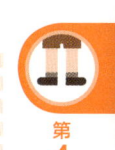

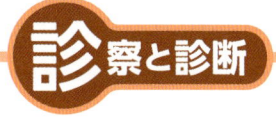

- **keyword**… 高度な腫脹
- **受傷機転**… 転落, 労働災害, 交通事故

診察と診断

疾患概要

- **ショパール関節脱臼**：踵立方関節と距舟関節からなるショパール関節の脱臼は比較的少ない
- **リスフラン関節脱臼（図1）**：足根骨と中足骨の関節全体をリスフラン関節と

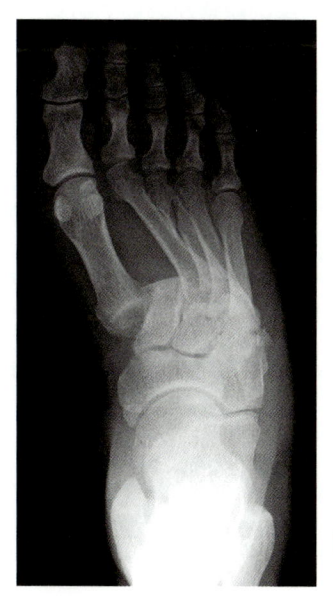

図1 リスフラン関節脱臼
第1〜5趾すべてに脱臼を認める

いう．前後面で第2中足骨基部は内側と外側の楔状骨に挟まれており，診断と整復の目印になる（第4章A-1図1参照）

診察のポイント

- 比較的診断は難しい．受診時は腫脹が高度な場合が多く，理学的所見がとりにくい．中足骨基部の背側への転位，第5中足骨基部の外側への転位が診断の助けとなることがある

> **診察の見逃し回避！**
> 足背や外側への骨膨隆を確認することが重要である．

診断に必要なX線撮影と読影

必須 足部正面像・側面像

- 健側と比較することが望ましい

> **画像診断の見逃し回避！**
> X線では立体的な転位を把握することが困難なことが多く，CTや3D-CTが診断の助けになることがある．

初期対応

目標 明らかな脱臼は早期に整復や緊急手術になることが多い．特に足背は軟部組織に乏しく，注意深い観察が必要である

初期対応のポイント

初期治療・対応

- 明らかな脱臼は緊急での整復や手術になることが多い．RICEと下腿～足の固定，免荷・松葉杖とする

入院時指示・対応

- 患肢挙上・冷却・トイレ時免荷車イス・松葉杖可とする

患者さんへの説明

- 脱臼を起こしており，緊急での整復や手術になることが多いことを説明する

なぜ，この対応が必要か？

- 脱臼による皮膚の圧迫は，血行障害から皮膚壊死の原因となる
- 脱臼のままや不安定な状況では腫脹が増悪し，整復に難渋することがある．早期に対応する必要がある

コンサルテーションする？しない？

コンサルテーションした方がよい場合

- 緊急での整復や手術になることが多く，早急にコンサルトが必要である

すぐにコンサルできない場合は？
脱臼を伴う場合は緊急での手術が可能な病院への転院を考慮する．

自分で判断してよい場合

- X線上，左右差がなく明らかな脱臼がみられない，もしくはごく軽度の転位のみであれば初期治療を行い，翌日に整形外科受診とする

> **＋ワンポイント**
>
> **足舟状骨骨折**
>
> ショパール関節の一部である舟状骨骨折が単独で起こることは稀であり，ほかの合併損傷を考えなくてはいけない．小骨片は摘出することもあるが，転位のある大骨片は内固定の適応である．閉鎖性であれば緊急性はない．

〈鈴木浩之〉

第4章　よく出会う下肢疾患への対応　　B　足関節

1 足関節 総論

Point
- ☑ 脱臼・脱臼骨折は緊急での処置・手術が必要になる．緊急性を理解する
- ☑ 脛骨天蓋骨折も緊急での処置や創外固定などの緊急手術が必要になることがある

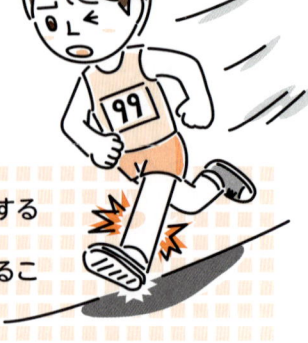

足関節の構造（図1）

　足関節は複雑な蝶番関節で，脛骨・腓骨・距骨からなる．脛骨遠位関節面は脛骨天蓋とも呼ばれ，前後・左右でドーム状になっており，内側・外側の果部と足関節面を形成し距骨がはまり込む．

　内側は内果を付着部とする三角靱帯があり，外側は腓骨遠位に3本の側副靱帯がある．前脛腓靱帯は脛骨と腓骨の安定性に寄与している．

　腓骨遠位は通常脛骨内果遠位より長いことが多く，捻挫時に内側へひねることが多い原因とも考えられている．

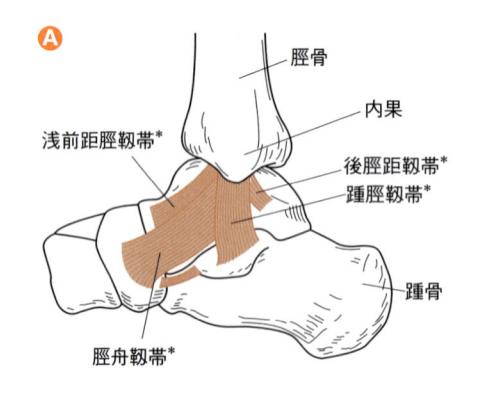

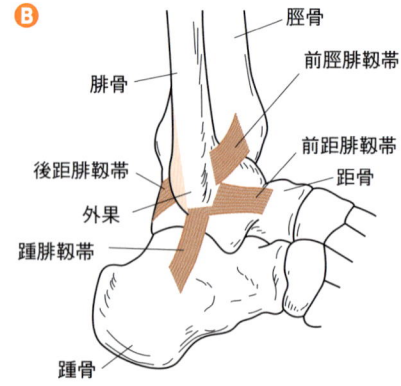

図1　足関節解剖図
A）内側．B）外側．＊三角靱帯

2 足関節の処置

　下腿全体で軟部組織に乏しいが，特に脛骨遠位部や足関節周囲は軟部組織が少なく，軟部組織の扱いには注意を要する．**腫脹や皮下出血，骨折部以外の圧痛部を必ずチェックする**ことも重要である（図2）．靱帯損傷の有無から受傷メカニズムが想像でき，整復や手術療法の助けとなる．

　最近では足関節周囲骨折に対し早期に創外固定を設置し腫脹の消退を待って最終的な内固定を行う2ステージでの治療もみられる．脱臼整復後も不安定性が残る場合も創外固定の適応となる．

　軟部組織の愛護的な扱いが重要となるため初療時から軟部組織の保護を念頭におくことが重要になる．閉鎖性の脱臼や脱臼骨折では血管損傷や腱損傷は稀である．**ほとんどの脱臼や脱臼骨折は遠位軸方向へ牽引すれば容易に整**

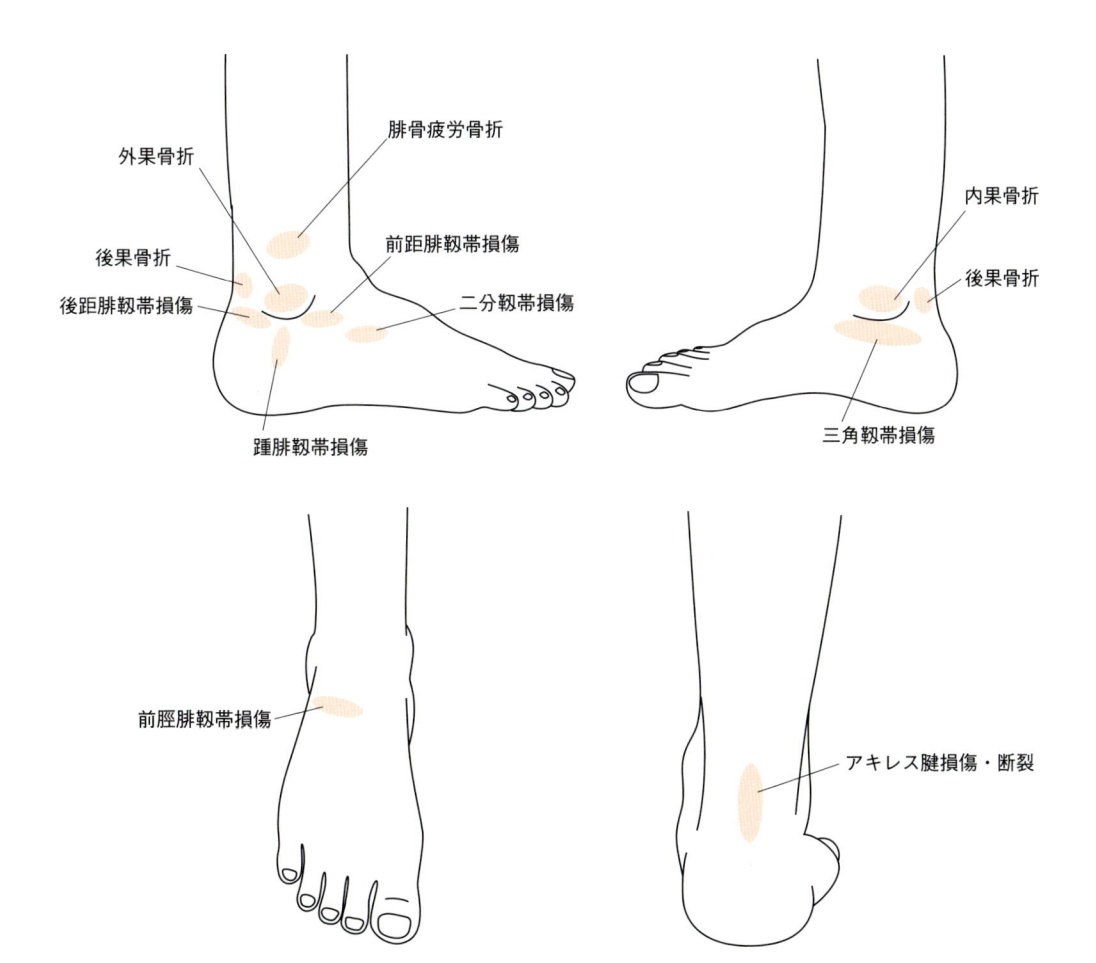

図2　足関節の損傷の圧痛点

復できるが，腓骨骨折近位部が脛骨の後方にはまり込みロッキングを起こすBosworth型脱臼骨折が稀にみられる．無麻酔で容易に整復できない場合は無理をせず整形外科医にコンサルトする．緊急手術になることが多い．

> **➕ワンポイント**
>
> 　脱臼などを早期に整復しないと腫脹が高度になったり血管・神経症状を起こす可能性もある．まずは整復してからCTなどの精査も考慮したい．
> 　ただし，開放脱臼・開放脱臼骨折では現状の写真を残しておき，整復は行わず十分に洗浄しつつ整形外科医の到着を待つこと．

〈鈴木浩之〉

第4章 よく出会う下肢疾患への対応　　B　足関節

緊急度

2 外果骨折，内果骨折，後果骨折

頻度の高い骨折．1方向の画像では診断がつかないこともあり，慎重な読影が必要

この疾患を疑うPoint

- **keyword**… 捻挫様の腫脹・皮下出血
- **受傷機転**… 捻挫，スポーツ外傷，軽微な外傷でも起こりえる

診察と診断

疾患概要

- 足関節を構成する腓骨・脛骨の骨折である
- 外果は腓骨の遠位部であり，内果は脛骨の遠位内後方，後果は脛骨遠位部である
- 靱帯付着部の剥離骨折もみられることがある
- 脛骨と腓骨は近位から遠位まで骨幹膜で結合しており，さらに足関節の内外側にある側副靱帯で安定化している．これらの靱帯のメカニズムと受傷機転，受傷時の足の位置や方向，エネルギーの大きさ，年齢や体重，骨質などによりさまざまな外傷が起こりうる

診察のポイント

- 腫脹・皮下出血などは捻挫と見分けがつかないこともあるが内果・外果骨折は理学的所見がとりやすい部位であり捻挫とは圧痛点が違うことが多い

診察の見逃し回避！
- 前脛腓靱帯の疼痛・圧痛は足関節不安定性の指標になり，診断の助けになる（第4章B-1図2）．必ず触診するよう心がける
- 骨折部位と反対側の靱帯損傷を合併していることが多い．肉眼的所見や理学的所見を必ずとるように心がける

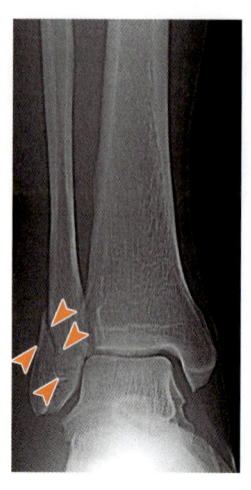

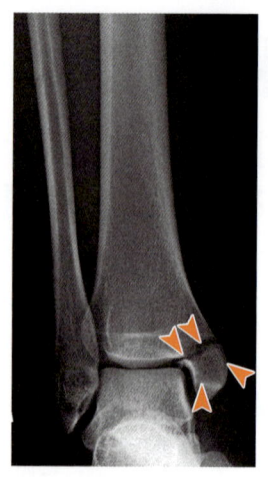

図1 外果骨折　　　　　図2 内果骨折

↪ 診断に必要なX線撮影と読影

必須　足関節の正面像（図1, 2），側面像は必須

- 理学的所見と画像が一致しない場合は2方向斜面像の追加や3方向のCTが診断の助けになる
- 腓骨遠位の斜骨折が多くみられる．正面では確認できないこともあり，側面像をしっかり読影する
- 後踝骨折はX線側面像で関節面の転位や脛骨後方の皮質を観察すると診断しやすい

画像診断の見逃し回避！
- 剥離骨折など小骨片の確認にはCT-MPR（3方向CT）が有用である
- 足関節の骨折のみに目を奪われていると，腓骨近位部の骨折を見逃すことがあり，足関節の骨折をみた場合は膝関節〜足関節までX線をチェックした方がよい

初期対応

目標　脱臼を伴わない閉鎖骨折の場合は緊急での処置が必要でない場合が多く，外固定を行い，後日整形外科医への受診を指示する．今後腫脹が増悪することが考えられるので，患肢挙上と可能であれば冷却を指示する

初期対応のポイント

初期治療・対応
- 下腿遠位から足部までの外固定を行う．免荷・松葉杖・患肢挙上・冷却を指示する

入院時指示・対応
- 転位が大きい場合には入院として，患肢挙上・冷却・免荷・松葉杖トイレ可とする

患者さんへの説明
- 関節内骨折のことが多く，精査の後で手術になることもある

なぜ，この対応が必要か？
- 腫脹が高度になったり水泡形成が起こると手術までの待機期間が長くなるため患肢挙上・患部冷却が必要になる

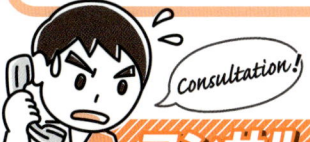

コンサルテーションする？しない？

コンサルテーションした方がよい場合
- 脱臼を伴う場合は緊急での整復や手術が必要になることもあり，必須である

すぐにコンサルできない場合は？
脱臼を伴う場合は早急に対応可能な施設に搬送する．

自分で判断してよい場合
- 転位が軽度の場合は初期治療に準じて帰宅し，翌日に整形外科受診とする

プラスワンポイント
- 前距腓靱帯付着部の腓骨前方裂離骨折をWagstaffe-Le Forte骨折（ワグスタッフ　ル フォーテ），脛骨外側の裂離骨折をTillaux-Chaput骨折（チロー シャプー）という．大きな骨片はX線でも確認できることがある．後果の骨折の有無や大きさ・転位をみるためCT-MPR（3方向CT）が必要になることが多い
- 足関節の脱臼の多くは骨折を伴う脱臼であり，骨接合術が必要になることが多い．明らかな脱臼は画像検査の前に脱臼整復を行ってもよい．骨折が伴わない脱臼では高度な靱帯損傷や関節包の断裂などが考えられる

〈鈴木浩之〉

第4章　よく出会う下肢疾患への対応　　B　足関節

緊急度

3 腓骨疲労骨折

スポーツなどでストレス性に起こることが多い．
初診時X線では診断困難

この疾患を疑うPoint

keyword… スポーツ競技者

受傷機転… くり返しかかる同じストレス

診察と診断

↳ 疾患概要
- 骨折部位で跳躍型（近位1/3），疾走型（遠位1/3）に分けられる
- 受傷機転にスポーツなどによる外傷を伴うことが多い．跳躍型ではジャンプ競技で，疾走型はランニング競技などが原因で起こるとことが多く，プロレベルでも起こりえる

↳ 診察のポイント
- 腓骨遠位は触診可能であるが，近位は触診が困難である．受傷機転やスポーツの頻度・競技レベルなどの聞き取りが重要である

↳ 診断に必要なX線撮影と読影
- **必須** 正側は必須だが初診時はX線では診断困難なことが多い
- 疼痛・圧痛部を入念に読影する．多方向からのX線も必要になることもある

画像診断の見逃し回避！
確定診断のためMRIや骨シンチグラムなどの精査が必要になることもある．

初期対応

目標 可能であれば免荷を指示する

↪ 初期対応のポイント

初期治療・対応
- 膝関節・足関節の可動可能であれば外固定は必要ない．可動で疼痛が強いようならシーネなどでの外固定を行う

患者さんへの説明
- スポーツなどでの過度の負荷により疲労骨折が起こっている可能性もあることを伝え，疼痛が続くようなら整形外科への受診を指示する

↪ なぜ，この対応が必要か？
- 初診時には理学的所見や画像所見で診断できないことがある．仮骨形成など骨癒合により骨折の存在を確認できることがある．**同疾患の存在を説明することが重要**である

コンサルテーションする？しない？

↪ コンサルテーションした方がよい場合
- 緊急性はなく，必要はない

↪ 自分で判断してよい場合
- 自分で判断してよい

> **➕ワンポイント**
> スポーツ禁止と，必要に応じて免荷や外固定などで保存的加療を行うことが多い．

〈鈴木浩之〉

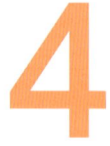

第4章 よく出会う下肢疾患への対応　B　足関節

4 前距腓靱帯損傷，二分靱帯損傷
いわゆる捻挫

緊急度

この疾患を疑うPoint

- **keyword**…足首の捻挫
- **受傷機転**…スポーツ外傷，歩行中などの足関節捻転

診察と診断

↳ 疾患概要

- 足関節には安定性に寄与するさまざまな靱帯が存在する．一般的によくいわれる「足首の捻挫」は，靱帯損傷をさすことが多い
- 外側の側副靱帯は前距腓靱帯・後距腓靱帯・踵腓靱帯の3本からなっている（第4章B-1図1）．前距腓靱帯は最も弱く，後距腓靱帯が最も強い．外側と内側の靱帯損傷があるが，外果と内果の長さの関係や，内側の三角靱帯が強靱であることなどから外側靱帯損傷がほとんどである．多くは前距腓靱帯もしくは踵腓靱帯の損傷である
- 二分靱帯とは踵骨から2方向に分かれ立方骨と舟状骨に至る靱帯で，その形状からY靱帯とも呼ばれている．前距腓靱帯損傷部よりも内前方に圧痛点がある

↳ 診察のポイント

- 前距腓靱帯損傷であれば腓骨遠位や外果前外側部に，踵腓靱帯損傷であれば外果最遠位から遠位に腫脹・皮下出血・疼痛・圧痛などを認める

↪ 診断に必要なX線撮影と読影

必須 骨折の除外診断のため必ずX線撮影を行う

- 疼痛・腫脹・皮下出血・圧痛は骨折と同所見であり，慎重な画像診断が必要である
- 前方引き出しテストと内反ストレス撮影が診断や治療に有用であるが，急性期には疼痛や腫脹が強く，ストレス撮影が困難なことも多い

画像診断の見逃し回避！
裂離骨折などの除外診断のためCT検査もよい．

プラスワンポイント
エコーでは前距腓靱帯損傷が靱帯周囲のパワードップラー像とともによくわかる．

初期対応

目標 歩行可能なことが多いが，なるべく外固定にて安静・免荷を指示する．患肢挙上・患部冷却により腫脹の軽減に努める

↪ 初期対応のポイント

初期治療・対応

- 外固定にて安静・免荷を指示する．患肢挙上・患部冷却は骨折時と同様である

患者さんへの説明

- いわゆる捻挫と考えるが，腫脹が強い場合やストレス撮影での不安定性を認める場合はギプス固定などが必要になる場合がある．腫脹が軽度で，軽症と考えられれば弾性包帯やサポーターなどによる外固定となることが多い

↪ なぜ，この対応が必要か？

- RICE（第2章-1参照）を確実に行うことにより腫脹と炎症の拡大を防ぐため

コンサルテーションする？しない？

↪ コンサルテーションした方がよい場合
- 緊急性はなく，必要はない

↪ 自分で判断してよい場合
- 自分で判断してよい

> ➕ワンポイント
> 最近では手術的療法を行う場合は少ない．

〈鈴木浩之〉

第4章 よく出会う下肢疾患への対応　　B　足関節

緊急度

5 アキレス腱断裂
踵骨アキレス腱付着部骨折との鑑別をしっかりしたい

この疾患を疑うPoint

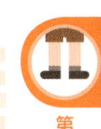

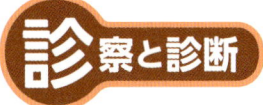

- **keyword**… つま先立ち不能
- **受傷機転**… スポーツ外傷

診察と診断

疾患概要
- スポーツ外傷でよくみられる．近年では高齢者の受傷も多い．「後ろから蹴られた感じがした」，「ポーンと音がした」などの訴えが多い

診察のポイント
- 歩行可能なことが多い．足関節の可動は可能であるが，つま先立ちができない
- 腹臥位で健側とアキレス腱の連続性や陥凹を比較するとわかりやすい
- 腹臥位で腓腹部の下腿三頭筋を把握し，足関節が底屈しなければThompson-Simmonds squeezeテスト陽性である．足関節が底屈しているとテストができないため，足関節から先をベッドから出し，足関節をぶらぶらさせて行う方法と，膝を屈曲して行う方法がある

> **診察の見逃し回避！**
> 腫脹が強く連続性や断裂部の陥凹が確認しにくいことがあるが，注意深く触診する必要がある．

診断に必要なX線撮影と読影
必須　足関節側面のX線は必須

- 足関節側面X線で踵骨アキレス腱付着部骨折との鑑別を行う
- 骨折の除外診断を行う

画像診断の見逃し回避!
断裂がわかりにくいときはMRIやエコー検査が有用である.

初期対応

目標 可能な限りの底屈位,少なくともベッドに腰掛けた自然底屈位での外固定が望ましい

↳ 初期対応のポイント

初期治療・対応
- 外固定・患肢挙上・免荷を指示する
- 手術的療法・保存的療法どちらも選択されるが,足関節背屈位での固定は望ましくない
- **外固定の肢位は底屈位**が望ましい

入院時指示・対応
- 松葉杖で帰宅とする

患者さんへの説明
- 手術的療法・保存的療法どちらも選択され,整形外科医と相談し治療方針が決定されることを説明する

↳ なぜ,この対応が必要か?
- アキレス腱と下腿三頭筋の短縮をきたすことが考えられ,底屈位での固定が望ましい

↳ その他の注意点
- 踵骨アキレス腱付着部骨折は皮下に骨片を触知することが多く,皮膚への圧迫が高度なことがあり時間経過で皮膚壊死が起こりえる.早急な整形外科へのコンサルテーションが必要である

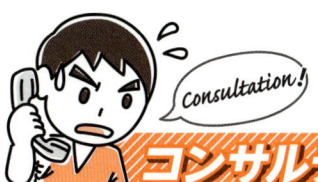

コンサルテーションする？しない？

↳ コンサルテーションした方がよい場合
- 緊急性はないため必要ない

↳ 自分で判断してよい場合
- 自分で判断してよい

> **➕ワンポイント**
> - 保存的療法後の再断裂率が高いという報告があるが，統一した治療方針はない
> - 筆者は手術までの待機期間は，後方からの外固定では底屈位を保持することが困難と考え，底屈位をとった後で下腿遠位前面から足背への前方シーネ固定を行っている

〈鈴木浩之〉

第4章　よく出会う下肢疾患への対応　　B　足関節

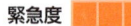

緊急度

6 脛骨遠位部骨折
整形外科医へのコンサルト必須である

この疾患を疑うPoint

- **keyword**…踵部から下腿軸方向への強い外力，高度な腫脹・疼痛
- **受傷機転**…転落，労働災害，交通事故

診察と診断

疾患概要

- 脛骨遠位部骨折のうち関節内骨折（関節面を含んだ骨折）はピロン骨折とも呼ばれ，高エネルギー外傷，低エネルギー外傷でも発生する（図1A）．高エ

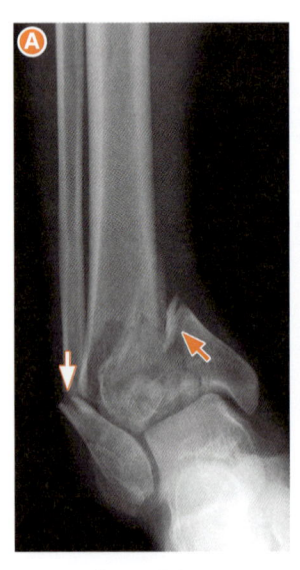

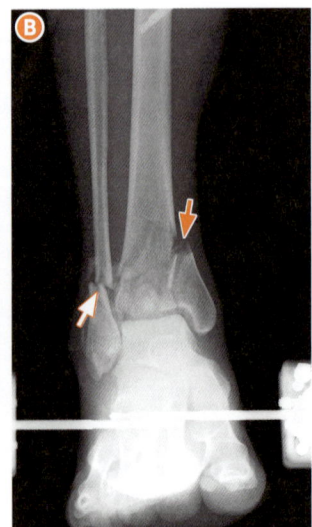

図1　ピロン骨折
A）受傷時．B）創外固定後．脛骨および腓骨遠位端に転位（➡および⇨）を認める

ネルギー外傷では関節面が粉砕していることも多い．遠位骨片が小さいことが多く，プレート固定や創外固定（図1B）などでも治療に難渋することがある

診察のポイント

- 受診時に腫脹が高度なことが多く，短時間で水疱形成を起こすこともある．血管・神経損傷はあまり多くない
- 軟部組織が非常に薄く，皮膚トラブルを起こしている，もしくは起こすことが多い

診察の見逃し回避！
疼痛が強く荷重や足関節の可動はほとんどできない．

診断に必要なX線撮影と読影

必須 足関節正面像・側面像2方向のX線が必須である

- 足関節天蓋部関節面を入念に読影する

画像診断の見逃し回避！
関節面や小骨片，関節面の陥凹などの精査にCTが必須である．CTでは距骨を外し尾側から関節面を観察すると骨折や転位がイメージしやすい．

初期対応

目標 距骨が関節面に陥入しているなど不安定な場合は早急に整復・外固定の必要がある

初期対応のポイント

初期治療・対応

- 下腿～足の外固定・患肢挙上・免荷を指示する．関節面の転位が危惧される場合は整形外科医にコンサルトする

入院時指示・対応

- 疼痛・腫脹が強い場合などは入院適応となる．創外固定などの処置を施行する場合も入院が必要である
- 入院時は患肢挙上・松葉杖免荷歩行・車椅子トイレ可とする

患者さんへの説明

- 足首の関節面に骨折を認め，精査の後で手術になることもあると説明する

なぜ，この対応が必要か？

- 不安定な場合，短時間に腫脹が増悪することが考えられ，早急な対応が必要である

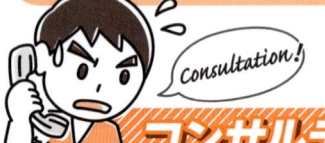

コンサルテーションする？ しない？

コンサルテーションした方がよい場合

- 腫脹が強い，関節面の転位を認めるなど不安定な状態と思われたらコンサルトする

すぐにコンサルできない場合は？
転位がある場合は転院搬送する．

自分で判断してよい場合

- 関節面の転位がなく，腫脹が軽度な場合は十分な説明のもと，外固定・患肢挙上・免荷松葉杖にて帰宅可能である

プラスワンポイント

　安定型で転位がない骨折はギプスなどの保存療法も考えられる．来院時に軟部損傷がひどく腫脹が強い場合は，脛骨から距骨もしくは踵骨へ一時的に創外固定を行い，軟部組織の修復を待って手術を行うべきである．待機期間中は腓腹部をしっかりと浮かす工夫が必要である．創外固定は局所安静だけでなく，リガメントタキシスで関節面を整復できる可能性もある．

　合併症として，感染や皮膚トラブルは軟部組織の問題で起こることが多い．CRPS（complex regional pain syndrome：複合性局所疼痛症候群）のRSD（reflex sympathetic dystrophy：反射性交感神経性ジストロフィ）を起こすこともあり，術後管理にも注意を要する．

〈鈴木浩之〉

第4章　よく出会う下肢疾患への対応　　C　膝関節

1 膝関節 総論

Point

- ☑ 膝の解剖を理解して圧痛点を探る
- ☑ 痛みで荷重歩行が困難であれば免荷・松葉杖とする

　膝関節は内側半月板，外側半月板が介在する大腿脛骨関節と膝蓋大腿関節から構成されている．靱帯性の支持組織として関節外には内側・外側側副靱帯があり，また関節内には前・後十字靱帯が関節包とともに膝関節の静的安定性に関与している．膝関節周囲に大腿四頭筋，ハムストリング，腸脛靱帯，膝窩筋，腓腹筋が停止しており動的安定性に関与している（図1）．

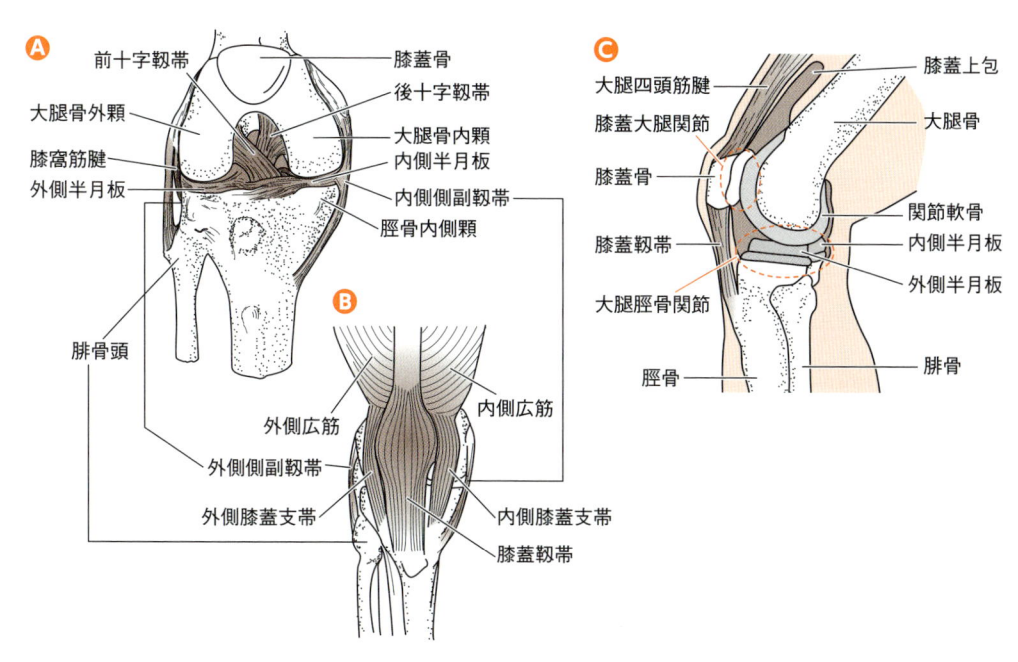

図1　膝関節解剖図
A）正面図，B）後面図，C）側面図

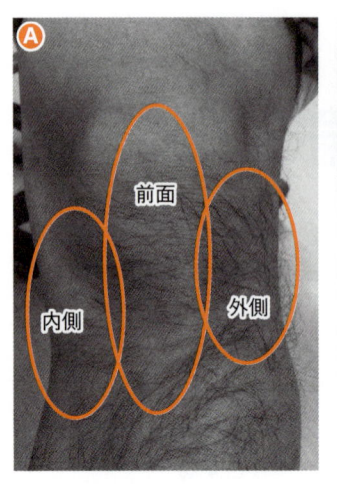

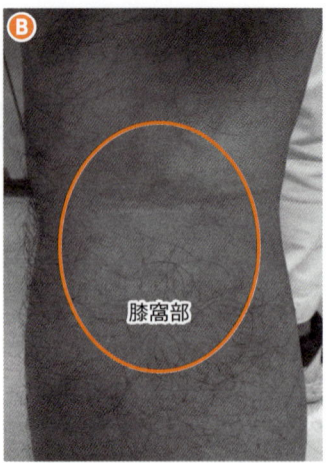

図2　膝周囲の圧痛部位
A）前方図．B）後方図

📜 1　膝周囲の痛みに対する診断の進め方

　　基本的に膝関節疾患の多くは障害部位に一致した部位に疼痛を認める．局所を圧迫して痛みを誘発する方法や動的刺激にて痛みを誘発する方法があり，障害部位の把握や炎症の程度の判定に有効である．

📜 2　一番大事なのは理学所見

　　脱臼，骨折については形態の変化である程度判断できる．高エネルギーの損傷による骨折や脱臼は神経や血管の損傷に気をつける．
　　静的痛みが少ない場合は局所の圧痛にて痛みを誘発する．示指などを使いしっかり場所を同定すること．移動動作，歩容，立位時の膝の伸展制限など診察中に注意して観察すると，痛みの程度や場所が把握できる症例が多い．疼痛部位が広い範囲のときは腰椎由来や腫瘍性病変の鑑別も必要となってくることがある．このような理学所見のもと画像や血液結果を踏まえて診断することが大事である．

📜 3　膝関節周囲疾患と疼痛部位（救急外来で遭遇しやすい疾患）

　　以下に救急外来で頻度の高い膝関節周囲疾患とその疼痛部位を示す（図2，表1）．

表1　膝の圧痛点と疑う疾患

疼痛部位	関節内	関節外
前面	膝蓋骨脱臼 膝蓋骨骨折	Osgood-Schlatter病 膝蓋骨付着部炎
内側	脛骨高原骨折 内側半月板損傷	内側側副靱帯損傷 鵞足炎
外側	脛骨高原骨折	外側半月板損傷 外側側副靱帯損傷
膝窩部	ベーカー嚢腫	ハムストリング損傷
全体	関節周囲骨折 膝関節脱臼 前・後十字靱帯損傷 関節炎	

4 注意点について

　骨折や脱臼では早期に整復，外固定を行い軟部組織の損傷を最小限にする努力をする．

　特に膝窩部，すなわち膝後方には神経・血管が走行しており損傷がないか注意深く観察する．

　また，高エネルギーによる損傷ではほかの部位の損傷も注意して診断していく．

➕ワンポイント

　膝関節の腫脹・疼痛で救急外来を受診した患者さんでは，外傷歴がなければ化膿性膝関節炎・痛風・偽痛風を疑う．そのほか変形性膝関節症・リウマチ・腫瘍性病変なども鑑別にあがる．

〈星野啓介〉

第4章　よく出会う下肢疾患への対応　　C　膝関節

緊急度

2 膝蓋骨骨折，膝蓋骨脱臼
理学所見をしっかり

この疾患を疑うPoint

keyword… 膝前面の変形，腫脹，伸展不能

受傷機転… 転倒，dashboard injury，ジャンプの着地時

診察と診断

疾患概要
- 交通事故によるdashboard injuryや転倒により膝前面の腫脹，圧痛，歩行困難にて救急搬送された場合は骨折を，若い女性がスポーツでジャンプした後で膝の痛み・変形，歩行困難となった場合は脱臼を考える
- 高エネルギー外傷では，同側の股関節，大腿骨，下腿骨，足関節などの骨折も気をつけて診察すること

診察のポイント
- 診察時には歩行可能となり，脱臼も整復されている症例もある
- 骨折部が離解していれば陥凸を触知できることがある．直達外力によるときは擦過創を伴う症例もあり，また，開放骨折となっている症例もあるので注意する

> **診察の見逃し回避！**
> 亀裂骨折のみの場合，痛みも少なく膝関節自動伸展，歩行可能な症例もある．

診断に必要なX線撮影と読影
- **必須**　患側膝関節の正面像（図1A），側面像（図1B），軸位像（図1C）

> **画像診断の見逃し回避！**
> X線だけでは骨折線が明らかでない骨折症例も多々ある．理学所見と相互し，必要と感じたらCTも施行することをすすめる．

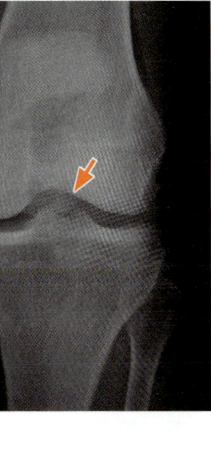

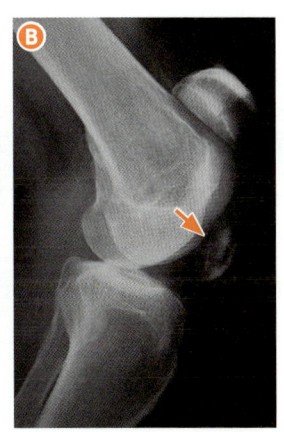

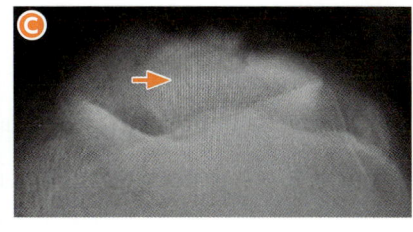

図1　膝蓋骨骨折
A) 正面像，B) 側面像，C) スカイライン像（軸位）．転位（→）が大きい症例は側面像（B）で容易に理解できる

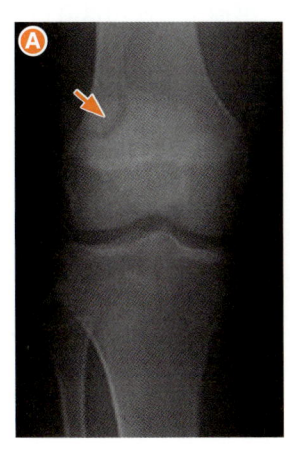

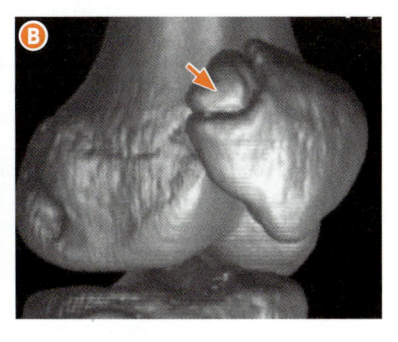

図2　分裂膝蓋骨
A) X線像，B) 3D-CT．辺縁が丸みを帯びている．有痛性の症例もあるため注意を！

- 8％ほど分裂膝蓋骨が存在する．先天的に膝蓋骨が分裂している疾患で上外側部に認められる（図2）
- 骨折と間違わないように注意する

初期対応

目標 脱臼ならまずは整復，骨折なら開放創かの確認をしてから外固定する

初期対応のポイント

初期治療・対応
- まずは脱臼整復，開放骨折の確認をし，開放骨折なら緊急手術となるので整形外科医に連絡し入院指示をする．開放骨折でなければ大腿～下腿まで伸展位固定にて帰宅可能である
- 膝を伸展すると容易に整復されることがほとんどである．また，来院時には整復されていることも多い

入院時指示・対応
- 入院となる症例は限られるが，腫脹が強い症例ではRICE（第2章-1参照）の指示を徹底する．基本的に松葉杖歩行，車椅子の使用は許可する
- 脱臼，骨折両疾患とも屈曲位では不安定であるので伸展位をしっかり指示する

患者さんへの説明
- 脱臼に関しては再発する可能性があること，骨折に関しては手術の可能性をしっかり説明しておく

なぜ，この対応が必要か？
- 脱臼状態が続くと神経・血管も牽引され軟部状態も悪くなってしまう．また膝蓋骨の骨折も屈曲位では転位してしまう．故に伸展位で外固定を行い軟部組織の保護に努めてもらいたい

その他の注意点
- 皮膚の状態が時間とともに悪化する可能性があるので注意

コンサルテーションする？ しない？

コンサルテーションした方がよい場合
- 開放骨折または脱臼で痛みが強く屈曲位から動かせないような症例はコンサルテーション必須

↳ 自分で判断してよい場合
- 膝蓋骨脱臼の整復が確認された症例，閉鎖性の膝蓋骨骨折症例は伸展位外固定で翌日に整形外科受診とする

〈星野啓介〉

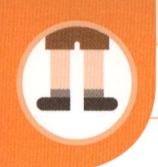

第4章　よく出会う下肢疾患への対応　　C　膝関節

緊急度

3 脛骨高原骨折
若年者は神経・血管損傷も気をつけて

この疾患を疑うPoint

- **keyword**… 受傷後の膝の腫脹，圧痛，歩行時痛
- **受傷機転**… ひねりながらの転倒
  - ［高齢者］軽微な外傷
  - ［若年者］交通外傷に代表される高エネルギー外傷

診察と診断

↳ 疾患概要

- 高齢者の骨折は見逃されることが多い．X線でわからなければ関節穿刺を行い脂肪滴を確認することも重要（第2章-6参照）．また，若年者の骨折は神経・血管・靱帯の損傷も念頭におかなければならない

↳ 診察のポイント

- 高齢者の場合，圧痛のみで歩行可能な症例もある
- 骨折部が離解していれば陥凸を触知できることがある．直達外力によるときは擦過創を伴う症例もあり，また開放創となっている症例もある

> **診察の見逃し回避！**
> 亀裂骨折のみの場合，痛みも少なく膝関節自動伸展や歩行可能な症例もある．

↳ 診断に必要なX線撮影と読影

必須　患側膝関節正面像（図1A），側面像（図1B），斜位2方向

- 関節面の評価はCT，半月板や靱帯損傷・骨挫傷の評価にはMRI，血管の損傷の評価は動脈造影を行う

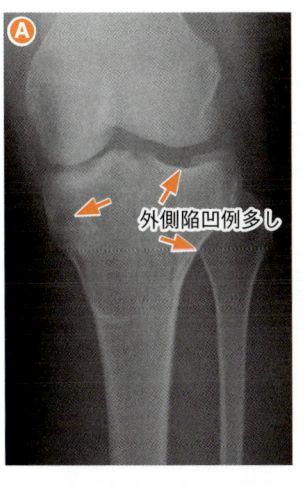

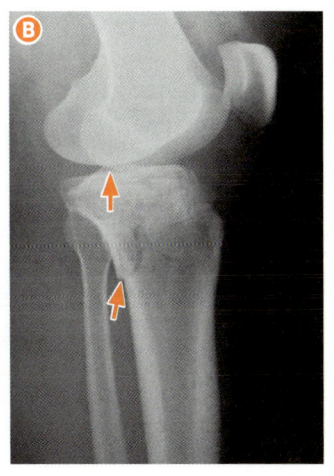

図1　脛骨高原骨折X線像
A）正面像，B）側面像．若年者のスキーによる受傷．骨折（→）とともに靱帯や軟部組織の状態なども注意していく

初期対応

目標　現状の評価を行い外固定し，必要なら入院を指示する

初期対応のポイント

初期治療・対応

- 足背動脈は触知・マーキングしておく．もし血管損傷を認めれば血管外科，放射線科医にコンサルトする．骨折，靱帯損傷のみなら外固定後，整形外科医に連絡する

入院時指示・対応

- 腫脹を軽減するためRICE（第2章-1参照）を徹底する
- 動けるなら免荷松葉杖歩行・車椅子移動まで許可する
- 腫脹がしっかり軽減したのを確認し手術とする

患者さんへの説明

- 入院後，コンパートメント症候群，肺血栓塞栓症など，起こりうる合併症についてお話し，腫脹が軽減するよう安静にすることを理解してもらう

なぜ，この対応が必要か？

- 脛骨高原骨折はプレートを使用し骨接合術を行うことが多いので軟部の腫脹が軽減しなければ手術ができないためしっかり安静を指示し，腫脹の軽減を待つ

その他の注意点

- 剥離骨折，Segond（セゴン）骨折も見落とさない（靱帯損傷の合併を示唆している）

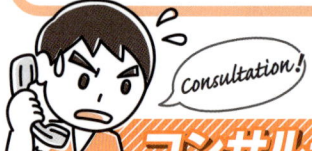

コンサルテーションする？しない？

コンサルテーションした方がよい場合

- 整形外科へのコンサルテーションは必須

自分で判断してよい場合

- 基本的になし．整形外科へコンサルトする

> **すぐにコンサルできない場合は？**
> 大腿から足までシーネ固定とする．神経・血管の問題がなければ基本的に入院として入院指示を出す．

➕ プラスワンポイント

- 脛骨高原骨折は骨挫傷や亀裂骨折の形をとるものも多く受傷時のX線ではわからない症例も多い．外傷後に膝関節腫脹を認めたらMRIを行っておきたい
- Segond骨折は脛骨外側顆の剥離骨折でフランスのPaul Segond先生が発表したことから名付けられたもの．脛骨靱帯の牽引によって発生し，内側半月板損傷と前十字靱帯断裂を合併することが多い

〈星野啓介〉

第4章　よく出会う下肢疾患への対応　　C　膝関節

4 前十字靱帯付着部骨折，後十字靱帯付着部骨折

理学所見をしっかり

緊急度 ■■□

この疾患を疑うPoint

- **keyword**… 膝腫脹，不安定感，歩行困難
- **受傷機転**… 自転車による交通事故，dashboard injury

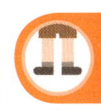

診察と診断

疾患概要

- ACL（anterior cruciate ligament：前十字靱帯）付着部骨折はスポーツ中や自転車からの落下転倒など屈曲，内旋位にて強い外反が働き前十字靱帯が過度に緊張して起こる骨折でありほとんどの症例が10歳前後に発生
- PCL（posterior cruciate ligament：後十字靱帯）付着部骨折はdashboard injuryのように膝関節屈曲時に脛骨前方からの直達外力によって起こる

診察のポイント

- ACL付着部骨折は膝関節軽度屈曲位で動かすと強い痛みを伴う．また，前方引き出しテストが陽性となる．関節穿刺液に脂肪滴を認めれば関節内骨折が示唆される
- PCL付着部骨折は膝関節後面，膝窩部の皮下出血，圧痛を認め，後方引き出しテストが陽性となる

> **診察の見逃し回避！**
> 前方・後方引き出しテストは急性期には疼痛が強い．外傷後の関節血腫を認めたらCT-MPRを撮影しておきたい．

診断に必要なX線撮影と読影

必須　患側膝関節の正面像（図1A），側面像（図1B）

> **画像診断の見逃し回避！**
> CTの矢状面像（図2B）は手術適応にも必要であり，救急外来でCTを施行することをすすめる（図2）．

207

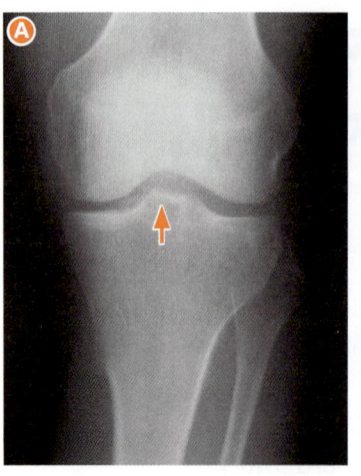

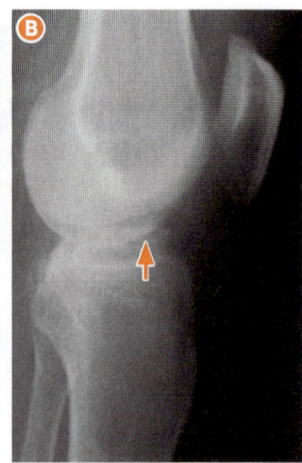

図1 ACL付着部骨折（X線像）
X線では骨折線（→）を見逃しやすい．A）正面像，B）側面像

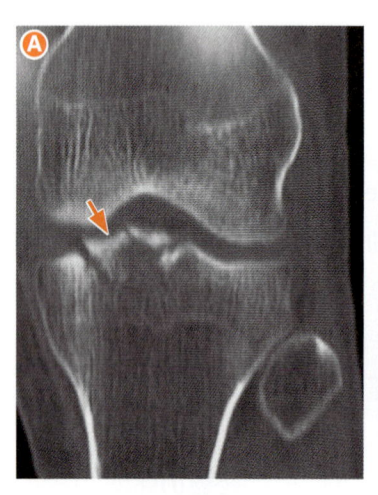

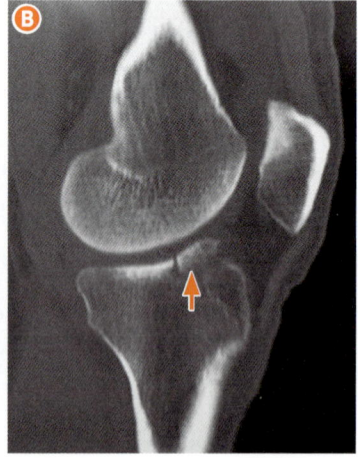

図2 ACL付着部骨折（CT-MPR像）
CTでは骨片の転位（→）も描写される．A）冠状面像，B）矢状面像

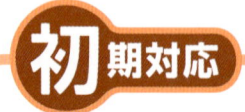

初期対応

目標 診断を正確に行い，軽度屈曲位にて固定をする

↳ 初期対応のポイント

初期治療・対応
- 基本的に手術となる症例なので整形外科医に連絡し入院指示をする
- できればMRIも撮影することをすすめる

入院時指示・対応
- 入院後RICE（第2章-1参照）の指示を徹底する．免荷松葉杖歩行・車椅子移動は許可する

患者さんへの説明
- 靭帯断裂と同じ状態であるので膝が不安定な状態であることを説明しておく

↳ なぜ，この対応が必要か？
- 靭帯付着部の骨折であり基本的に手術適応である．また，成人であれば半月板など膝の複合損傷の可能性もある

↳ その他の注意点
- 膝の前方・後方に移動したまま固定しないように気をつける

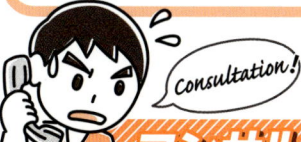

コンサルテーションする？しない？

↳ コンサルテーションした方がよい場合
- 下肢の皮膚色調が悪いなど循環障害が疑われる症例や膝の不安定性が強い症例

↳ 自分で判断してよい場合
- 全身状態に問題がなく膝の強い不安定性を認めなければ，軽度屈曲位で大腿から下腿までシーネ固定とする

〈星野啓介〉

第4章　よく出会う下肢疾患への対応　　C　膝関節

緊急度

5 大腿骨遠位端骨折，大腿骨顆部骨折（Hoffa骨折）
血管・神経損傷も要注意

この疾患を疑うPoint

- **keyword**…転落後の膝の疼痛・腫脹・変形，歩行困難，高齢者では軽微な外傷
- **受傷機転**…交通事故，転落外傷，高齢者では転倒

診察と診断

疾患概要
- 頻度は高くないが，歩行不能で患側大腿骨遠位部に疼痛・腫脹・変形を呈していれば念頭におくべきである

診察のポイント
- 末梢骨片が後方に転位するため神経・血管損傷を起こす可能性がある
- 顆上骨折は約10〜20％開放骨折を合併するといわれている
- 転位が大きいものや粉砕例ではコンパートメント症候群にも注意する

> **診察の見逃し回避!**
> 膝窩部の腫脹や蒼白には特に注意する．必要ならCTアンギオグラフィー（angiography）や血管造影を依頼する．

診断に必要なX線撮影と読影
必須　患側膝関節正面像（図1A），側面像（図1B），斜位2方向，大腿骨2方向
- 冠状断の骨折（Hoffa骨折）はX線では見逃されやすいので注意する（図2）
- 関節面の評価はCT，半月板や靱帯損傷の評価にはMRIを施行する

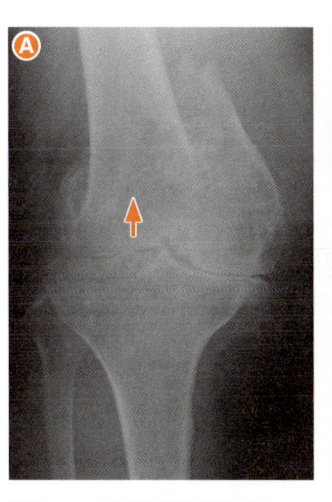

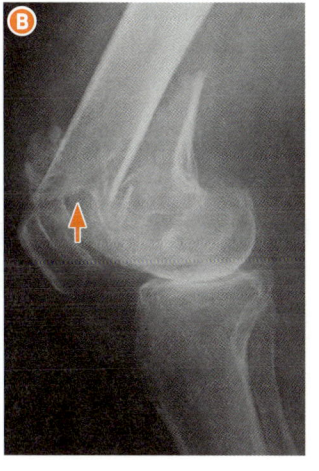

図1　大腿骨遠位端骨折
A）正面像，B）側面像．大腿骨遠端が前方へ転位（→）している．血管損傷には注意が必要

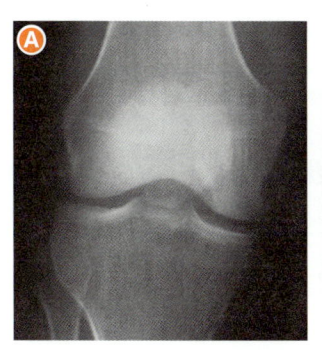

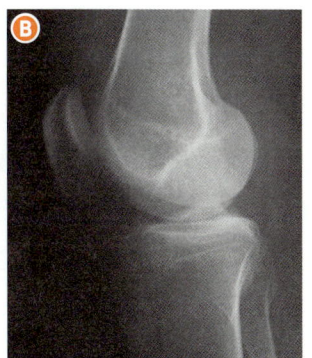

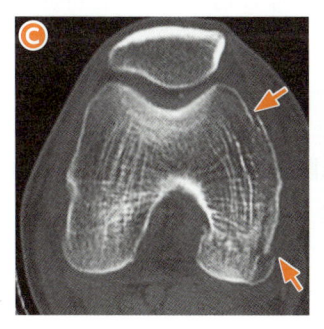

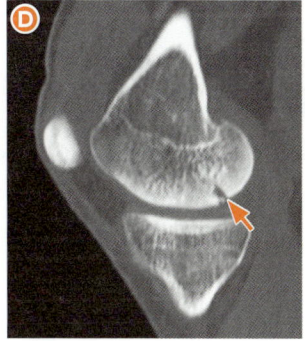

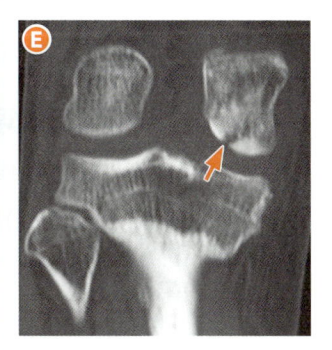

図2　Hoffa骨折
X線では骨折ははっきりしないがCTでは明瞭に描写される（→）．A）X線正面像，B）側面像，C）CT横断面像，D）矢状面像，E）冠状面像

初期対応

> **目標** 現状の評価を行い，軽度屈曲位で外固定し入院とする

↪ 初期対応のポイント

初期治療・対応
- 軽度屈曲位にて固定後，CT-MPRを施行し整形外科医に連絡する（血管損傷を認めれば血管外科・放射線科医にもコンサルト）

入院時指示・対応
- 持続牽引療法を施行し骨折部の安定を得る．Braun架台などを使用し股関節と膝関節を屈曲位で維持し，重錘牽引を3〜5kgほど，X線で確認しながら行う
- 基本的にベット上安静，Gupは60°までとする
- 骨折部からの出血も考え持続点滴を行い，血液検査の結果，貧血が進行するようなら輸血も考慮する
- 抗凝固薬，抗血小板薬の内服の有無も聴取する

患者さんへの説明
- 入院後，コンパートメント症候群，肺血栓塞栓症など起こりうる合併症について患者さん，家族に話す

↪ なぜ，この対応が必要か？
- 筋肉などに牽引され不安定な骨折であるので入院後は牽引を行いligamento-taxis（靱帯整復術）が必要である

↪ その他の注意点
- 関節内骨折，Hoffa骨折（冠状断骨折）などは内固定術も難しい骨折である．術前CTなどで骨折型をしっかり評価することが大事である

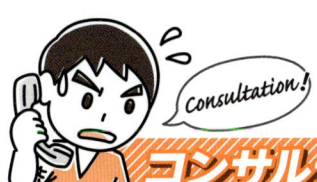

コンサルテーションする？しない？

↳ コンサルテーションした方がよい場合
- 整形外科へのコンサルテーションは必須である

↳ 自分で判断してよい場合
- 基本的になし．整形外科コンサルトをする

すぐにコンサルできない場合は？
神経・血管の評価を行い軽度屈曲位にて外固定し点滴補液を行う．整形外科医が到着するまで膝～下肢の状態を観察する．

➕ ワンポイント
大腿骨顆上部・遠位端骨折では前述の入院時牽引処置が必要である．整形外科医に連絡がつかない場合には整形外科病棟の看護士とともに"スピードトラック牽引"を行ってみるとよい．ベテラン看護士なら知っている場合がある．牽引後はポータブルX線にて整復位の確認と足背動脈の触知を忘れずに確認すること．

〈星野啓介〉

第4章 よく出会う下肢疾患への対応　　C　膝関節

6 急性膝関節炎（化膿性膝関節炎，痛風，偽痛風，リウマチ）

感染だけは気をつけろ

緊急度

この疾患を疑うPoint

- **keyword**… 膝痛，熱感，腫脹
- **受傷機転**… 他院で関節内注射をしていれば要注意！

診察と診断

疾患概要

- 膝関節の腫脹をきたす疾患はさまざまである．受傷機転がなく画像所見でも明らかな異常所見がない場合は上記を含めさまざまな疾患を頭に描かなければならない

診察のポイント

- 年齢，基礎疾患，アルコール摂取，感冒様症状，他院での関節内注射の有無，安静時痛などしっかりと病歴を聴取することが大事である

> **診察の見逃し回避！**
> ほとんどの症例は保存的治療で改善するが，化膿性膝関節炎は非常に緊急性が高い疾患であり治療が遅れると骨髄炎，敗血症や膝関節の重篤な機能障害を残す可能性がある．患者背景，採血，関節液の性状など総合的な判断が必要である．

診断に必要なX線撮影と読影

必須 患側膝関節正面像（図1A，C），側面像（図1B，D），軸位像

- X線では異常がないことが多く，腫脹の有無，軟部や骨の状態を描写するにはMRI（図2）が優れている

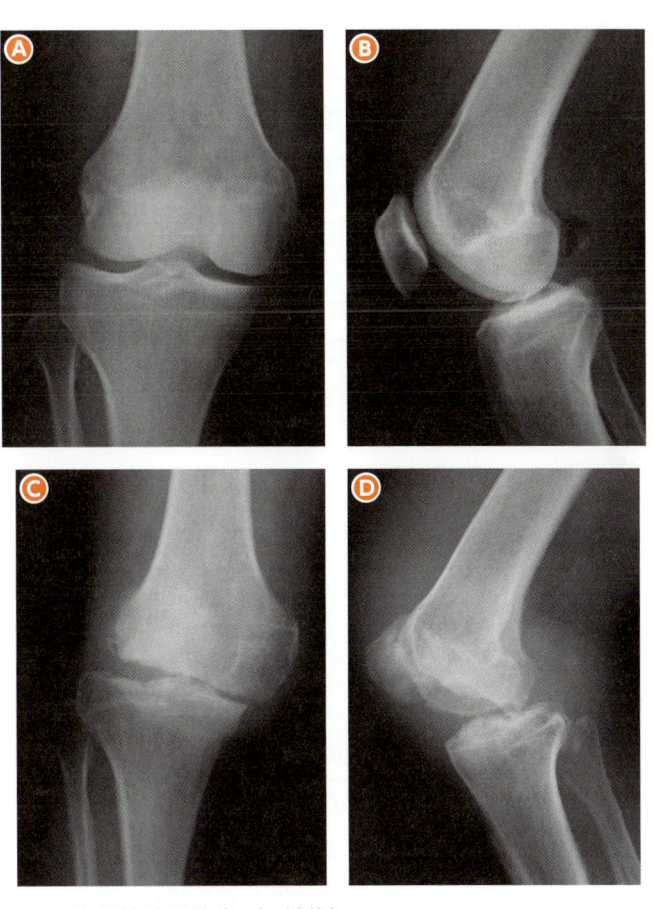

図1 化膿性膝関節炎（X線像）
A，C）正面像，B，D）側面像．他院で関節内に注射後化膿し緊急手術を施行するも（A，B），術後1年骨髄炎となり骨が浸食されている（C，D）

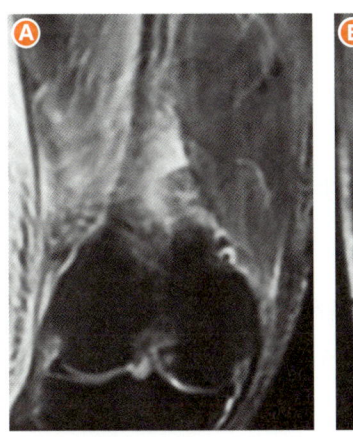

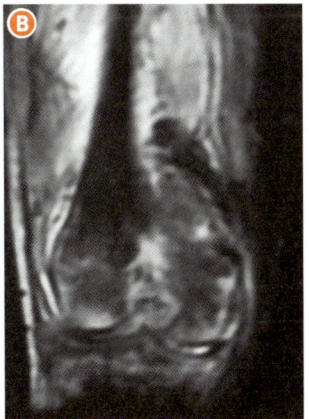

図2 化膿性膝関節炎（MRI）
A）初診時MRI．冠状断STIR像．軟部組織の異常はみられるが明らかな骨髄炎を疑う所見はみられない．B）3カ月後MRI．冠状断STRI像．骨髄の輝炉変化がみられ骨髄炎を疑う所見となっている

> **＋ワンポイント**
>
> **感染性関節炎のリスクファクター**
> 　高齢者，アルコール中毒，関節穿刺，手術（人工関節など），貧血，皮膚感染性，性感染症のリスク，そのほかcompromized host（糖尿病，HIV，関節リウマチ，ステロイド・免疫抑制剤の使用，悪性腫瘍など）．

初期対応

目標　化膿性関節炎を見逃さない

↳ 初期対応のポイント

初期治療・対応

- 疼痛があり触診において膝蓋跳動，熱感，発赤を認めたら関節炎と判断し，急激な経過や既往などを評価した後，まずは化膿性関節炎を念頭におき治療を行う．採血にて炎症や感染，痛風などの検査値を評価する（表1）
- 関節穿刺の技術を整形外科医から習得しぜひ施行してもらいたい（第2章-6参照）

入院時指示・対応

- 採血や関節液の性状から化膿性関節炎と判断したら入院とし，緊急手術となる可能性もある

患者さんへの説明

- 化膿性関節炎では敗血症となり生死にかかわる可能性があることを説明する

↳ なぜ，この対応が必要か？

- 初期対応を間違えると敗血症や骨髄炎，または膝の重篤な機能障害を残す可能性があるため細心の注意を払う

↳ その他の注意点

- むやみに抗菌薬を使用しないこと

表1 鑑別診断

	特徴	関節液の性状
化膿性関節炎	他院での関節内注射 DM，肝硬変など易感染性	細菌培養陽性　※グラム染色では多様なパターンがある 白血球数が一般的に5万個/μL以上
痛風性関節炎	高尿酸血症 若年から中年の男性	尿酸塩結晶の存在
偽痛風	X線にて半月板の石灰化像 高齢者	ピロリン酸カルシウム（CPPD）の存在

プラスワンポイント

痛風発作時には血中尿酸値は低下していることがあるので注意．

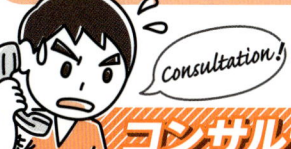

コンサルテーションする？ しない？

コンサルテーションした方がよい場合

- 膝の腫脹，圧痛，発赤を認め，血液検査の結果，炎症反応が強ければコンサルテーションは必要

すぐにコンサルできない場合は？
化膿性関節炎を疑えば必ず整形外科医へコンサルトする．

自分で判断してよい場合

- 痛風や偽痛風により関節炎と判断できればいいが整形外科医でも難しいときがあるので基本的に止める

プラスワンポイント

痛風・偽痛風では結晶が証明できないこともよくある．その場合は化膿性関節炎との鑑別が困難となるため血液培養・関節液培養を行い，抗菌薬を投与する．一般的には黄色ブドウ球菌だが，若年成人では淋菌性関節炎，高齢者やcompromized hostではグラム陰性菌も念頭に入れる．

〈星野啓介〉

第4章 よく出会う下肢疾患への対応　D　股関節

1 股関節 総論

Point
- ☑ 股関節病変は膝や腰にも痛みを訴えることがある
- ☑ 股関節病変の鑑別診断を知っておこう

　小児も成人も股関節（図1）に病変がある場合には必ずしも股関節周辺に痛みを訴えず，膝や腰周辺に痛みを訴えることがある．膝や腰の痛みを訴える場合には，股関節疾患を鑑別に入れておこう．

1 外傷後の股関節痛

　転倒後の股関節痛の場合，高齢者では**大腿骨頸部骨折・恥坐骨骨折**をまず

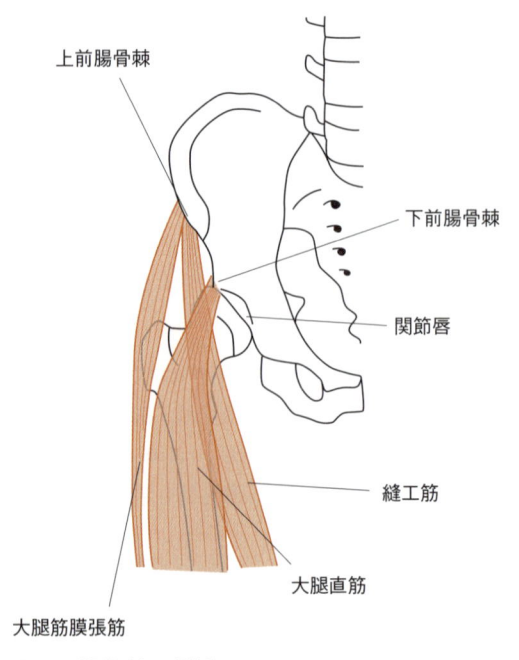

図1　股関節の構造
（上前腸骨棘，下前腸骨棘，関節唇，縫工筋，大腿直筋，大腿筋膜張筋）

疑う．学童期ではサッカーなどのキック動作に伴い，**上前腸骨棘（縫工筋，大腿筋膜張筋が付着）や下前腸骨棘（大腿直筋が付着）の剥離骨折**を起こすことがある．

2 外傷を伴わない股関節痛

アルコール多飲やステロイド使用歴，大腿骨頸部骨折の既往歴などから**大腿骨頭壊死症**を疑う（図2）．骨粗鬆症の高齢者では**大腿骨頭軟骨下脆弱性骨折**が疑われる．骨頭の陥没が少ない場合にはX線ではわかりづらい．糖尿病，ステロイド，免疫抑制剤の使用，感染性心内膜炎の合併などのcompromised host（易感染宿主）では発熱・局所熱感から**化膿性股関節炎**を疑う．いずれも初期のX線では異常を認めることは稀であり，MRIが有用である．そのほか腰椎，骨盤病変，尿路結石，帯状疱疹（ちゃんと痛みを訴える部分の皮膚もみよう），炎症性疾患（関節リウマチや脊椎関節炎），原発性骨腫瘍や転移性骨腫瘍の鑑別も必要である．長期間（5年以上）にわたって骨粗鬆症治療薬であるビスホスホネート製剤を内服している患者さんでは，非定型骨折と呼ばれる大腿骨近位部骨折が発生することがある．長期ビスホスホネート製剤内服歴＋転倒歴のない大腿近位部痛で疑い，X線で大腿骨骨皮質の部分的肥厚があれば診断できる．

椎体椎間板炎は初診時にはX線所見に乏しく見逃されることもあり，解熱鎮痛薬を飲み続けていると発熱もマスクされるためますます診断が難しくなる（図3）．腰椎MRIでは椎間板・椎体の浮腫を反映してT1 low, T2 high,

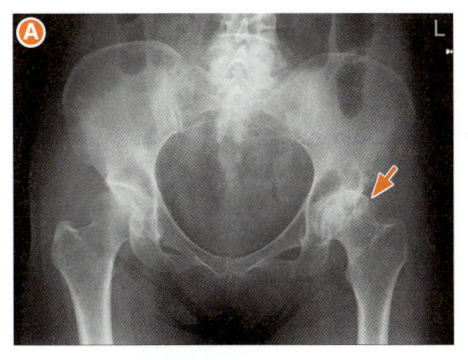

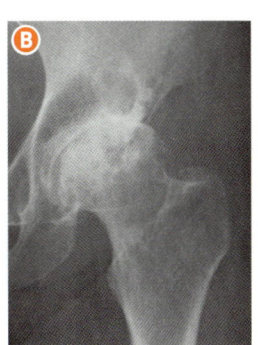

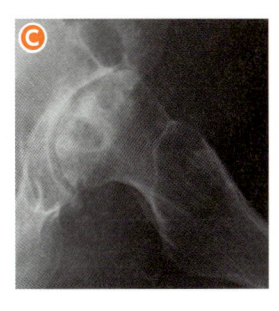

図2 大腿骨頭壊死症
62歳女性．多発性硬化症にてステロイド使用後の左大腿骨頭壊死から変形性股関節症になった．A）両股関節正面像，B）左股関節拡大図，C）ラウエン像

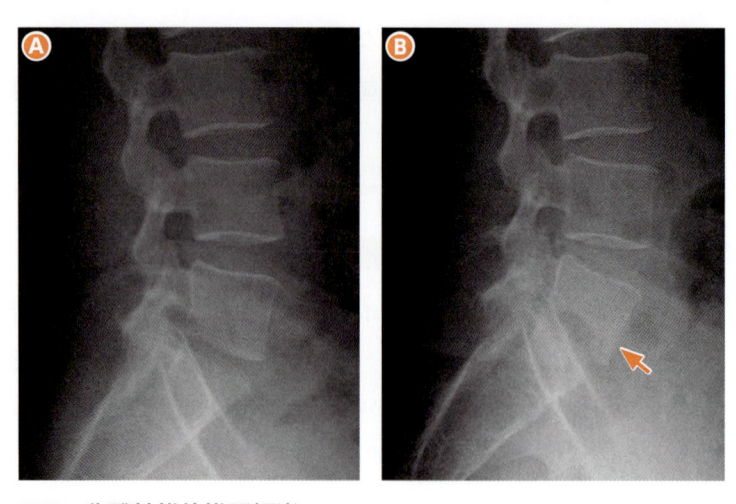

図3 化膿性椎体椎間板炎
39歳男性．A）初診時．B）1カ月半後．L5/S1椎間板の消失と椎体終板の不鮮明化（→）

STIR highに描出される．腸腰筋膿瘍に進行すると股関節を屈曲した腸腰筋肢位となることがあり，股関節を伸展しようとすると強い痛みを訴える．進行した椎体椎間板炎ではX線でも感染椎間板を中心として隣接椎体終盤の不鮮明化がみられる．造影CTでは，造影された腸腰筋の中に造影されない膿瘍が浮かびだされる．

〈斉藤　究〉

第4章 よく出会う下肢疾患への対応　D　股関節

緊急度

2 大腿骨頸部骨折
X線を過信しないで！

この疾患を疑うPoint

keyword… 転倒後の股関節痛，転倒後に立てなくなった，骨粗鬆症，骨折歴，高齢者

受傷機転… 転倒

診察と診断

↳ 疾患概要
- **高齢者が転倒して立てなくなったと救急搬送されてきた場合には一番に考えたい骨折**である．特に反対側の大腿骨近位部骨折の既往がある場合にはリスクが増す
- 大腿骨近位部骨折は大腿骨頸部骨折・転子部骨折・転子下骨折に大別され治療法がそれぞれ異なる

↳ 診察のポイント
- 視診では転位の大きな骨折の場合には股関節が内旋位となる
- 触診では，股関節を軽度内旋外旋させる・大転子部を叩く・膝を軽度屈曲し，膝頭を股関節へ向かって軸方向に叩くなどで痛みが誘発される
- 同様に転倒して発生する脆弱性骨折としての腰椎圧迫骨折・恥坐骨骨折も忘れてはならない
- **重度の骨粗鬆症では，立位からの転倒により骨盤骨折による大量出血を起こすことも覚えておきたい**

> **診察の見逃し回避！**
> 転倒しても自立歩行して来院するケースがある．歩いているからといって大腿骨頸部骨折は否定できない．

221

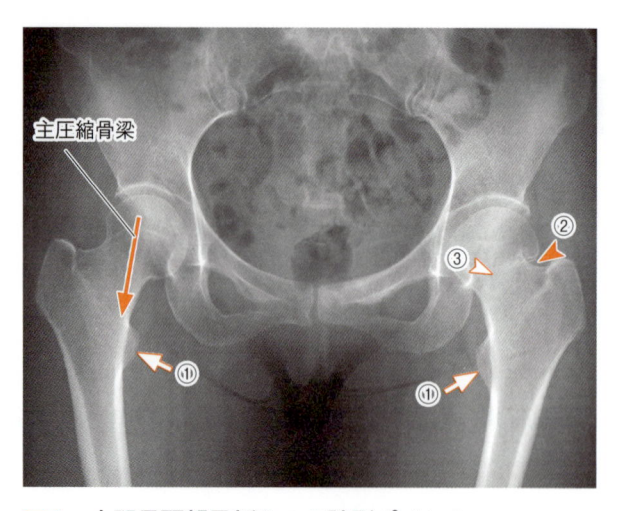

図1 大腿骨頸部骨折3つの読影ポイント
①小転子が左右均等に見える．評価に値する「両股関節正面」のX線像である．②大腿骨頭と頸部の鋭角のクビレを認める（骨折）．③骨髄質の重なりによる帯状の濃度上昇（骨折）
（文献1より引用）

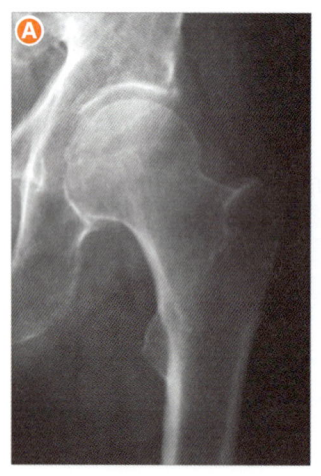

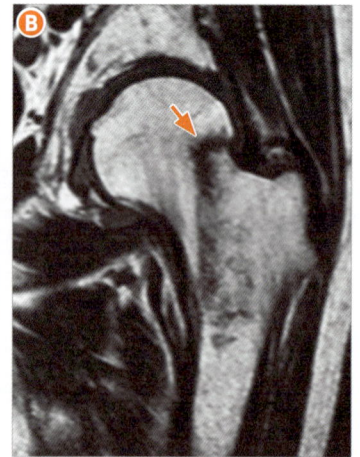

図2 左大腿骨頸部骨折
93歳男性．転倒し左股関節痛にて立てなくなり来院．A）X線正面像．X線，CTでも骨折線は指摘できない．B）MRI像．MRIでは大腿骨頸部を剪断する骨折線（→）がはっきりとみられた．手術適応である

↳ 診断に必要なX線撮影と読影

必須 両股関節正面像（図1），
患側ラウエン像

> **画像診断の見逃し回避！**
> X線上骨折が明らかでないが股関節痛を訴えており，診察上股関節の内外旋で痛がる場合にはMRIまで行いたい．

- 大腿骨頸部骨皮質の断裂，骨髄内の荷重線（主圧縮骨梁）の途絶，骨折部は骨髄が圧迫・圧縮されて骨髄陰影が帯状に濃くなる（図1）
- 大腿骨頸部・転子部骨折のX線による正診率は98.1％，96.7％である[2]
- 骨折の転位がほとんどない場合には整形外科医でもX線から診断できないケースもあり（図2A），MRIを行って初めて大腿骨頸部骨折と診断される症例がある（図2B）．その場合，X線にて骨折がないからと帰宅させてしまうと，後日骨折が転位して救急車で帰ってくる

初期対応

目標 安静な体勢をとらせ，入院を指示する

↳ 初期対応のポイント

初期治療・対応

- X線やMRIにて骨折が明らかであれば整形外科医に連絡し入院手続きを行う

入院時指示・対応

- 入院後はベッド上安静とし，Gupは30°までとする（転位の度合いにより安静度は後日整形外科医が判断する）
- 禁飲食として点滴にて補液を行う
- 排泄はベッド上とし，必要であればバルーンを挿入しておく
- 近日中に手術となることを想定して胸部X線・心電図・入院時採血・輸血用採血・感染症スクリーニングを行っておくとよい
- 抗凝固薬・抗血小板薬の内服についても聴取する

患者さんへの説明

- 安静に伴い，今後起こりえる血栓塞栓症についても患者本人・家族に説明し

ておく

なぜ，この対応が必要か？
- 大腿骨頸部骨折は安定型であれば骨接合の適応となる．その反面，見逃しや安静が守れない場合に骨折が転位すれば人工骨頭置換術となり，より大きな手術が必要となってしまう

その他の注意点
- 認知症や入院後に不穏になると骨折していても歩き出すことがある．不穏時支持は必須である．例えば「①セレネース® 5 mg 1A筋肉注射，②ロヒプノール® 2 mg 1A＋生理食塩水 100 mL点滴静注」などを投与する

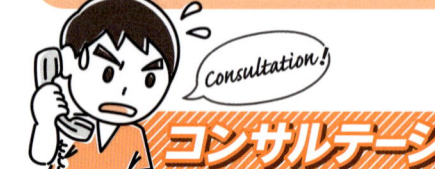

コンサルテーションする？しない？

コンサルテーションした方がよい場合
- 整形外科医へのコンサルテーションは必須である

自分で判断してよい場合
- なし．必ず整形外科医にコンサルトをする

すぐにコンサルできない場合は？
入院のうえ，前記入院時指示を出す．満床などで入院が不可能であれば転院搬送を考える．

参考文献
1) 斉藤 究：見逃しやすい骨折の転機と鑑別のポイント．レジデントノート，12：822-828，2010
2) 「大腿骨頸部/転子部骨折診察ガイドライン」（日本整形外科学会，日本骨折治療学会/監，日本整形外科学会診療ガイドライン委員会大腿骨頸部/転子部骨折診療ガイドライン策定委員会/編），南江堂，2011

〈斉藤　究〉

第4章　よく出会う下肢疾患への対応　　D　股関節

緊急度　■■　〜　■■■

3 小児の股関節疾患
股関節を痛がるとは限らない！

この疾患を疑うPoint

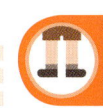

- **keyword**…跛行
- **受傷機転**…化膿性股関節炎，大腿骨頭すべり症，ペルテス病など

診察と診断

疾患概要

- 小児の股関節痛では外傷に限らず，化膿性関節炎・大腿骨頭すべり症・ペルテス病など多用な原因がある

診察のポイント

- 小児が股関節痛や跛行を主訴として来院した場合には，痛みの詳細・外傷の有無につき問診する．発熱・体重減少・食欲低下・寝汗などの全身症状を伴えば感染症・炎症性疾患・悪性腫瘍を疑い採血まで行っておく．悪性骨腫瘍では安静時の間欠的な疼痛を認めることがある
- 小児の歩行状態（歩容）・ROM（range of motion：関節可動域）・脊椎側弯症の有無をみる．脱衣のうえで腫瘤や発赤，腫脹の有無，圧痛の強い場所を同定する．股関節のROM制限は股関節の異常を示唆する
- 大腿骨頭すべり症では他動的に股関節を

> **診察の見逃し回避！**
> 疲労骨折・骨髄炎・化膿性関節炎・ペルテス病では初期のX線に異常はみられない．関節リウマチや全身性エリテマトーデス（systemic lupus erythematosus：SLE）などの炎症性疾患や悪性腫瘍の可能性は常に鑑別に入れておきたい．そのほか，血友病・リウマチ熱・ライム病・思春期では性感染症も頭の片隅においておこう．

屈曲させると，まっすぐに膝が胸につかず外転外旋してしまう（Drehmann（ドレーマン）徴候）．すべり症は肥満児に多くみられる
- 局所の熱感や発赤・全身の発熱が伴えば化膿性股関節炎や腸腰筋膿瘍・虫垂炎・尿路感染などを考え採血を行う
- 骨に圧痛があれば外傷（打撲，骨折）・悪性腫瘍・骨髄炎を疑う．X線は両股関節正面（図1），ラウエン像を撮影する．左右を比較するために両側ラウエンを撮影しておこう

乳幼児期

- 「足を動かさない」，「股関節を動かそうとすると泣く」という母親の訴えとともに化膿性股関節炎の患児が来院する．股関節ROMについては，患児はすべての方向に動かしたがらない
- X線よりもエコーで股関節の関節液の増加を描出する（図2）．MRIでもよいが，眠らせて撮影する必要があるためエコーで左右の股関節を比較するとよい．採血も必要である
- 単純性股関節炎との鑑別は難しいことがあるが，**口腔内体温38.5℃以上・患肢での荷重を嫌がる，赤血球沈降速度（ESR）40 mm/時以上，白血球数（WBC）12,000/mm³以上・C反応性蛋白（CRP）2.0 mg/dL以上**の5項目中，あてはまるものが多いほど化膿性関節炎のリスクが高くなる[1]

学童期

- 上前腸骨棘には大腿筋膜張筋と縫工筋が，下前腸骨棘には大腿直筋が付着しており，サッカーなどのキック動作・短距離走のスタートダッシュに伴い上

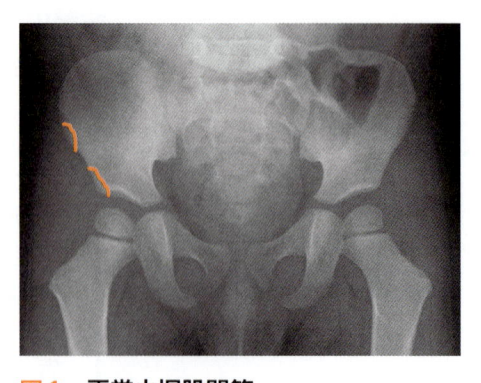

図1　正常小児股関節
X線正面像．線（━）は剥離骨折の発生部位を示す．圧痛は同部位に認める

前腸骨棘や下前腸骨棘の剥離骨折が発生する（図1）
- 外傷歴がなく跛行で来院する場合には，大腿骨頭すべり症・ペルテス病を鑑別にあげ，除外されれば単純性股関節炎などを疑う

大腿骨頭すべり症

- 思春期の肥満児・内分泌疾患・慢性全身性疾患（甲状腺機能低下症，性腺機能低下症）などに伴い，骨端線に過度の負荷がかかった場合，または生理的な負荷でも脆弱な骨端線の場合に発症しやすい（図3）．早期変形性股関節症や，股関節のインピンジメント（femoroacetabular impingement：FAI）の原因となる[2,3]

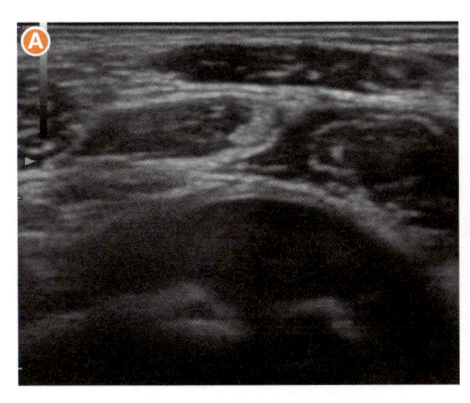

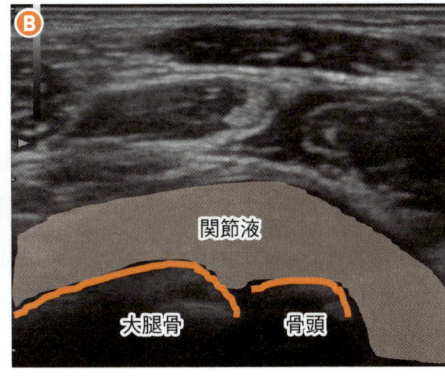

図2　エコーによる正常右股関節像
Bにて関節液の貯留部を図示する．関節液の増加を評価する際は左右を比べることが大切

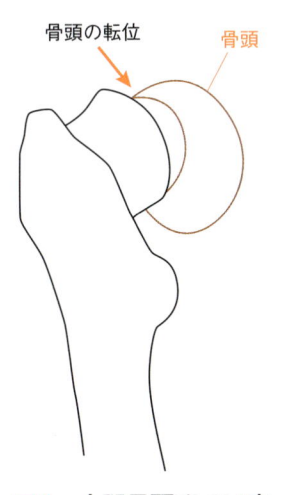

図3　大腿骨頭すべり症

ペルテス病
- 大腿骨頭の血流障害により発生する骨頭の壊死で，早期にはX線では発見できず，MRIが有用である．緩徐に症状が進行するが，早期診断により外転免荷装具を用いて2年程度で壊死からの回復が望める．状態によって骨切り術を行うこともある

初期対応

初期治療・対応
- 採血や股関節エコー・MRIなどで化膿性股関節炎が疑われたら整形外科をコールする
- 血液培養は抗菌薬投与前に採取しておく．エコー下に股関節穿刺を行うことで神経血管を避けて安全に関節液を採取することができる．関節液はグラム染色・培養・関節液検査に提出する．化膿性関節炎では関節液中の白血球数は50,000〜100,000/mm^3 となる
- 発熱があれば血液培養のほかに尿検査・尿培養も行っておく

注意点
- 穿刺は神経血管損傷のリスクもあり，確実に関節液を採取する必要がある．研修医のみでは行わず，必ずエコー下穿刺に慣れた医師か，整形外科医とともに行うこと

なぜ，この対応が必要か？
- 救急外来を訪れる小児の股関節痛で緊急に処置をしなくてはならないものは感染症と骨折である．エコー検査だけでは関節液の性状まではわからず，関節穿刺による関節液の採取および検査が必要である

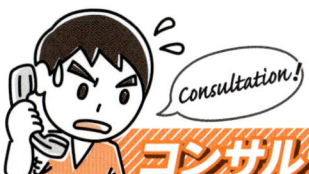

コンサルテーションする？しない？

コンサルテーションした方がよい場合
- 感染症か骨折であれば整形外科医をコールしよう

自分で判断してよい場合
- 感染症と骨折が確実に除外できる場合，痛みがあるならば荷重を避け，翌日に整形外科専門医を受診させればよい

> **すぐにコンサルできない場合は？**
> 感染症が疑われれば入院のうえ，血液培養・尿培養・関節液検査と培養（可能であれば）のうえでセファゾリンを点滴し入院とする．骨折ならば安静臥床として入院させておく．

参考文献
1) Jeffrey RS & Mukesh K：The Limping Child-A Systematic Approach to Diagnosis. Am Fam Physician, 79：215-224, 2009
   →股関節痛・跛行を伴う小児の鑑別．ネットで全文読めます．おすすめ！
2) Witbreuk M, et al：Slipped capital femoral epiphysis and its association with endocrine, metabolic and chronic diseases: a systematic review of the literature. J Child Orthop, 7：213-223, 2013
3) Novais EN & Millis MB：Slipped capital femoral epiphysis: prevalence, pathogenesis, and natural history. Clin Orthop Relat Res, 470：3432-3438, 2012

〈斉藤　究〉

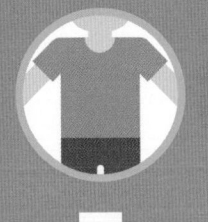

第 5 章

よく出会う体幹疾患への対応

第5章 よく出会う体幹疾患への対応　A 頸椎

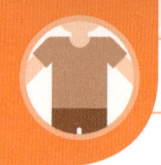

1 頸椎 総論

Point

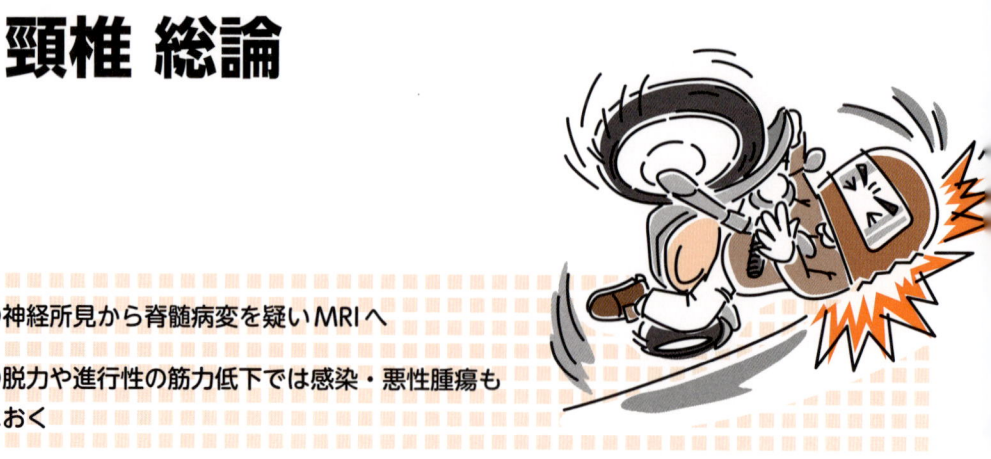

- ☑ 四肢の神経所見から脊髄病変を疑いMRIへ
- ☑ 四肢の脱力や進行性の筋力低下では感染・悪性腫瘍も念頭におく

頸椎

　頸部は頭部と体幹を繋ぎ生命を維持するための重要な器官が通過している．頸椎を中心に前方は咽頭，喉頭，食道，気管，甲状腺，嚥下，呼吸筋があり，側方には回旋・前屈の動きに関与する胸鎖乳突筋，頸動脈，経静脈，迷走神経，前斜角筋が存在している．後方には項靱帯（ligamentum nuchae）を中心に左右に強大な抗重力筋があり，頸椎柱とともに頭部の安定に関与している．

　頸椎はヤジロベエの軸のように頭部と体幹を支え，脊髄を保護する働きをしている．可動域は，前後屈と回旋運動に自由度が大きく，第一頸椎である環椎と第二頸椎である軸椎で構成される環軸関節は特別な形態をしており回旋運動の大部分を支配している（図1）．

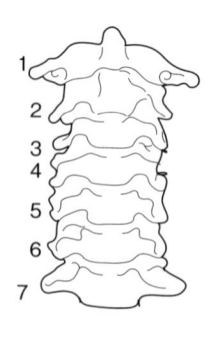

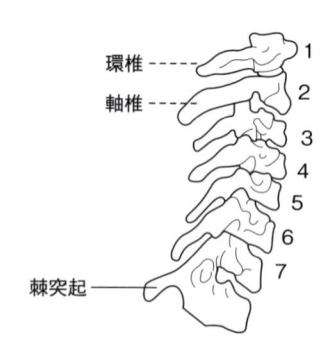

図1　頸椎の形状
A）正面，B）側面

2 頸部脊髄障害を起こす疾患

頸部痛をきたす要因としては，①頸椎を含む骨・関節，②末梢神経，③筋・腱・靱帯組織，④頭蓋・頭蓋内組織，⑤胸腔内臓器など多岐に渡る．頸部脊髄障害の臨床症状は，運動障害・感覚障害・自律神経障害である．脊髄障害は進行性の症状をとるので早期診断・治療が必要である．

↳ 脊髄圧迫性病変

- 変性疾患（変形性頸椎症，頸椎椎間板ヘルニア，頸椎後縦靱帯骨化症）
- 腫瘍（脊髄髄外腫瘍，転移性脊椎腫瘍）
- 関節リウマチ（環軸椎亜脱臼）
- 透析患者（破壊性脊椎関節症）
- 感染性疾患（化膿性脊椎炎，結核性脊椎炎，硬膜外膿瘍）など

↳ 脊髄疾患

- 脱髄疾患（多発性硬化症）
- 変性疾患（進行性筋萎縮症，筋萎縮性側索硬化症，脊髄小脳変性症）

↳ 外傷

脊髄損傷（脱臼，骨折）

> **プラスワンポイント**
>
> 頸椎の脱臼や椎体骨折などの骨傷の明らかでない非骨傷性脊髄損傷は全脊髄損傷中の60％以上を占める．中高年の転倒など過伸展外力を伴う軽微な外傷にて生じることが多く，不全損傷，特にSchneiderの提唱する中心型損傷（歩行可能だが上肢麻痺は強い）が多くみられる．
>
> これらの症例は脊柱管狭窄をきたしている症例が多く，麻痺の増悪が認められれば除圧手術を行う．

3 診断

神経根の障害では神経障害高位に一致して上肢の脱力および筋委縮，感覚障害，腱反射が減弱する（図2）．神経根障害を評価する方法としては，Spurling testなどがある（図3）．

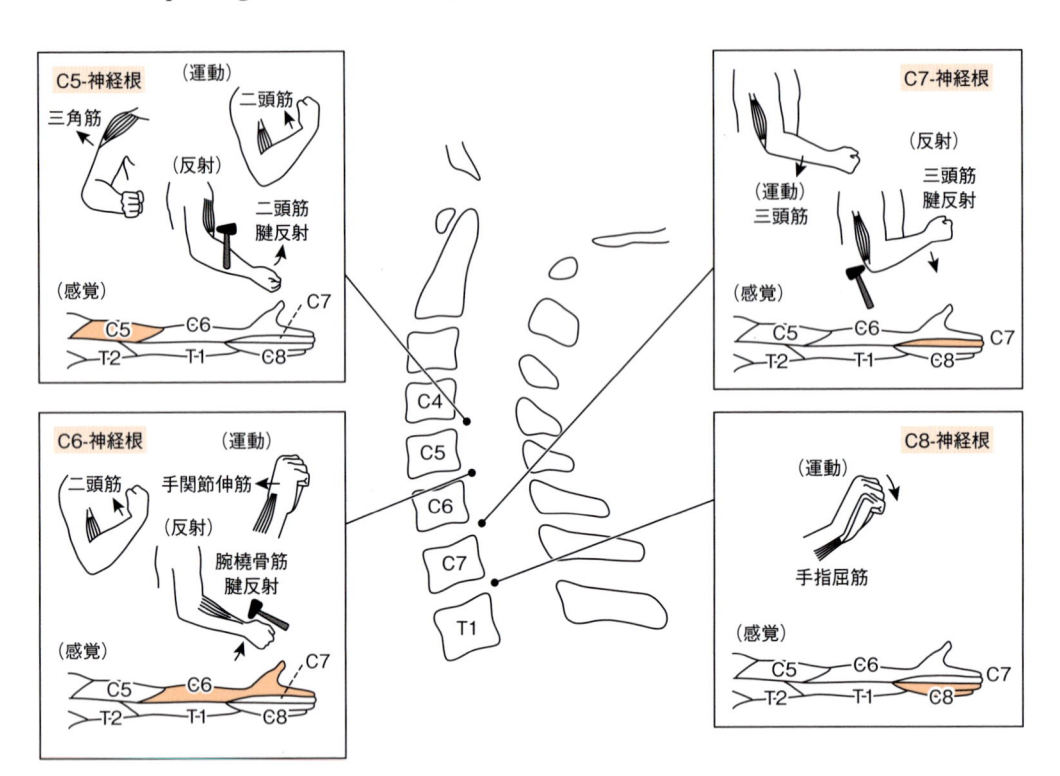

図2 簡単なC5-T1の神経根障害高位診断
（文献1より引用）

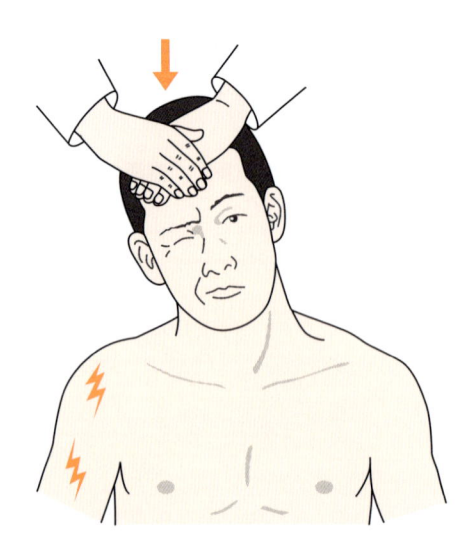

図3 Spurling test
頭部を患側に傾斜したまま圧迫を加える方法．神経根障害が存在するときは患側上肢に痛みや痺れ感が放散される．頸椎伸展位にて圧迫を加える方法はJackson testという．決して強く圧迫してはいけない

このような理学所見と画像所見の組み合わせることによってある程度の診断が可能である．救急外来では頸部痛症例は多数来院されるので，重症症例か帰宅可能症例かをある程度判断できるようになってもらいたい．

参考文献

1)「Orthopaedic Neurology」(Hoppenfelds S, eds), Lippincott, 1977

〈星野啓介〉

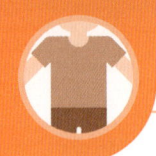

第5章 よく出会う体幹疾患への対応　　A　頸椎

2 頸椎の骨折
搬送された状態をしっかり理解

この疾患を疑う Point

keyword… 受傷後の頸部痛，麻痺など神経学的異常，意識障害

受傷機転… 交通外傷，墜落，ダイビング

診察と診断

疾患概要
- 外傷患者では麻痺症状など神経脱落症状だけでなく，後頸部痛・頸部圧痛・意識低下などの症状でも頸椎の骨折や脱臼を疑う

診察のポイント
- バックボードはあくまで搬送道具であることを理解する．意識障害がなく，身体所見上，重症感がなければ，Secondary survey の身体診察の際にバックボードは外す
- 頸椎カラー固定は検査の間継続する．バックボードからカラーに変えるときは慎重に行い，上記症状があるときはカラーを外さない

> **診察の見逃し回避！**
> 特に高齢者は骨粗鬆症もあり，受傷機転も複雑になりやすいので必ずX線チェックを行う．

診断に必要なX線撮影と読影
必須　頸椎正面像（図1A），側面像（図2），開口位像（図1B）
- X線側面撮影時には肩の陰影と重ならないように上肢を牽引し，下位頸椎まで描出されるようにする（図2B）

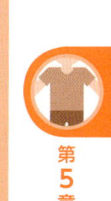

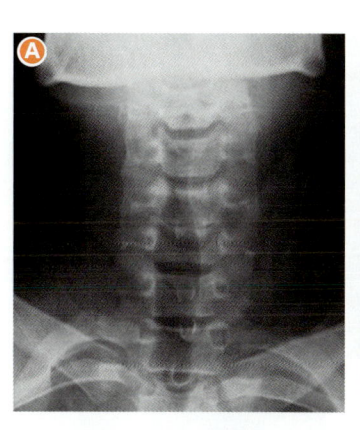

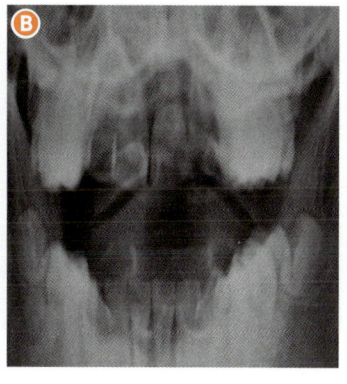

図1　頸椎X線（正面像）
A）正面像，B）開口位像

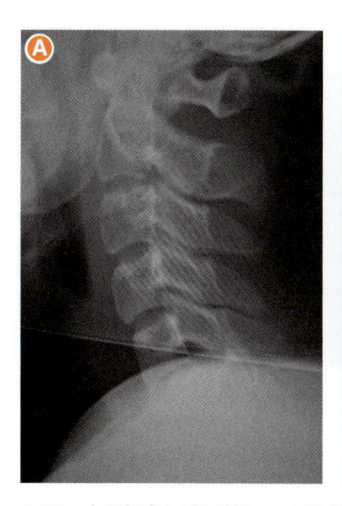

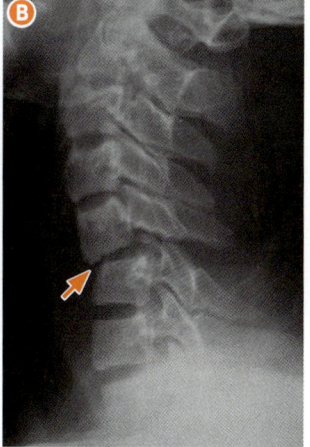

図2　初診時と牽引後のX線側面像
A）初診時，B）牽引後．上肢の牽引は下位頸椎の側面像のときは必要．牽引によりC5/6の脱臼（→）が診断できる

CTの適応

- 単純X線では評価が難しい頭蓋頸椎移行部，上位頸椎，脊椎後部が良好に描写できる（図3）
- 外傷機転がありX線で骨折が疑われるときやはっきりしなくても臨床上怪しいとき，意識障害があるときは積極的にCTを施行する

MRIの適応

- 脊髄や軟部組織描出に優れており，神経脱落症状があり脊髄損傷を疑う場合はMRIを施行し，脊髄内の状態を評価する必要がある（図4）

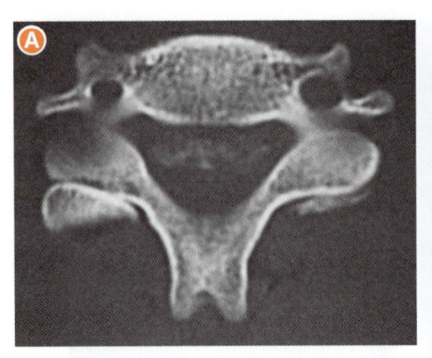

図3　頸椎CT像
図2と同症例．A）冠状面像，B）矢状面像

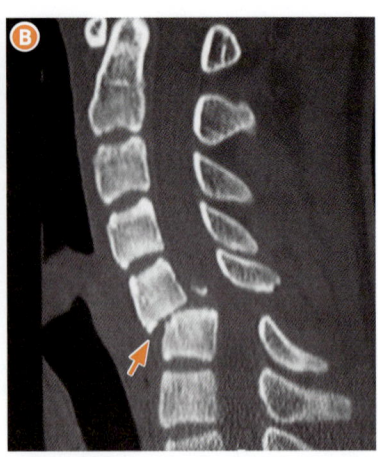

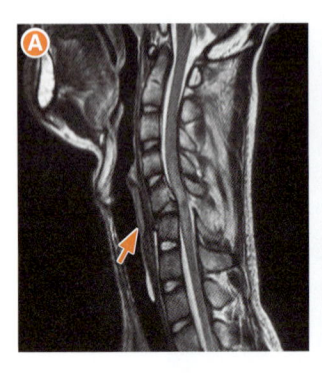

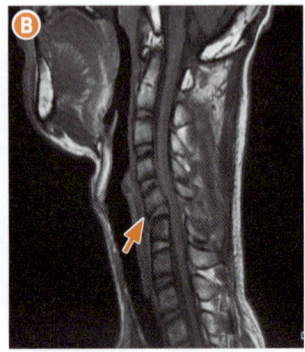

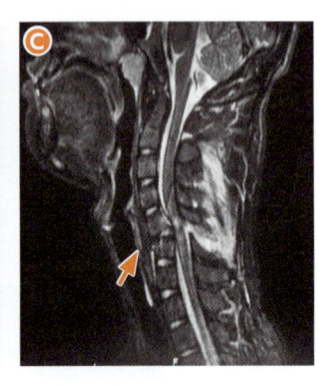

図4　頸椎MRI像
図2と同症例

- 骨傷のない脊髄損傷（主に中心性頸髄損傷）もあるため，重症感があれば，画像検査で明らかな異常がなくても必ず整形外科医へコンサルトする

初期対応

目標　現状の評価を行い，症状の有無に関係なく骨折や脱臼を認めれば整形外科にコンサルトする

初期対応のポイント

初期治療・対応
- 脊髄損傷では急性期の呼吸・循環動態が生命の維持にかかってくる．それとともに高エネルギー外傷では全身の状態もチェックする

入院時指示・対応
- 基本的に整形外科医が指示を出すが，集中治療室にて管理してもらうのが望ましい

患者さんへの説明
- 現状を患者さんと家族に話し安静の重要性を説明する．整形外科医にて今後の治療方針を決めてもらうようにする

なぜ，この対応が必要か？
- 脱臼や骨折の不安定な状態であり手術的治療が必要となる症例が多い．しかし，脊髄損傷症例も多く急性期では全身状態も不安定であるため呼吸・循環器状態には特に気をつけてみていく必要がある

コンサルテーションする？しない？

コンサルテーションした方がよい場合
- 整形外科へのコンサルテーションは必須．整形外科だけでなく救急科の医師とともに急性期の状態を注視する

すぐにコンサルできない場合は？
頸椎カラー装着のまま床上安静で入院を指示し，Gupは0°とする．

自分で判断してよい場合
- 基本的になし，整形外科医へコンサルトする

〈星野啓介〉

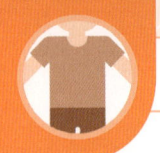

第5章　よく出会う体幹疾患への対応　　A　頸椎

緊急度 ■■■

3 頸髄損傷（中心性脊髄損傷）
軽傷から死亡例まで

この疾患を疑うPoint

🔑 keyword… 麻痺

💥 受傷機転… ［若年者］交通事故，高所からの転落，スポーツ外傷
　　　　　　　［高齢者］歩行中の転倒やベットからの転落

診察と診断

↳ 疾患概要
- 高エネルギー外傷が主だが，高齢者の場合は転倒による受傷もある．男女比は男性が圧倒的に多く，若年者ではバイク事故が多い．脊椎損傷のうち75％が頸髄損傷である
- 頸椎の脱臼や椎体骨折などの骨傷の明らかでない非骨傷性脊髄損傷は全脊髄損傷中の60％以上を占める．中高年の転倒など過伸展外力を伴う軽微な外傷にて生じることが多く，不全損傷，特にSchneiderの提唱する中心型損傷（歩行可能だが上肢麻痺は強い）が多くみられる．これらの症例は脊柱管狭窄やOPLL（ossification of posterior longitudinal ligament：後縦靱帯骨化症）を呈している症例が多い

↳ 診察のポイント
- 高齢者の場合，圧痛のみで歩行可能な症例もある
- 高齢者の頭頸部の打撲・擦過創は要注意である

↳ 診断に必要なX線撮影と読影
必須　頸椎正面像（図1A），側面像（図1B），開口位正面像

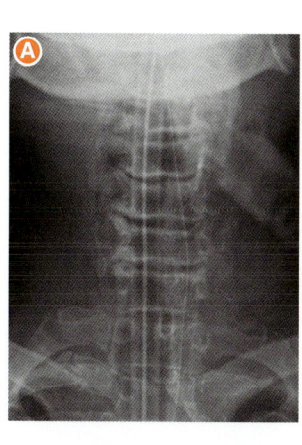

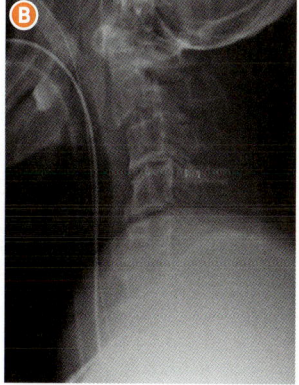

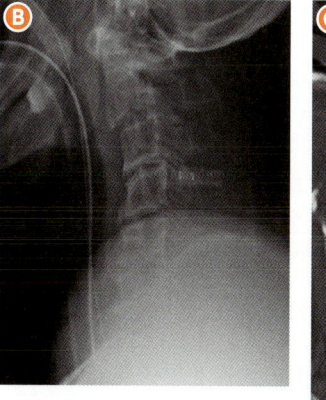

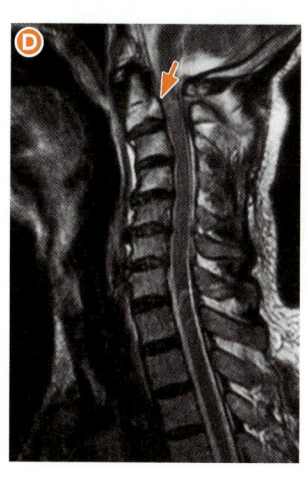

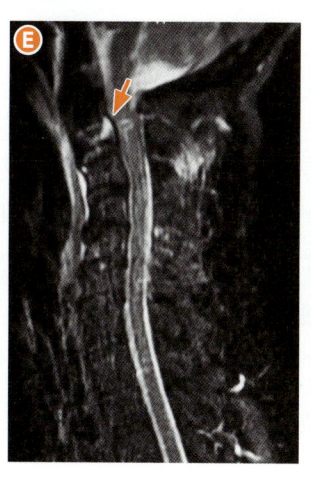

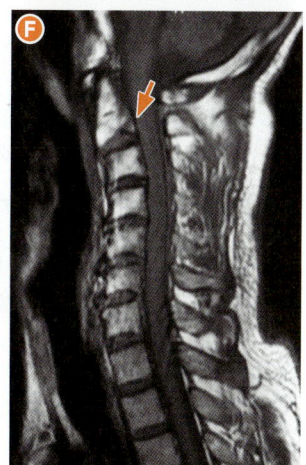

図1　C2骨折に伴う頸髄損傷
救急外来搬送時より呼吸状態悪化し気道確保を来院時とともに施行した骨折を矢印（→）で示す．X線では評価が難しいが，CT・MRIで良好に描写できる．A）X線正面像，B）側面像，C）CT側面像，D〜F）MRI側面像

症例によりさまざまな症例を呈するためその都度判断する．

CTの適応

- 単純X線では評価が難しい頭蓋頸椎移行部，上位頸椎，脊椎後部が良好に描写できる（図1C）
- 外傷機転がありX線で骨折が疑われるときやX線ではっきりしなくても臨床上怪しいとき，意識障害があるときは積極的に施行する

MRIの適応

- 脊髄や軟部組織描出に優れており，神経

画像診断の見逃し回避！
四肢の知覚・運動神経障害が疑われたら必ずMRI撮影する．

脱落症状があり脊髄損傷を疑う場合はMRIを施行し脊髄内の状態の評価が必要となる（図1D〜F）

初期対応

目標 緊急を要する損傷の治療を優先する

初期対応のポイント

初期治療・対応
- 高エネルギー外傷の場合は，特に生命を左右するような多臓器損傷の可能性があればその処置が最優先であるが，呼吸筋麻痺による呼吸障害など脊髄損傷そのものに起因する重篤合併症もある．どのような場合でも気道確保や静脈確保など基本的処置を優先して行う

入院時指示・対応
- 状態が悪くなる可能性もありICU管理が基本となる

> **プラスワンポイント**
> ステロイド大量投与療法は神経の浮腫の悪化を予防するといわれるが，その効果についてはcontroversialであり，コンサルトした主治医の判断により施行する．

患者さんへの説明
- 脊髄損傷の状態にて症状が刻々と変化すること，呼吸状態・循環動態などが変化することをお話しする（表1）

なぜ，この対応が必要か？
- 基本的には整形外科医の指導にて治療が行われることが多いがそれまでに状態を維持し悪化させないことが重要である

その他の注意点
- 体位変換や移送などのときは体位安静のためall in one pieceとして扱う

表1 脊髄損傷による症状

呼吸	
腹式・胸式呼吸の消失	→C4以上の損傷，絶対挿管
腹式呼吸のみ消失	→C4-Th7での損傷，相対的挿管
急性期は交感神経遮断のため迷走神経優位	→痰の貯留，無気肺，肺炎に注意

循環	
交感神経遮断により麻痺域の血管拡張	→低血圧（低血圧にもかかわらず徐脈であり出血性ショックと鑑別する）
過度な輸液，輸血は禁忌	→脊髄腫脹の増悪

コンサルテーションする？しない？

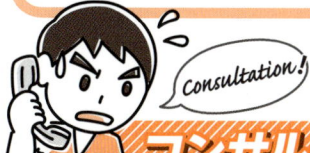

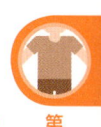

↳ コンサルテーションした方がよい場合
- 整形外科医へのコンサルテーションは必須

↳ 自分で判断してよい場合
- なし．必ず整形外科医だけでなく外科，救急科など症例ごとの症状による専門医へのコンサルトする

すぐにコンサルできない場合は？
上位頸椎の麻痺では進行性に状態が悪くなる可能性があるので集学的な治療を行う．

〈星野啓介〉

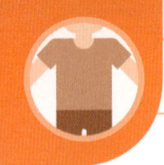

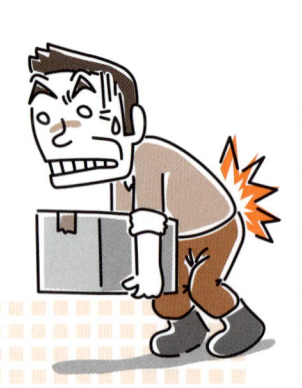

第5章 よく出会う体幹疾患への対応　　B　胸腰椎

1 胸腰椎 総論

Point

☑ 高エネルギー外傷では否定されるまで脊椎損傷があるものとして扱う

1 胸腰椎の解剖と骨折

脊椎に発生する骨折の90％は胸腰椎に発生し，特にTh11～L1の胸腰椎移行部に多く，胸腰椎の骨折の15～20％に神経損傷を伴うとされる．

脊椎をDenisのthree column theoryに従って，前・中・後の3部位に分けると（図1），圧迫骨折ではanterior column，破裂骨折ではmiddle column，Chance骨折（図2）やSlice骨折（図3）ではposterior columnまでが破綻する．特に破裂骨折は椎体後方骨皮質まで骨折がおよび，脊柱管に骨片が突出することで神経に圧迫が加わる．Chance骨折，Slice骨折では回転性のエネルギーも加わり，後縦靱帯や関節包の破綻も伴う（図2，3）．

2 高エネルギー外傷と脊椎損傷

すべての高エネルギー外傷では頸椎を含む脊椎の骨折を念頭において，バッ

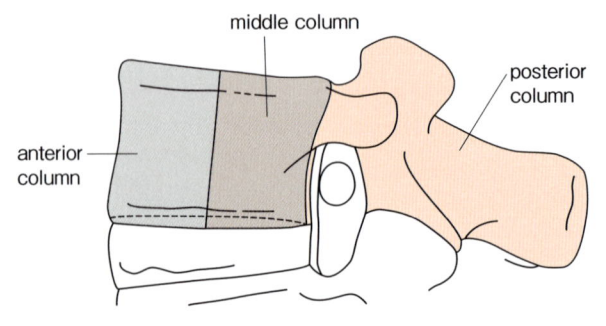

図1　Denisのthree column theory
（文献1より引用）

クボードに全脊柱固定のうえで救急外来に搬送されてくる．ストレッチャーに移乗したら，まず頭部の固定ベルトから外す．これは，体幹から固定解除してしまった場合に，患者さんが不用意に身体をねじって頸部に強い外力がかかるのを防ぐためである．**多発外傷患者では24％で胸腰椎損傷が見逃されていた**という報告もある[2]．骨折が否定されるまでは常に脊椎に骨折があるという前提で患者さんを扱い，ベッド移乗の際にはトランスファーボードを使用する．

　交通外傷の場合は視診で体幹前面にシートベルト痕があれば，内臓損傷とともに脊椎Chance骨折を疑う．脊椎の屈曲伸展損傷で，脊椎椎体・椎弓根・棘突起に及ぶ水平断裂骨折である（図2）．

　四肢の知覚・運動・反射に次いで，肛門周囲の知覚・肛門括約筋の収縮・球海綿体反射を忘れずにチェックする．脊髄損傷ではS4～5の支配する仙髄領域の感覚（触覚，痛覚）が残存すれば不全麻痺であり，残存しなければ完全麻痺である．肛門に指を挿入した際には，前立腺の位置の異常や腸管の断裂の有無も触診しておく．通常外傷性ショックで多いのは出血性ショックと閉塞性ショックであり血圧低下・頻脈とともに四肢冷感を認めるが，脊髄損傷の場合には自律神経障害による末梢血管の拡張により血液が末梢に貯留してしまい中枢の血液が不足する，四肢の温かいショック（warm shock）となる（硬膜外麻酔をしたときの下肢と同じ状態である）．

　骨盤骨折が否定されていれば，次にログロールを行い背面の観察を行う．

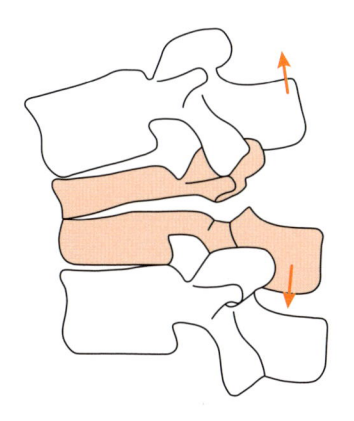

図2　Chance骨折
矢印方向へ屈曲伸展力が加わり水平断裂骨折を生じる
（文献1より引用）

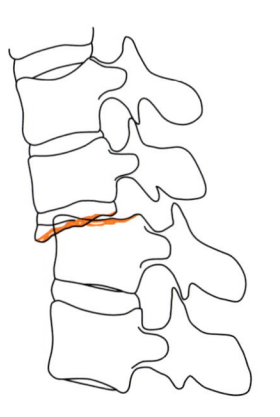

図3　Slice骨折（脱臼骨折）
（文献1より引用）

視診では創部・紫斑の位置から内臓損傷を推測しつつ，脊椎の配列異常を見る．触診では棘突起の圧痛と段差（脱臼を示唆，図3）をチェックする．

参考文献

1) Robert KE & Christopher MB：Fractures and Dislocations of the Thoracolumber Spine.「Rockwood & Green's Fracture in Adults 6th Edition」(James DH, et al, eds)，Chapter 40, Lippincott Williams & Wilkins, 2006
2) Anderson S, et al.：Delayed diagnosis of thoracolumbar fractures in multiple-trauma patients. Acad Emerg Med, 3：832-839, 1996

〈斉藤　究〉

第5章　よく出会う体幹疾患への対応　　B　胸腰椎

緊急度

2 脊椎圧迫骨折
高齢者の腰痛レッドフラッグ

この疾患を疑うPoint

keyword… 高齢者，骨粗鬆症，飛び降り・転倒・転落後の腰痛，急性発症の腰痛

受傷機転…［若年者］転落・スノーボードのジャンプなどの高エネルギー外傷
［高齢者］転倒，重いものを持ったとき，重度の骨粗鬆症では起床時の起き上がり動作

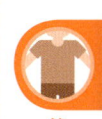

診察と診断

疾患概要

- 高齢者の腰痛・背部痛では，常に圧迫骨折を腰痛の鑑別に入れる
- X線上，新規圧迫骨折部位が明らかでなくても，脆弱性骨折の既往歴があると骨折再発リスクも高くなる（大腿骨頸部骨折既往では2倍，椎体骨折既往では4倍[1]）．骨折リスクはステロイド薬の使用で2.3倍，親の大腿骨頸部骨折既往歴があると2.3倍に高まるため，問診からも疑う必要がある

診察のポイント

- 救急外来で行うべき仕事は，転倒した原因疾患の除外・破裂骨折の除外・痛みのコントロールである
- 圧迫骨折が存在しても，立位や坐位での診察はかえって椎体が安定化して痛みが軽快することがある．起居動作時の腰痛，側臥位での脊椎棘突起の圧痛や叩打痛を指標とする
- シンプルな圧迫骨折なのか，骨折線が椎体の後方1/3にも及ぶ破裂骨折なのか，

診察の見逃し回避！
高齢者の転倒やベッドからの転落では腰椎圧迫骨折とともに大腿骨頸部骨折も念頭に診察を行う．

247

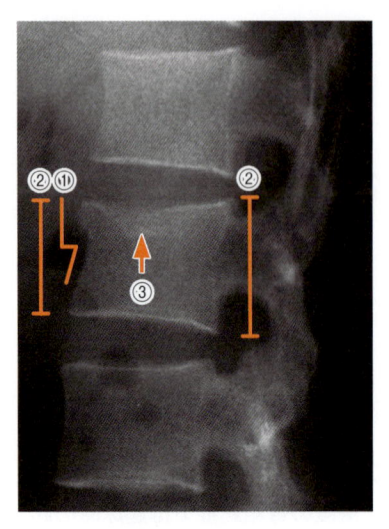

図1　圧迫骨折X線読影のポイント
①椎体前方骨皮質のくびれ，②前方椎体高の短縮，③骨折部骨髄質の濃度上昇
（文献2より引用）

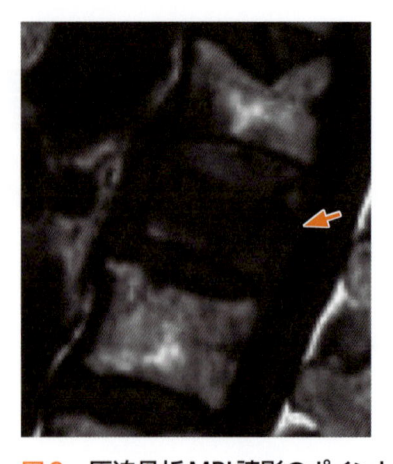

図2　圧迫骨折MRI読影のポイント
T1 low, STIR highが新鮮骨折の目印（→）

CTを用いて判断する．特に若年者の高エネルギー外傷では必須である

診断に必要なX線撮影と読影

必須　圧迫骨折の起こりやすい胸腰椎移行部（Th11，Th12，L1）を含む腰椎正面像・側面像の撮影を行う

- 椎体の前方骨皮質に注目する（図1）

画像診断の見逃し回避！
変形が軽微な圧迫骨折はX線上診断が難しく，見逃される場合が多い．また，過去に多発圧迫骨折のある場合には新規圧迫骨折部位の診断は難しい．いずれも前回撮影したX線と比較するか，MRIを行うことで新鮮な圧迫骨折かどうかを診断できる．新鮮な骨折ではT1 low, STIR highとなる（図2）．

初期対応

目標　疼痛コントロールと椎体圧潰の予防を行う

初期対応のポイント

初期治療・対応

- 内服鎮痛薬を処方し，痛みが強ければ坐剤も処方する

- 圧迫骨折の既往がある場合，装具士が作成したコルセットがあれば着用を指示する．新規圧迫骨折で過去にコルセットを作成していない場合は，コルセットを作成するまで安静臥床を基本とする旨を説明する
- 仰臥位での安静臥床とすると脊椎前弯が助長される（背屈位が強調される）ため，骨折部が不安定になりやすい．側臥位での安静臥床を指示する

患者さんへの説明
- 安静臥床は筋力低下，関節拘縮を引き起こす要因となるため，コルセット着用後は通常通りの日常生活動作を許可する

↳ なぜ，この対応が必要か？
- コルセットによる外固定により脊椎への荷重を軽減し，圧迫骨折の進行を防ぐとともに，疼痛軽減・早期離床により廃用症候群の進行を防ぐことが大切である

↳ その他の注意点
- コルセットは既製品の腰痛用の簡易コルセットでは脊椎を支える保持力はない．装具士が作成したものを使用すること

コンサルテーションする？ しない？

↳ コンサルテーションした方がよい場合
- CTにて破裂骨折であった場合や，下肢の知覚異常，筋力低下などの所見があれば，破裂骨折に伴う脊髄障害を考え整形外科医に連絡する．ただし，痛みのために下肢筋力は診断が難しい場合もある

すぐにコンサルできない場合は？
MRIを行わないと診断できない圧迫骨折もあり（図2），圧迫骨折の診断がつかなくても腰痛が著明で帰宅困難な場合には入院にて疼痛コントロールを行う．

↳ 自分で判断してよい場合
- 単純な椎体前方骨皮質のみの圧迫骨折であり，破裂骨折を否定できれば，患者さんの痛みに応じて対処する
- 痛みが軽く歩行可能であれば，いったん帰宅として翌日に整形外科受診を指

示する
- 痛みが強く帰宅困難であれば入院にてGupは30°までとする．車いすや歩行器で移動可能であればトイレへの移動のみ許可する．痛みが強い場合にはトイレは床上とする

> **➕ワンポイント**
> - 整形外科医でも初診時X線のみでは圧迫骨折の診断が難しい場合がある
> - 救急外来ではX線診断のみで患者さんに「圧迫骨折していない」とは，絶対に言わないようにする
> - MRI撮影や，後日フォローアップX線で圧迫骨折した椎体が潰れてきてから診断されることもある

参考文献
1) 「骨粗鬆症の予防と治療ガイドライン2011年度版」（骨粗鬆症の予防と治療ガイドライン作成委員会/編），p38，ライフサイエンス出版，2011
2) 斉藤 究：見逃しやすい骨折の転機と鑑別のポイント．レジデントノート，12：822-828，2010

〈斉藤　究〉

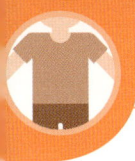

第5章　よく出会う体幹疾患への対応　　B　胸腰椎

緊急度

3 脊椎破裂骨折
脊髄損傷の合併に注意！！

この疾患を疑うPoint

- **keyword**…下肢の知覚・運動障害，背部痛，高エネルギー外傷
- **受傷機転**…転落，飛び降り，交通外傷

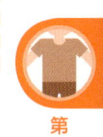

診察と診断

↳疾患概要

- 高所からの転落や飛び降り，そのほかの高エネルギー外傷において最も注意すべき外傷の1つである
- 骨折線は椎体後方の骨皮質に及び，重症なものでは骨折骨片が脊柱管内に突出し脊髄や馬尾を圧迫して知覚・運動麻痺を起こす（図1）．Th11〜L2の胸

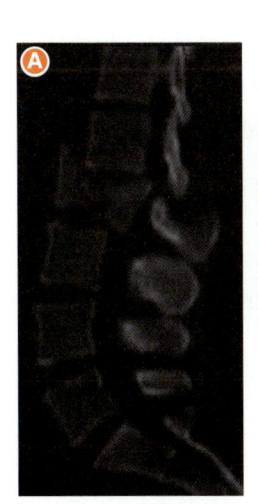

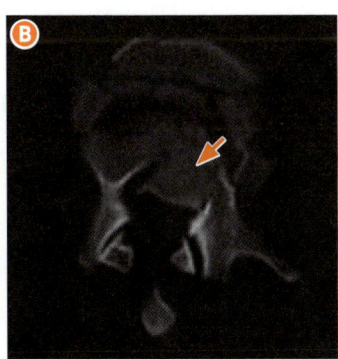

図1　第2腰椎破裂骨折 CT
A）矢状断面像，B）横断面像．椎体後方骨皮質を含んだ骨片（→）が脊柱管内へ突出している

251

腰椎移行部に多くみられ，胸腰椎破裂骨折の30％に神経障害を伴うといわれる

診察のポイント

- 明らかな転位のない破裂骨折では，X線だけでは圧迫骨折との見分けが難しい場合があり，破裂骨折の25％が圧迫骨折と診断されていたとの報告もある
- 特に意識障害がある場合や，多発外傷で疼痛部位がほかにもあるときには患者さんが背部痛を訴えないことがある

診断に必要な画像診断と読影のポイント

必須 胸椎・腰椎正側

- 全身CTでは骨条件も含めて椎体と脊柱管を必ずチェックし，バイタルが安定しており可能であればCT-MPR，またはX線胸椎，腰椎側面像も撮影しておきたい

> **画像診断の見逃し回避！**
> CTにて骨折線が椎体後方に及んでいるか確認しておきたい．

初期対応

初期治療・対応

- 救急搬送されてきた外傷患者では常に破裂骨折の可能性を疑って扱う．救急隊が全脊柱固定をしてくるのも，JATECで背部観察をログロールで行うのもこの骨折が怖いからこそである（第1章-1参照）
- 破裂骨折と診断したら，下肢の知覚・運動麻痺の有無をチェックしておく

入院時指示・対応

- 看護師による体位交換の際に身体をねじらないようにしっかりと明記すること．もちろんGupは不可である

注意点

- 不用意なベッド移乗で体幹を屈曲させたり，ねじったりすれば，医原性に脊髄損傷を悪化させてしまうことにもなりかねない．ベッド移乗時にはトランスファーボードを使用する

↪ **なぜ，この対応が必要か？**
- すべて脊髄損傷を悪化させないためである

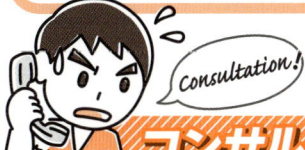

コンサルテーションする？しない？

↪ **コンサルテーションした方がよい場合**
- 診断したら，すぐに整形外科医をコールしておこう
- 下肢に麻痺がある場合には全身状態が許せば緊急手術となることもある

すぐにコンサルできない場合は？
下肢の運動・知覚障害があれば転院搬送も考慮する．運動・知覚障害がなければ基本的に手術はせずに保存治療となる．入院のうえで前記指示を行うこと[1]．

↪ **自分で判断してよい場合**
- 基本的に整形外科医をコールすること

➕ **プラスワンポイント**
お笑い芸人のスギちゃんが10m飛び込みで受傷したのは第12胸椎破裂骨折である．

参考文献
1) Rajasekaran S：Thoracolumbar burst fractures without neurological deficit: the role for conservative treatment. Eur Spine J, 19 Suppl 1：S40-S47, 2010
→こちらから全文参照できる．http://www.ncbi.nlm.nih.gov/pmc/articles/PMC2899715/

〈斉藤　究〉

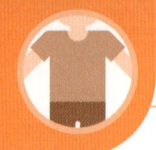

第5章 よく出会う体幹疾患への対応　B　胸腰椎

緊急度

4 腰椎横突起骨折
内臓損傷の合併に注意

この疾患を疑うPoint

🔑 **keyword**… 外傷後の強い腰痛

💥 **受傷機転**… 背部の直接打撲や強い体幹の側屈

診察と診断

▶ 疾患概要
- 転落や交通外傷など，背部の直接打撲や強い体幹の側屈を強いられることによって発生する

▶ 診察のポイント
- 診察では腹臥位で腰椎横突起を圧迫し，痛みがあれば疑う．救急外来における多発外傷では全身CT撮影時に骨条件において腰椎横突起にも注目して読影することが大切である（図1C）

診察の見逃し回避！
外傷後の強い腰痛としては圧迫骨折も忘れてはならない．腰痛の原因として，たとえX線やCTで圧迫骨折や腰椎横突起骨折を指摘できなくても，強い痛みがあれば脊椎MRIを行い，圧迫骨折を見逃さないようにする．

▶ 診断に必要なX線撮影と読影
必須 腰椎正面像（図1A，B）
- X線では腰椎正面撮影において，目を凝らして横突起を見つめよう．骨折部で大きく転位していることもあるが，単純X線では腸管ガス像が重なりわかりにくいことも多い

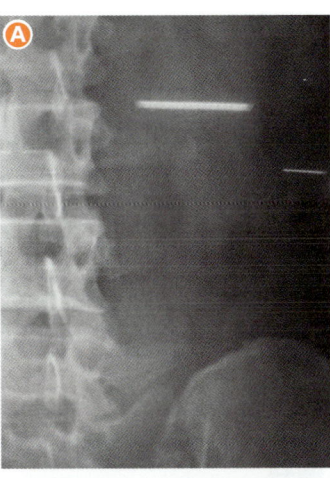

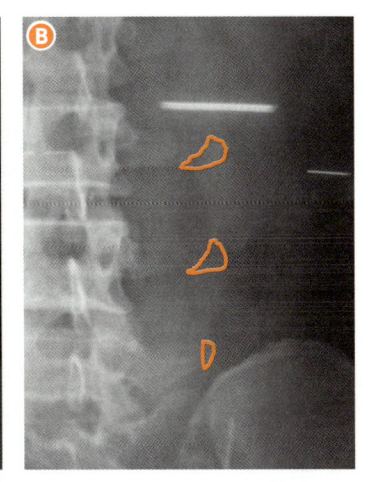

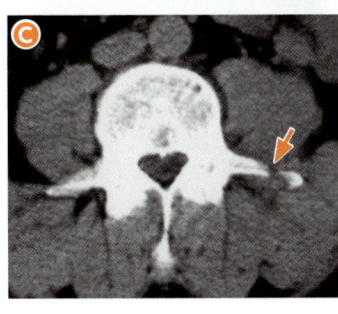

図1　多発腰椎横突起骨折
A) X線正面像，B) 骨折部の図示，C) CT横断面像．X線ではわかりづらいがCTでは転位（→）が明らかである

初期対応

初期治療・対応

- 腰椎横突起骨折には内臓損傷を伴うことがある[1]．腹腔内臓器損傷の有無については，エコーによるFAST（focused assessment with sonography for trauma：迅速簡易超音波検査法）や腹部造影CTも考慮したい
- 内臓損傷が除外されれば，腰痛に対する治療となる．鎮痛薬の投与と安静臥床・コルセットが基本である
- 痛みが強ければ入院による安静加療とする．痛みに応じて安静度はフリーでよい

なぜ，この対応が必要か？

- 腰椎横突起骨折そのものは痛み以外には問題となることは少ない．3週間もすれば社会復帰が可能である．透視下に腰椎横突起骨折部へ直接キシロカインを注入することが疼痛改善と早期社会復帰に有用との報告もある[2]

コンサルテーションする？しない？

コンサルテーションした方がよい場合

- 腰椎横突起骨折のみであれば，緊急にコンサルテーションする必要はない．しかし，腰椎横突起骨折に伴い骨盤骨折やそのほか外傷がある場合には整形外科医にコンサルトしよう

自分で判断してよい場合

- 高エネルギー外傷でも，腰椎横突起骨折以外の外傷が除外できれば，経過観察入院としてよい

プラスワンポイント

腰椎横突起骨折は，ERで見逃されやすい骨折の1つである．多発外傷では重症外傷に目を奪われがちで，入院後安静度をアップした際に強い腰痛を訴えるために発見されることもある．2014ワールドカップサッカーにおいてブラジルのネイマール選手が対コロンビア戦で受傷したのは第3腰椎横突起骨折である．

参考文献

1) Agrawal A, et al：Isolated transverse process fracture of the lumbar vertebrae. J Emerg Trauma Shock, 2：217-218, 2009
2) 柴山元英，他：腰椎横突起骨折に対する新しい治療法．中部日本整形外科災害外科学会雑誌, 51：765-766, 2008

〈斉藤　究〉

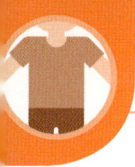

第5章　よく出会う体幹疾患への対応　　C　骨盤

1 骨盤骨折の基本

Point

- ☑ 骨盤の輪状構造を理解しよう
- ☑ 骨盤後方成分の骨折を見逃さないようにする

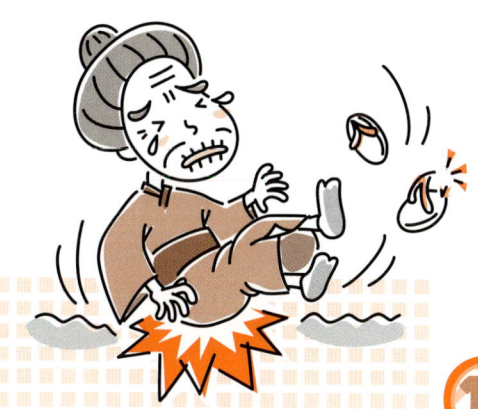

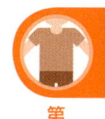

　救急外来で骨盤骨折をみるのは高エネルギー外傷に限らない．骨粗鬆症の進んだ高齢者が転倒しただけでも骨盤骨折は起こりうる（図1）．骨盤はそれ自体が血流豊富な骨であり，同時に骨盤後方に位置する血管の損傷を伴えば大出血を引き起こす．救急外来を守る研修医としては，ぜひとも骨盤骨折の診断と初療ができるようになってほしい．そのため専門的な内容も含めて小川先生に後述していただくが（第5章C-3参照），ここでは骨盤骨折のキホンを押さえておきたい．

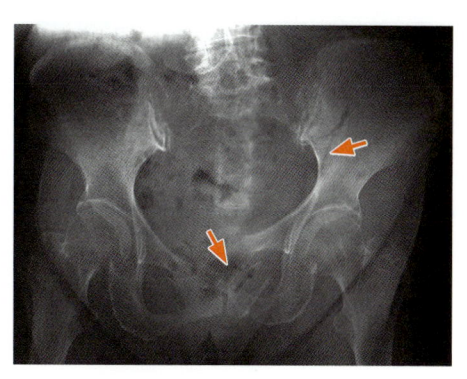

図1　高齢者の骨盤骨折
85歳女性．左腸骨から恥坐骨に至る不安定型骨盤輪骨折を受傷．骨折部を矢印（→）で示す．高齢者では立位から転倒しただけでこのような骨盤骨折を起こす

1 骨盤は体を支える大きな輪

　骨盤は，骨盤輪とも呼ばれ，最も前方は恥骨結合，最も後方は仙骨が位置している（図2）．二足歩行する人間の体は，脊椎が仙骨で支えられて，仙骨は仙腸関節を介して左右から挟まれる寛骨によって支えられている．股関節を構成する寛骨臼は大腿骨へとつながり，人間の荷重線ができあがるのである．この荷重を担う仙骨〜腸骨後方〜臼蓋に至る骨盤輪（骨盤後方要素）に

257

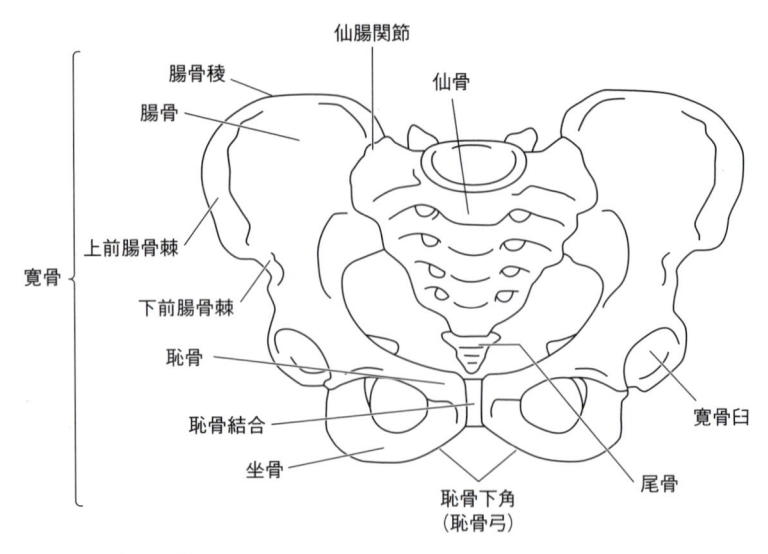

図2 骨盤の構造

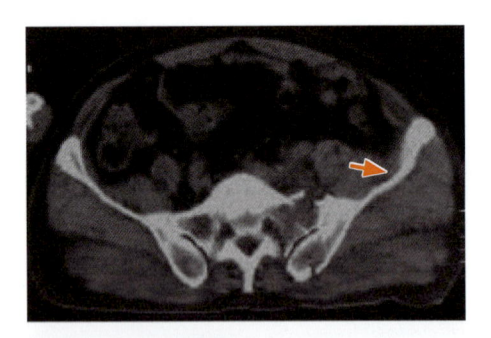

図3 open book
左が開いている

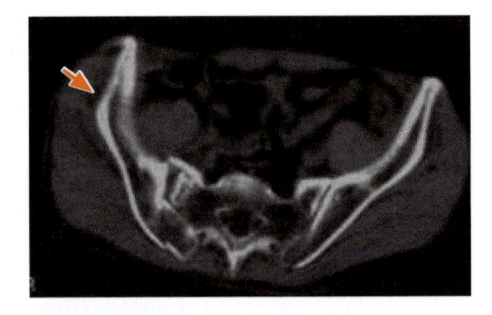

図4 lateral compression
右が閉じている

　骨折が起こると，荷重の破綻とともに内腸骨動脈，上殿動脈，閉鎖動脈などの主要血管の損傷が合併して，大出血につながる（**第5章C-3図2参照**）．

2 開いているか，閉じているか．それとも上下にずれているか

　骨盤の後方成分をみた場合に解剖的に正常な位置から，腸骨が仙骨に対して外側に開いているものはopen book（図3），腸骨が仙骨に対して内側に閉じているものはlateral compressionと呼ばれる（図4）．一般に前後方向からの外力が加わった場合にはopen book，側方からの外力が加わった場合にはlateral compressionが起こる．左右で片側はopen book，片側はlateral

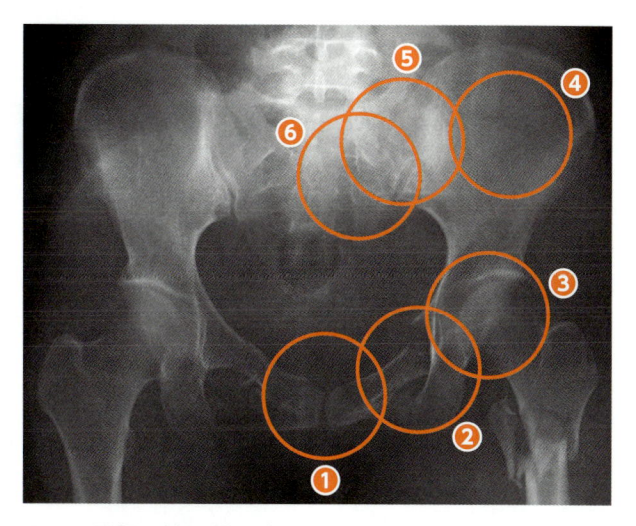

図5 骨盤X線の読み方
骨盤の前方から後方（❶から❻）へ順番に読影する

compressionということもあり得る．lateral compression型は仙腸関節が外方から圧迫され，仙骨部が圧迫骨折を起こしているものが多く，比較的安定している場合が多い．一方open book型は骨盤腔内容積が増加するため骨盤腔内出血が助長されるだけでなく，仙腸関節を固定する前後の仙腸靭帯が完全に破綻したものでは不安定な骨折となる．

また，仙骨骨折や仙腸関節離解，腸骨骨折に伴い，片側の骨盤全体が頭側へずれてしまうものをvertical shearと呼び，これも非常に不安定な骨折である（図5）．

3 骨盤X線の読み方

読影の手順

多分に洩れず，評価に値する正しく正面から撮られた写真かどうかをみる．そのために，まずは脊椎の最も後方で，かつ中心に位置する棘突起と，左右の椎弓根（pedicle）との距離に左右差がないことを確認しよう（図6）．もし棘突起から左右椎弓根の距離に左右差があれば，体幹自体が斜めに傾いて撮影されていることになる．その場合，骨盤のopen bookやlateral compressionの評価が難しくなってしまう．

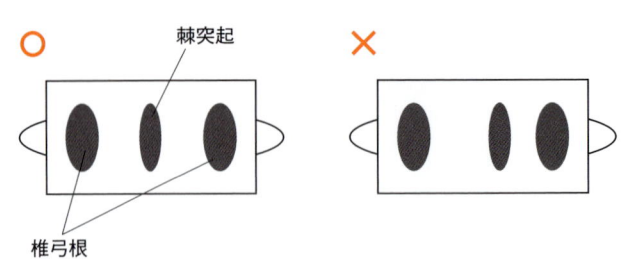

図6 脊椎正面の確認
棘突起から左右椎弓根の距離を比較する．○：脊椎が正面から撮影されている．×：脊椎が正面から撮影されていない

　脊椎が正面から撮影されていることを確認したら，骨盤の前方から後方へと順番に読影していけばよい．そのために図5に示した6ポイントを覚えておくとよいだろう．

> **骨盤前方成分**
> ❶恥骨結合離解の有無
> ❷恥坐骨骨折の有無
> ❸臼蓋前縁，後縁と大腿骨近位部骨折の有無
> **骨盤後方成分**
> ❹腸骨の大きさの左右差と内骨盤輪の骨折線の有無
> ❺仙腸関節離解の有無
> ❻仙骨骨折の有無と腰椎横突起骨折の有無

↪ ケーススタディ

　では，この症例（図5）を実際に読影してみよう．
　第5腰椎（L5）の棘突起は左右椎弓根の中心にあり，きちんと体幹正面から撮影された骨盤写真である．
　前方成分は，❶恥骨結合離解なし．❷左右とも恥骨，坐骨の骨折あり．これだけ前方成分が破壊されているから当然後方成分の破綻があるだろうと予想する．❸臼蓋の前縁・後縁に骨折はないが，大腿骨転子部〜転子下の粉砕骨折がある．
　後方成分は，❹腸骨の大きさに左右差があり，左が大きい．ということは左の骨盤が開いているか（open book），右の骨盤が閉じているか（lateral compression）だろう．内骨盤輪を指でたどると，恥骨起始部で大きく途切

れているが，臼蓋〜腸骨にかけては骨折線は認めない．❺仙腸関節は左右とも大きく開いている様子はないが，左に骨折を伴っていそうである．ということは，左の仙腸関節周囲の骨折により，左腸骨が開いてしまったのだろう．頭尾側方向へのずれ（vertical shear）はなさそうである．❻仙骨孔（仙骨に開いた穴）の左右差を比較すると，左上部の仙骨孔に骨折線が疑われる．L5横突起は不鮮明でみづらいが，明らかな骨折はなさそうである（L5横突起は腸骨，仙骨と腸腰靱帯で結ばれているので，L5横突起が骨折するとさらに骨盤の不安定性が増す）．

> 「うーん，これは左骨盤が前方から後方まで骨折していて不安定だな．後方要素の大出血も考えて，すぐに救急専門医と整形外科医を呼ばなくては．それに，TAEもやるかもしれないから放射線科医もcallしておこうかな．輸血も準備しなきゃ．背部の観察もしたいけど，ログローリングは左を下にしてはいけないな．人手が確保できれば，flat liftで背部観察するか．その時は骨盤と左下肢はしっかり安定して保持しなくてはいけないな．整形外科の先生が来たら創外固定立てるかな．大腿骨の牽引もするかもな．」

という風に読影する．

X線では**両股関節正面**で骨盤後方要素は途切れている場合がある．**骨盤**で撮影し直すとともに，**骨盤inlet**（図7），**骨盤outlet**（図8）の撮影も加えると，X線上の骨折の分布がよくわかる．もちろん，バイタルが安定していて，時間的余裕がある場合に行うことが大前提である．

4 恥坐骨骨折を見たら，後方要素の骨折も疑え

老人が「転倒してから動けない」と救急外来に訪れるとき，まずは大腿骨頸部骨折を思い浮かべるだろう．そのときに**両股関節正面**，**ラウエン像**で撮影して，大腿骨頸部骨折がないと安心してはいけない．必ず恥坐骨も確認しておこう（図9）．もちろん，X線が疑わしければ患者さんの恥骨を圧迫してみるとよい．恥骨骨折ならばそこを痛がるはずだ．

さらに，骨盤前方要素である恥坐骨骨折をみたら，骨盤という輪がひしゃげることにより骨盤後方にも外傷のエネルギーは当然及んでいるはずである．骨盤後方要素の骨折も疑い，CTまで行っておきたい（腎機能が許せば造影が望ましい）．骨盤後方要素に骨折があれば，基本的に入院が必要となる．

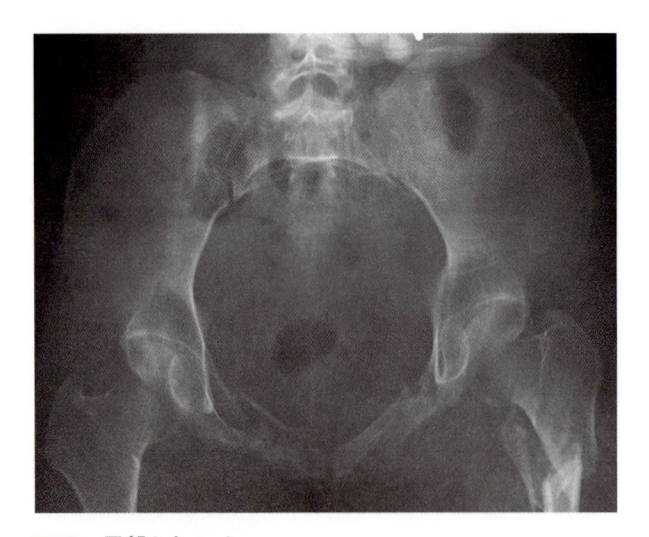

図7 骨盤 inlet view
図5と同患者．骨盤輪の破綻と，仙骨・腸骨の前後方向へのずれを評価しやすい

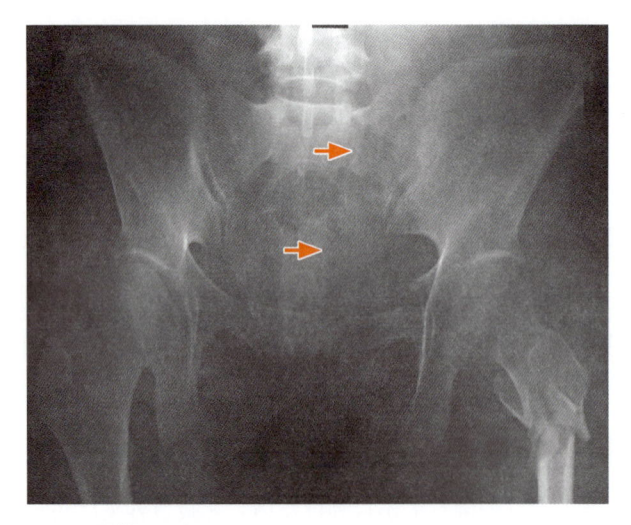

図8 骨盤 outlet view
恥坐骨，仙骨が垂直方向から撮影され，骨盤の垂直方向（頭尾側方向）へのずれを評価しやすい．このX線では後方要素で左腸骨の高さが右よりも少し頭側へずれており，左仙骨孔の破綻（→）もみられるため，仙骨骨折による vertical shear も認められる不安定型骨折と読める

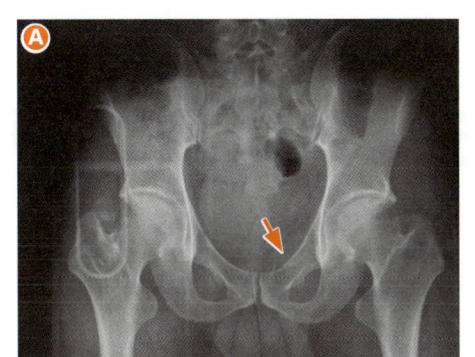

図9 左恥骨骨折
A）骨盤正面X線像．左恥骨の皮質骨が二重に見え，一部骨片がみられる（→）．X線では仙骨骨折は読み取れない．ちなみに右大腿骨大転子部は以前の骨折であり，右大腿骨骨髄には髄内釘手術の後がみられる．B，C）CT像．仙骨前面に骨折線（→）を認める

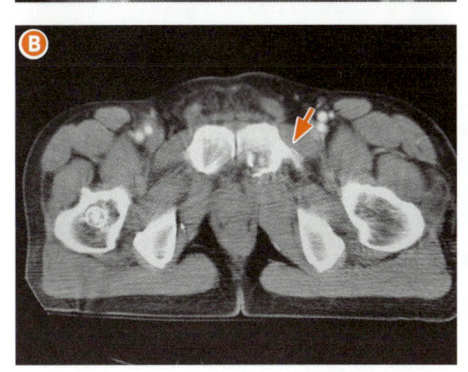

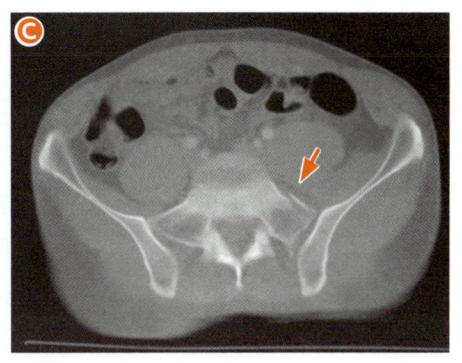

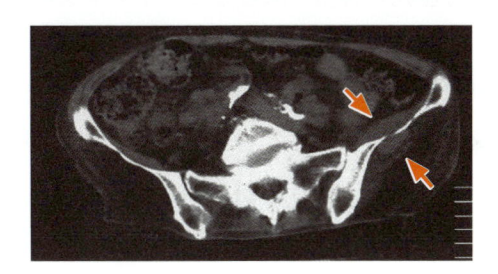

図10 腸骨周囲への血腫（CT）
血腫を矢印（→）で示す

5 CTでは腸骨周囲の血腫も骨折を見つけるヒント

　CTの読影の際には，腸骨筋下の血腫が左腸骨骨折発見のヒントとなる（図10）．

　時間経過とともに血腫像の厚みは増え，活動性の動脈出血がある場合には，造影CTで血腫内に一部high density areaとして描出されることがある．

〈斉藤　究〉

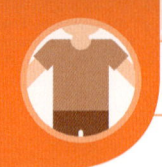

第5章 よく出会う体幹疾患への対応　　C 骨盤

2 骨盤ベルトとシーツラッピング

> **Point**
> - ☑ open book型骨盤骨折の出血コントロールに用いる
> - ☑ 大転子の高さで装着すること

　骨盤輪骨折のなかでもopen book型の場合には，腸骨が外方へと開いて(open)しまうために骨盤骨で囲まれた骨盤腔が拡大する．そのため骨盤腔内での出血量が増えて失血のコントロールが難しくなる．

　骨盤ベルトやシーツラッピングは，開いた腸骨を整復し，出血可能なスペースとなる骨盤腔の容積を減らしてバイタル安定化に寄与する手技である．

　ポイントは2つあり，固定は腸骨ではなく大転子に行うことと，固定はopen book型に対して行うことである．lateral compression型では過整復による弊害の報告はないとされるが[1]，出血抑制効果としての意味はない．vertical shearはcase by caseである．

骨盤固定の方法

骨盤ベルト

骨盤固定整復装具 サムスリング-Ⅱ（SAM Sling Ⅱ）

　サムスリング-Ⅱ（図1）は下臀部大転子部の高さで骨盤を外周から圧迫して適正張力で固定する．サムスリング-Ⅱのオートストップバックルはスリングの張力をコントロールし臀部サイズに応じた適正なニュートン値に達すると自動停止しその位置で最適の固定圧力を維持する．装着のまま，カテーテル・X線・CT・MRIに対応できる．

　以下に装着法を示す（図2）．

❶ 患者さんのパンツのポケットを空にしたり，臀部周辺に何も異物がないことを

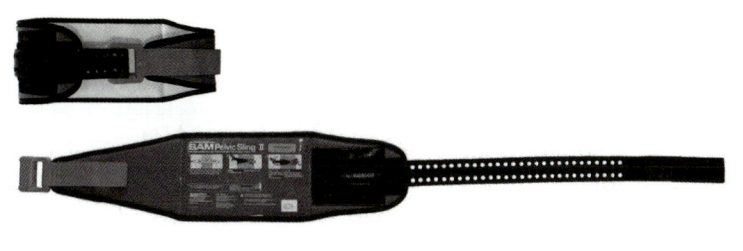

図1　サムスリング-Ⅱ
（写真提供：アコードインターナショナル）

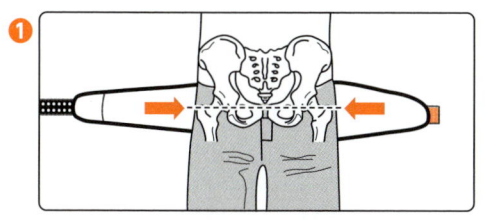

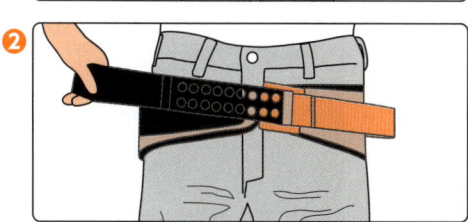

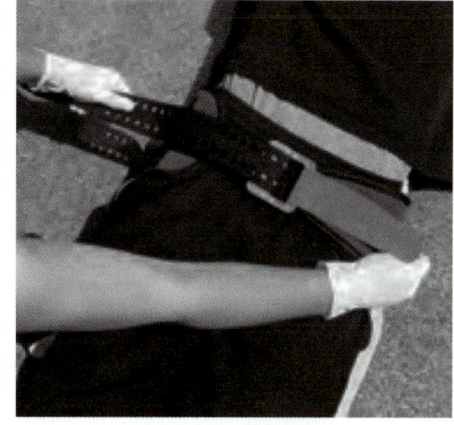

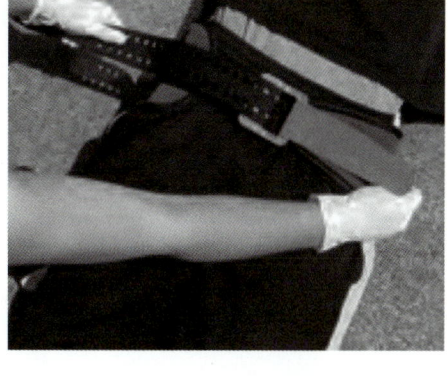

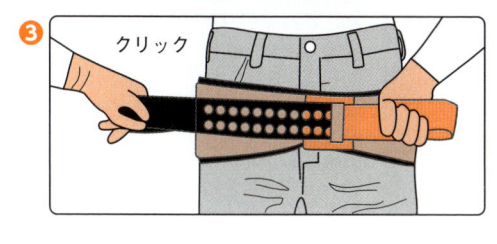

図2　サムスリング-Ⅱ装着方法
番号は本文の説明と対応する（写真提供：アコードインターナショナル）

確認する．スリングの白い面を上にして**患者の大転子（臀部）の下**に差し込む
❷黒のストラップをバックルに通し，ストラップを引く
❸オレンジのストラップを掴み，黒のストラップを反対側に水平に「カチッ」とクリック音が聞こえるまで引っ張る（二人同時に両方から引っ張るのが望ましい）．そのままの状態で，黒のストラップをサムスリングの表面にしっかりと押しつける

ケーススタディ

実際の症例をみてみよう（図3）．

20代女性，飛び降り．心拍数106回/分，血圧88/69 mmHg．

　左右で足の開きが違うことに注目する．右は開いており，左は閉じているように見える（図3A，B）．
　X線は脊椎棘突起と椎弓根の位置から，正しく体幹正面で撮影されている

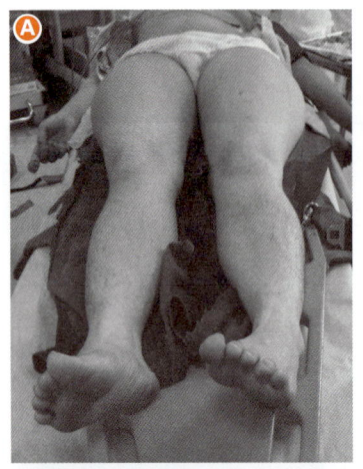

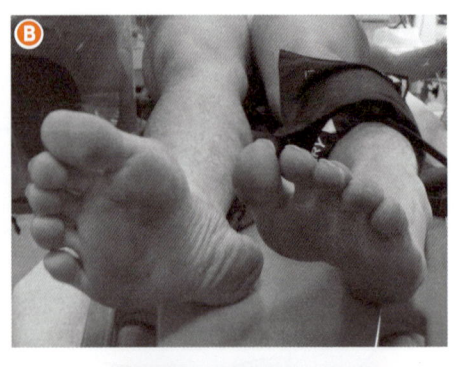

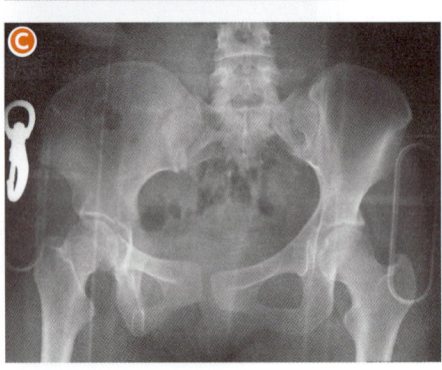

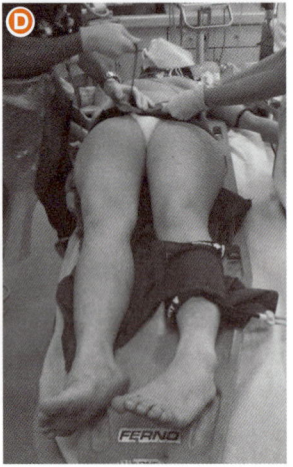

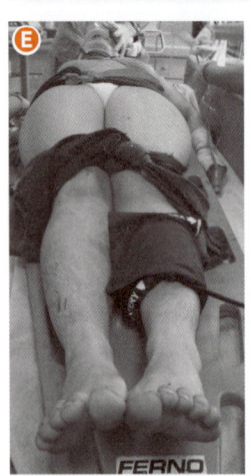

図3 骨盤ベルト適用例
A，B）受傷時．右足は開き，左足は閉じている．C）X線像．右腸骨はopen book，左はlateral compressionであり恥骨結合は大きく右へシフトしている．D）骨盤ベルト装着後，足の位置はまだ戻っていない．E）膝を正面に向けて固定することで足の位置は戻った

が，仙骨に対して右腸骨はopen book，左は仙骨骨折を伴ったlateral compressionとなって骨盤輪の最も前方に位置する恥骨結合は正中に対して大きく右にシフトしている（図3C）．vertical shearはなさそうだ．

骨盤ベルトを適用するが，まだ完全には足の位置が戻っていないことに注目する（図3D）．

さらに左右の膝を正面に向けて固定することで足の位置は戻った．今回は切り開いたズボンを用いて応急固定を行っている（図3E）．

↪ シーツラッピング

以下の手順で行う（図4）．

❶ シーツを4つ折りにして患者の下に敷き，中央に大転子が来るように配置する
❷ 術者2人で左右からシーツを引っ張り，開いた骨盤を整復する
❸ 左右に引っ張った張力を保ちつつ，中央でシーツを交差して術者は両端を持ち替える
❹ 最後に鉗子でシーツをはさんで（図中━部）緩まないように固定して終了

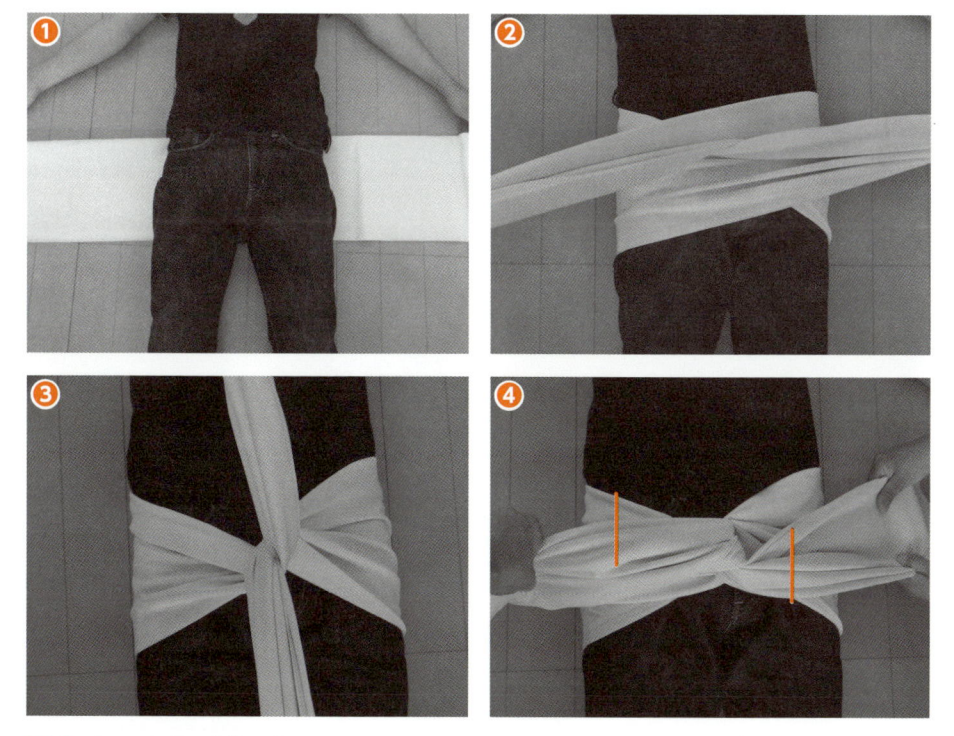

図4　シーツラッピング

参考文献

1) Knops SP, et al：Comparison of three different pelvic circumferential compression devices: a biomechanical cadaver study. J Bone Joint Surg Am, 93：230-240, 2011

〈斉藤　究〉

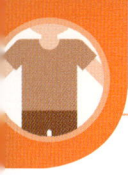

第5章 よく出会う体幹疾患への対応　C 骨盤

3 骨盤骨折の対応

Point
- ☑ 骨盤骨折には骨盤輪骨折と寛骨臼骨折があるが，それらの性格は全く違うものである
- ☑ 骨盤輪骨折は大量出血により生命に危険がおよぶ可能性のある骨折である
- ☑ まず骨盤Ｘ線写真で骨盤輪骨折と寛骨臼骨折を判別するのが重要である
- ☑ 高齢者の転位の小さい骨盤輪骨折では，出血性ショックをきたすことがあるため慎重な経過観察が必要である

1 総論

　骨盤骨折には，骨盤輪の破綻する**骨盤輪骨折**と股関節の屋根である寛骨臼の骨折する**寛骨臼骨折**がある．

　両者とも一般的には交通事故や高所からの墜落，挟圧などの高エネルギー外傷である．

　一方で，近年高齢化が進み，高齢者が転倒しただけで骨盤骨折を受傷する機会が増えてきている．このような症例では，高エネルギー外傷ではなく，大腿骨近位部骨折を疑われて一般の救急外来に搬入される可能性がある．これについては後に述べることとする（5 高齢者の転位の少ない骨盤輪骨折 参照）．

　なお，本稿では骨盤輪骨折について記載する．

疫学

　骨盤骨折は全骨折の約3％にあたり，10万人に19〜37例で発生するといわれている．多発外傷例の25％は骨盤骨折を合併しており，交通事故関連の多発外傷に至っては42％に骨盤外傷を合併するといわれている．よって，骨盤外傷の存在は多発外傷・高エネルギー外傷の指標となる[1]．

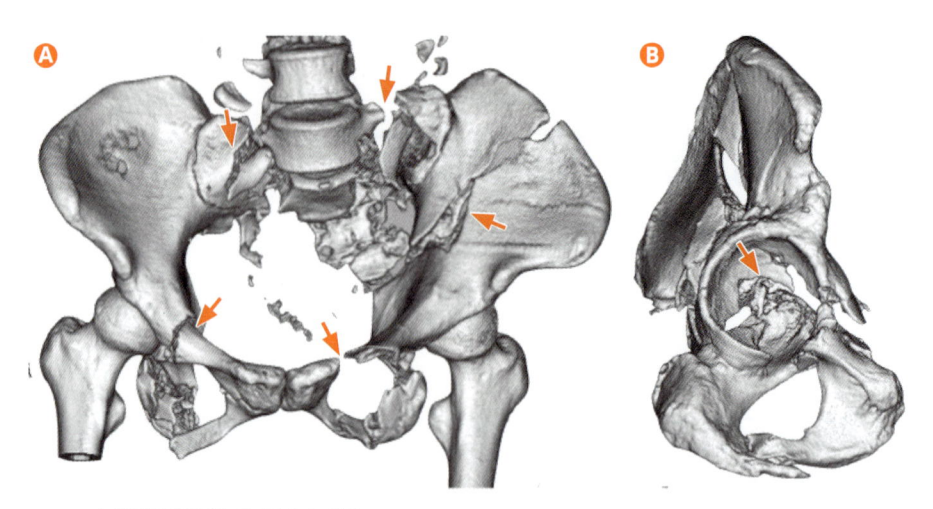

図1　骨盤輪骨折と寛骨臼骨折
3D-CT像．骨折部を矢印（→）で示す．A）骨盤輪骨折（Bleed to die），B）寛骨臼骨折（Limp to die）

↳ 骨盤輪骨折と寛骨臼骨折の違い

　さて，最初に骨盤輪骨折と寛骨臼骨折について述べたが，骨盤輪骨折は正しく初療が行われないと **Bleed to die**，寛骨臼骨折は正しく内固定が行われないと **Limp to die** といわれており，そのキャラクターには大きな違いがある（図1）．よって，初療の段階でその症例が骨盤骨折のどちらなのかを見極める必要がある．

↳ 骨盤骨折と出血[2]

　骨盤は後方部分に主要血管が存在する（図2）．仙骨前面には静脈叢があり，大坐骨切痕から弓状線にかけて腸骨動静脈がある．さらに，小骨盤腔内の閉鎖孔外側には閉鎖動静脈があり，それらの周囲で骨折が起こると血管が損傷する可能性がある．また，骨折部からの出血も問題となる．そのため，特に骨盤輪骨折では大出血の危険性をはらんでいるのである．骨盤骨折に伴う出血は後腹膜血腫となる．骨折により小骨盤腔が開大すると出血が溜まるスペースが広がるため，開大を押さえ込む処置が必要となる．

↳ 診断

　高エネルギー外傷として搬入された場合にはJATECの指針に従い，胸部と骨盤部正面のX線写真を撮影する．以前は触診として骨盤部を両側から圧迫して不安定性のチェックを行うとされていたが，骨盤輪骨折の場合はこの手

図2 骨盤の血管と出血の原因

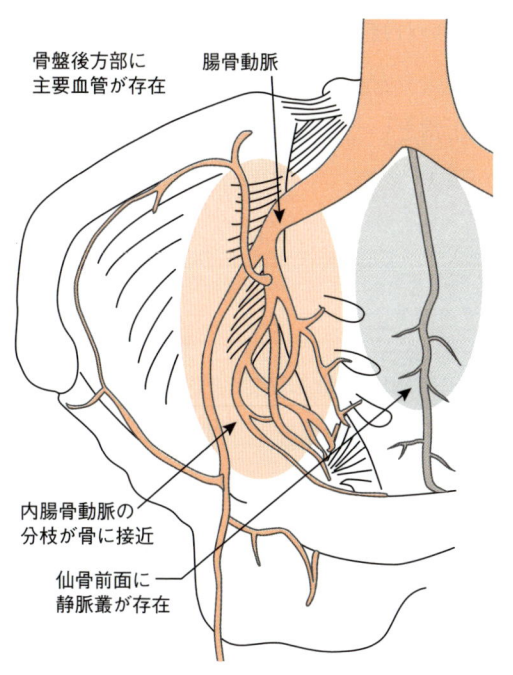

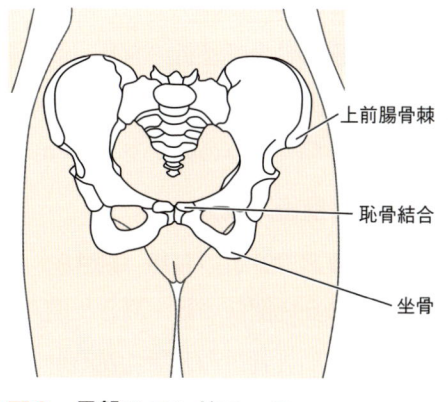

図3 骨盤のランドマーク

技を行うことで大出血の可能性があるため現在では行ってはいけないことになっている．

一方，高齢者の低エネルギー外傷例では，股関節周囲骨折（第4章D参照）のチェックを行ったのち，さらに恥坐骨を触診して圧痛の有無を確認する（図3）．

2 X線読影（骨盤正面像）[2]

慣れないとなかなか読影は困難である．くり返し読影する訓練が必要である．なお，初療時に撮影するX線写真は必ずしも正しく正面像が撮影されているとは限らないというところに留意する必要がある．

↳ 骨盤輪（図4）

骨盤輪のX線読影では以下の点に注意する．

骨盤全体像

❶腰椎の正面性：第5腰椎の棘突起と椎弓根の左右対称性（図4A-①）

例えば，棘突起が右側に寄って写っていれば骨盤は左側に回旋した状態で撮影されたことを示し，恥骨結合は正中より左側にずれ，腸骨と閉鎖孔は右側が小さく，左側が大きくみえるのが正常ということになる（図4Bを参照）．

❷腸骨の左右対称性：腸骨稜の高さ（頭側転位，図4A-②），腸骨翼の大きさ（回旋転位，図4A-③）

骨盤前方成分

❶恥骨坐骨骨折の有無（図4A-④）
❷閉鎖孔の左右差：恥骨・坐骨骨折や寛骨回旋転位の関節所見（図4A-⑤）
❸恥骨結合の幅：＞2.5 cmの離開は骨盤後方靱帯損傷を示唆（図4A-⑥）

骨盤後方成分

❶腸骨骨折の有無（図4A-⑦）
❷仙腸関節の幅・高さ：明らかな左右差，≧4 mm開大は異常（図4A-⑧）
❸仙骨骨折の有無：左右仙骨孔の比較（図4A-⑨）
❹第5腰椎横突起骨折の有無：腸腰靱帯断裂と同じ意味をもち，完全不安定型を示唆する（図4A-⑩）

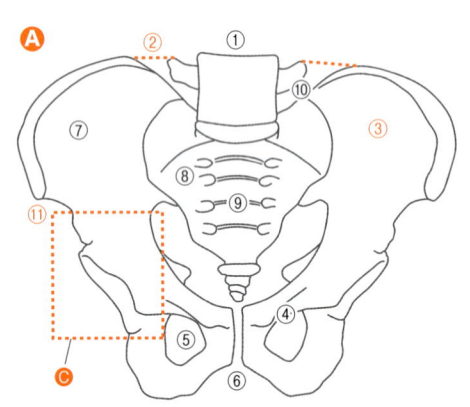

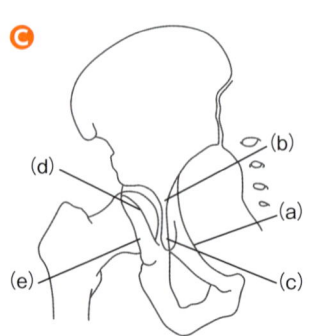

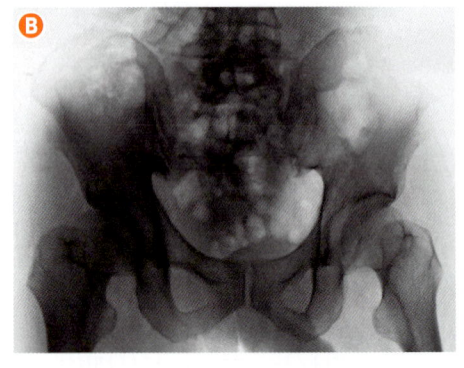

図4　X線骨盤正面像の読影（正常骨盤）
A）骨盤輪正面図，B）X線正面像，C）寛骨臼周辺図．Bは見やすくするためあえて白黒反転させている

寛骨臼

股関節周辺の骨折の有無（図4A-⑪，図4C）

↳ 寛骨臼周辺の構造（図4C）

(a) 恥骨腸骨線（iliopectineal line）
(b) 坐骨腸骨線（ilioischial line）
(c) 月正面および天蓋（tear drop）
　　大腿骨頭靱帯の付着部で寛骨臼窩の凹状部分をさす
(d) 臼蓋前縁（anterior rim）
(e) 臼蓋後縁（posterior rim）

3 初療

骨盤骨折は骨折型により大きく予後が異なるが，重傷の場合は初療が生死を分けるということを認識しておく必要がある．骨盤骨折があると判断された時点で直ちに全身管理のできる救急医を呼ぶのが肝要である．基本的にはJATECの指針に従い，初療は大量輸液を行う．最低2つのルートを確保し，39℃に加温した乳酸加リンゲル液をボーラス輸液して1,000〜2,000 mL投与してショック離脱の有無を判定する．3,000 mL入れ終わる前に輸血に切り替える．**低体温・アシドーシス・凝固異常**の死の3徴に注意する必要がある．初期輸液に反応しない場合には緊急にTAE（transcatheter arterial embolization：経カテーテル動脈塞栓術）もしくはガーゼパッキングの適応となる[3]．

また，小骨盤腔が開大するような骨折型では，出血の余地を減らす目的でシーツラッピングやpelvic binderを装着する（図5）．これらは基本的に**大転子部がかかる位置に置く**のがよい．

4 骨折型の考え方（AO/OTA分類）

骨盤輪を構成する後方成分の損傷の有無を考えるのがよい．前述したとおり**後方成分の損傷があると出血のリスクが高くなる**からである．後方要素とは，腸骨・仙腸関節・仙骨とそれらをつなぎ止める靱帯のことである．なお，後方要素としての腸骨骨折は，大坐骨切痕から腸骨稜に至る骨折で，**寛骨臼**

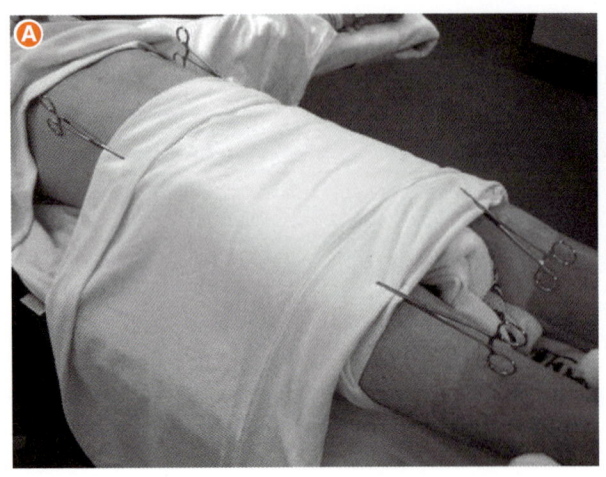

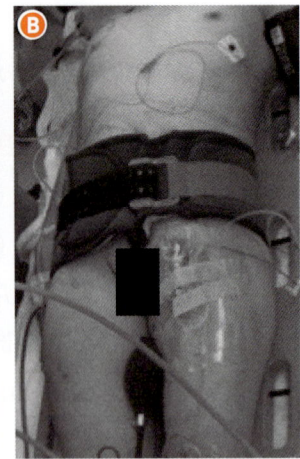

図5 シーツラッピング（A）と Pelvic binder（B）

よりも後方部分をさす．

骨盤骨折の分類法としてAO/OTA分類[4]を図6に示す．

AO/OTA分類A型骨折は後方成分の損傷のないもので，腸骨翼骨折や恥坐骨骨折，上前腸骨棘や坐骨結節の裂離骨折，仙骨尾側の横骨折が含まれる（図7）．

B型骨折は後方要素の損傷があるものの不完全不安定型の骨折型を，C型骨折は後方要素の完全破綻を表し，完全不安定型といわれている．

後述するが，低エネルギー外傷で初療時のX線像で**恥坐骨骨折のみのようにみえても後方成分にも損傷を合併する場合があり，少しでも骨盤骨折が疑われる場合にはCTによる精査は必須**である．また，CTで骨折を評価するには骨条件のMPR画像を，血腫形成の有無は腹部条件のCT画像で左右差をチェックすることも怠ってはならない．低エネルギー外傷であっても**血行動態が不安定な場合には必ず造影CTも合わせて行う**必要がある．

以下にそれぞれの骨折型について簡単に述べていく．

後方成分の損傷のない骨折（AO/OTA分類A型）（図7）

腸骨稜，腸骨翼，上前・下前腸骨棘・坐骨棘，恥骨・坐骨骨折と仙骨の横骨折を含む．

基本的にこれらの骨折は血行動態が安定していることが多く生命予後は良好である．

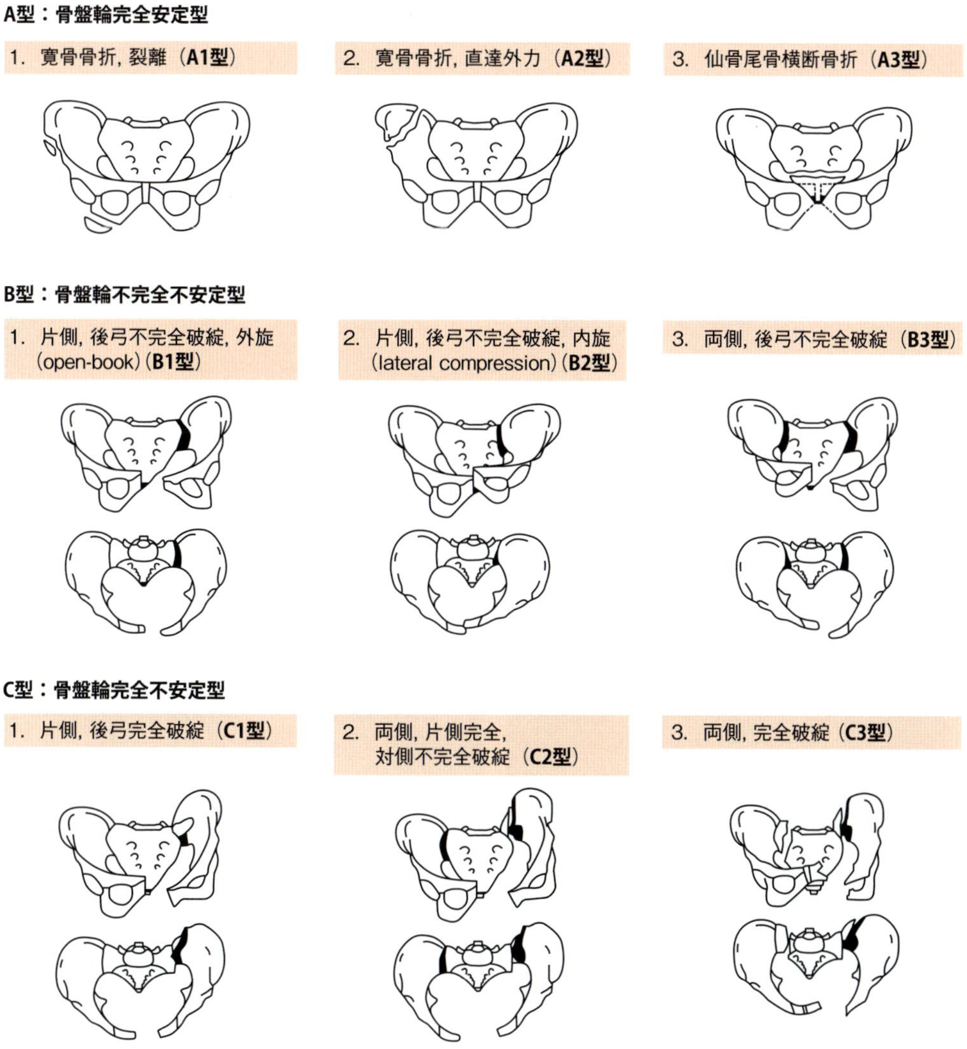

A型：骨盤輪完全安定型

1. 寛骨骨折, 裂離（A1型）
2. 寛骨骨折, 直達外力（A2型）
3. 仙骨尾骨横断骨折（A3型）

B型：骨盤輪不完全不安定型

1. 片側, 後弓不完全破綻, 外旋（open-book）（B1型）
2. 片側, 後弓不完全破綻, 内旋（lateral compression）（B2型）
3. 両側, 後弓不完全破綻（B3型）

C型：骨盤輪完全不安定型

1. 片側, 後弓完全破綻（C1型）
2. 両側, 片側完全, 対側不完全破綻（C2型）
3. 両側, 完全破綻（C3型）

図6　AO/OTA分類

　　シーツラッピングやPelvic binderは不要である．

　しかし，抗血小板薬を投与されている高齢者の場合，周囲軟部組織が疎なため血管損傷がない場合にも容易に血腫を形成しショック状態に至ることがあるため注意を要する．

　高エネルギー外傷による骨折の場合には周囲の細い動脈が損傷されている場合がある．

　また，恥坐骨骨折では，初療時の骨盤正面X線像で後方成分の損傷が判然としない場合があるのでCTで詳細に後方成分の損傷の有無を確認する．

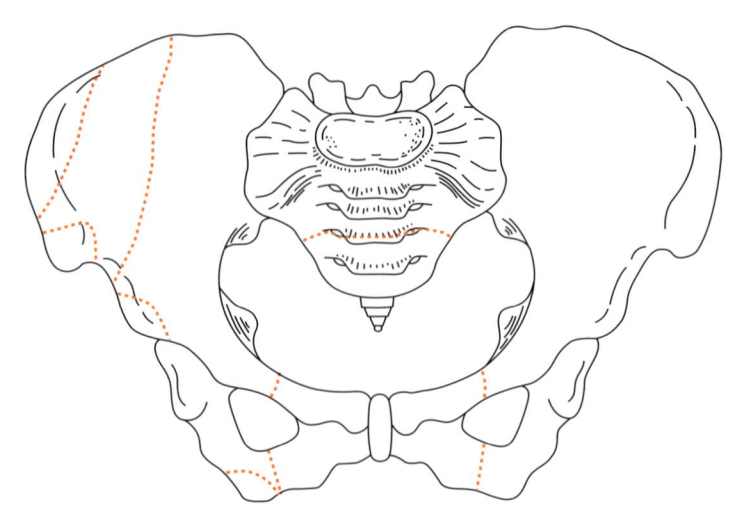

図7　後方成分の損傷のない骨盤輪骨折
骨折線を破線で示す

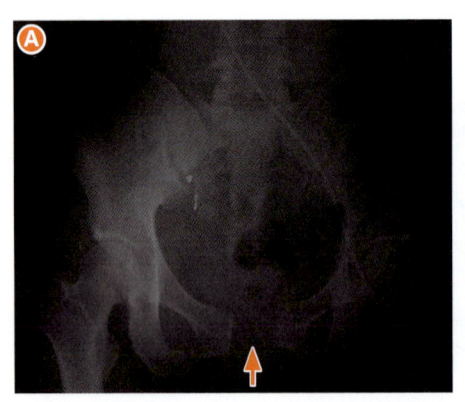

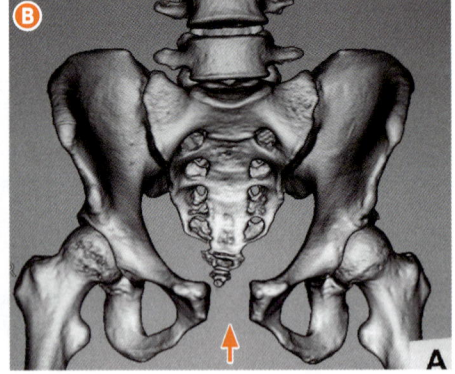

図8　open book型（AO/OTA分類B1型）
A）X線像．B）3D-CT像．恥骨結合の離開（→）が認められる

↪ open book fracture（AO/OTA分類B1型）（図8）

　　前後方向に外力がかかり，前方部分，主に恥骨結合が離開するタイプの損傷である．

　　恥骨結合離開が1インチ，すなわち2.5 cm以上開大すると後方成分の不安定性が出現するといわれている．後方成分の損傷は，主に仙腸関節の離開である．

　　恥骨結合が開大することにより小骨盤腔のサイズが拡大するため出血のリスクが高い．そのため，シーツラッピングやpelvic binderを使用して小骨盤

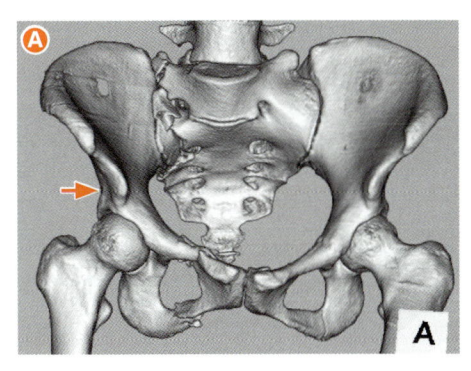

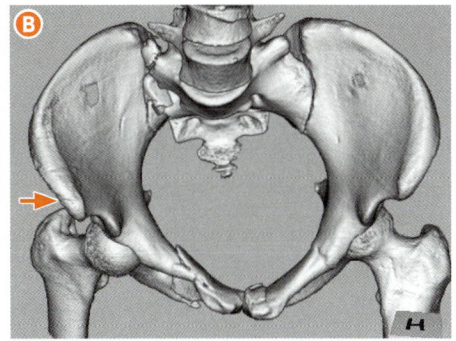

図9　lateral compression（側方圧迫）型（AO/OTA分類B2型）
A）3D-CT後傾像，B）立位像．矢印（→）方向からの外力により骨盤輪が圧迫され，小骨盤腔は正常より狭くなる

腔のサイズを小さくする必要がある．また，恥骨結合離開に伴い尿道・膀胱損傷などを合併する可能性があるので留意が必要である．
　一般的には初療の最後に創外固定を装着する．

lateral compression（側方圧迫）型（AO/OTA分類B2型）（図9）

　側方からの外力により骨盤輪が押しつぶされるような損傷形態を示すものである．
　骨盤輪骨折の50〜60％を占め，最も多い損傷形態である．
　小骨盤腔は正常よりも小さくなるため大出血のリスクは往々にして少ない．シーツラッピングやpelvic binderは不要である．
　ほとんどの骨折型では創外固定も不要である．
　しかし，後方成分の損傷が仙骨孔に沿ってミシン目を切り取るような骨折（Denis分類zone2といわれる部位）の場合，神経損傷をきたしていることがあり，後の治療に難渋する場合がある．

vertical shear（垂直剪断）型（AO/OTA分類C型）（図10）

　下肢を通じて非対称的な垂直方向の剪断力が加わると，対側に比べて同側の骨盤半分が上方へ転位する．高所などの墜落といった大きな外力が加わった結果起こりやすい．
　後方成分の破綻による血管損傷のリスクがあり，小骨盤腔（図10B）は開大しているため出血リスクが高く，TAEやガーゼパッキングといった止血操作が必要となる可能性がある．

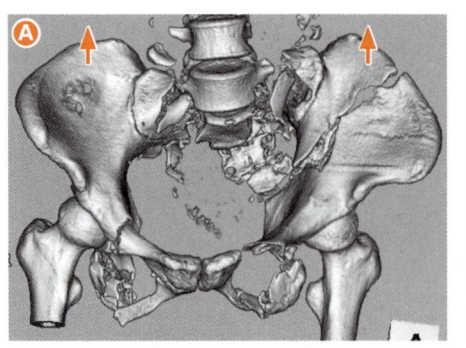

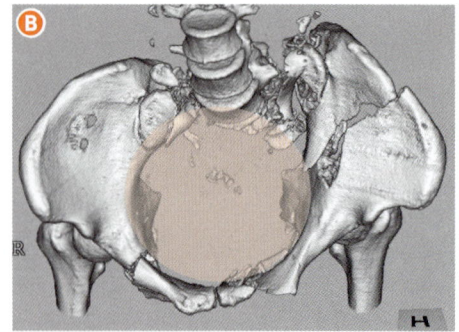

図10 vertical share（垂直剪断）型（AO/OTA分類C型）
A）3D-CT 後傾像．矢印（→）方向へ大きな外力が加わった結果，骨盤後弓が完全に破綻（完全不安定型）．B）立位像．小骨盤腔（網かけ部分）の開大が認められる

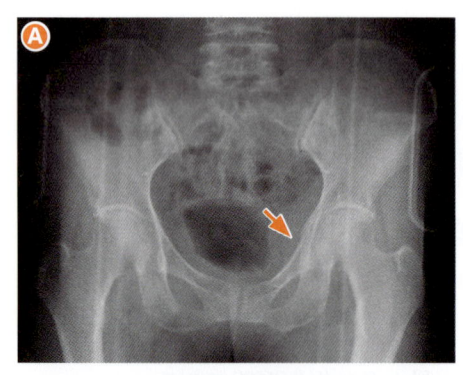

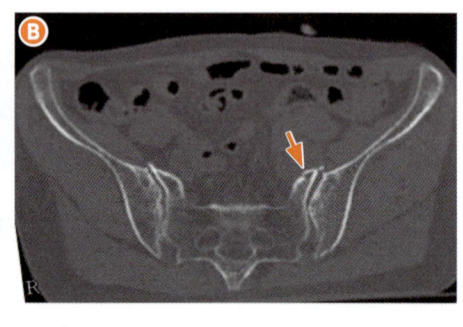

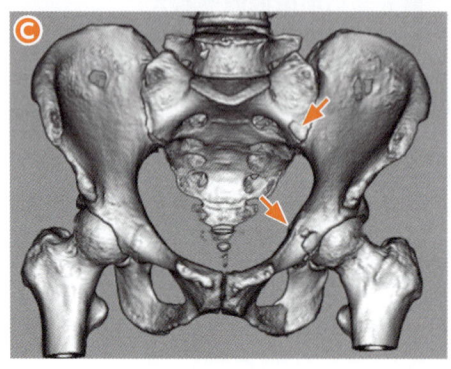

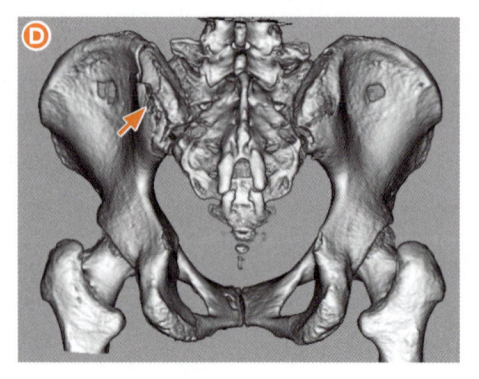

図11 搬入時X線・CT
A）X線像．B）MPR体軸面像．C）3D-CT 正面像，後方像．骨折部を矢印（→）で示す

初療ではシーツラッピングやpelvic binderを装着する．

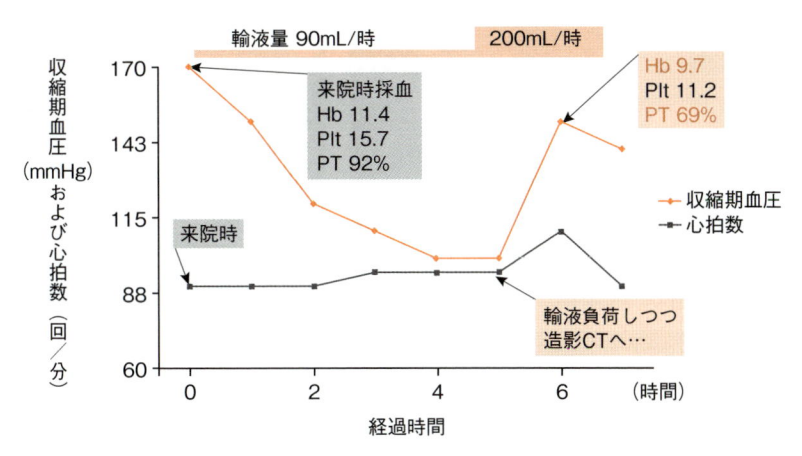

図12　心拍数・収縮期血圧の経過

5 高齢者の転位の少ない骨盤輪骨折（図11）

高エネルギー外傷で転位が大きければ出血リスクを考慮し集中治療室に入院させるが，受傷機転がたいして高エネルギーではなく，転位が少ない高齢者の場合にも出血リスクがあるという一例を提示する．

↳ 症例

70代女性．特記すべき内服薬なし．

軽自動車停車中，低速で側面から来た自動車が接触し受傷した．意識・バイタルサインは安定しているが，左殿部に疼痛があるとのことで救急車にて搬入された．搬入時骨盤X線写真と3D-CT画像を示す（図11）．単純X線像ではわずかに左恥骨枝の骨折がある．MPR画像では体軸断面像で仙骨左前方の小骨片が，3D-CTでは，左恥坐骨骨折と仙骨左前方の小骨片，後方ではcrescent骨片（仙腸関節後方の腸骨骨片）がある．しかし，ほぼ転位のない側方圧迫型の骨盤輪骨折のためシーツラッピングやpelvic binderは不要と判断し，入院経過観察とした．

入院後2〜3時間はバイタルサインは安定していたが，以後次第に収縮期血圧の低下・心拍数の上昇があったため，搬入6時間で造影CTを再検した（図12）．腹部条件のCT画像を図13に示す．搬入時から搬入後まで一貫して明らかな活動性出血はなかったが，血腫の増大がみられた．以上より骨折部からの出血によりショック状態となったと判断し，動脈性出血ではないためTAEではなくガーゼパッキングを行った（図14）．以後バイタルサインは

第5章　C　骨盤

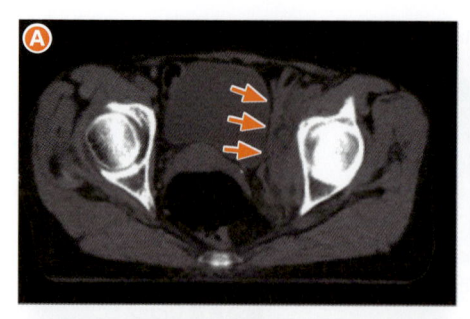

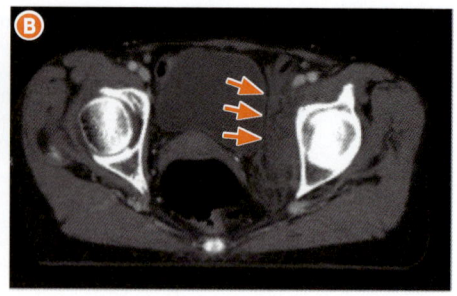

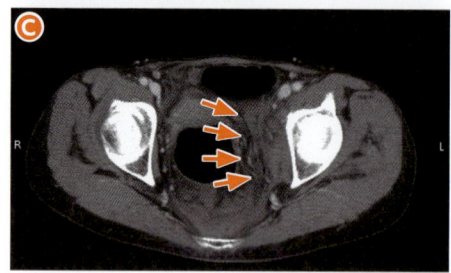

図13 血腫の状態（CT）
A）搬入時単純，B）搬入時造影，C）搬入8時間後造影．A，B）一貫して明らかなextravasuationはない．C）搬入8時間で血腫（→）が増大している．なお造影の画像は動脈相である

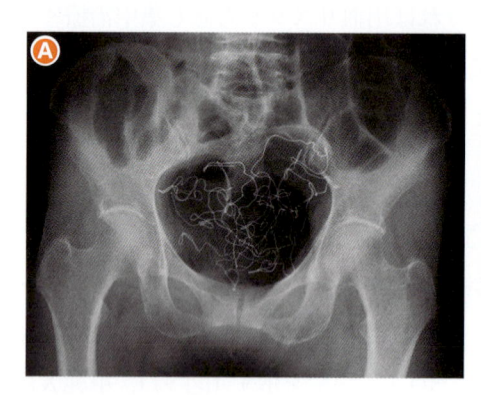

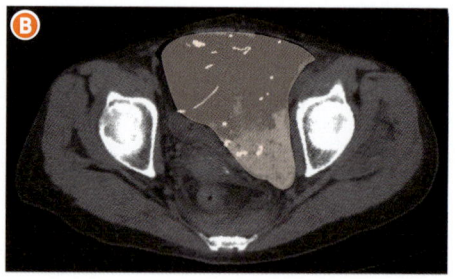

図14 ガーゼパッキング
A）X線像，B）CT像．骨盤腔の縮小化がはかれている

安定化した．

本症例の治療

　本症例は受傷機転が交通事故であるが，単なる転倒例でも同様の緩徐に進行するショックを起こすような症例があるということに留意されたい．

　総論で述べたとおり，出血源は動脈・静脈・骨折部である．高齢者では，筋肉量の減少，ほか軟部組織の菲薄化により小骨盤腔内に血腫が溜まりやすい傾向がある．さらに抗血小板剤などを内服している場合には出血のリスクが高くなる．骨折部からの出血でもショックになりうるのである．

一般的に高齢者が転倒したということで救急外来を受診した際，まずは大腿骨近位部骨折を疑うが，それらが否定的な際には恥坐骨骨折を疑い，単純X線のみならずCTを撮影して確認するが，**恥坐骨骨折のみだと診断がついた際にそのまま帰宅させるのではなく，最低でも1泊させてバイタルサインの変動を確認するということを強くすすめる**．

　また，CT画像の読影であるが，骨折の評価は骨条件で，血腫の評価は腹部条件で別々に確認するのが肝要である．

参考文献

1) 「AO法骨折治療 第2版」（糸満盛憲，田中 正/日本語版編），医学書院，2010
2) 「外傷初期診療ガイドラインJATEC 改訂第4版」（日本外傷学会・日本救急医学会/監，日本外傷学会外傷初期診療ガイドライン改訂第4版編集委員会/編），へるす出版，2012
3) 小川健一：骨盤外傷 初期治療テクニック 骨盤骨折の急性期治療 TAEとガーゼパッキング．整形外科サージカルテクニック，3：443-449，2013
4) Marsh JL, et al：Fracture and dislocation classification compendium – 2007: Orthopaedic Trauma Association classification, database and outcomes committee. J Orthop Trauma, 21：S1-133, 2007

〈小川健一〉

索　引

数字

8の字包帯固定 ……………… 149
90°-90°整復法 ……………… 90

欧文

A

ACL ……………………………… 207
anatomical snuff box … 82, 91
AO/OTA 分類 ………………… 274

B

Bado 分類 …………………… 102
Bennett 骨折 ………………… 82
Bleed to die ………………… 270
Bosworth 型脱臼骨折 ……… 182
Boxer's fracture …… 82, 88
Braun 架台 …………………… 212

C

complex regional pain syndrome ……………… 196
CRPS ………………………… 196

D

dashboard injury …… 200, 207
Denis 分類 …………………… 277
DIP 関節 ……………………… 85
Drehmann 徴候 ……………… 226

E・H・J

Essex-Lopresti 骨折 ……… 116
Hoffa 骨折 …………… 210, 212
JATEC ………………………… 270
Jones 骨折 …………………… 164

L・M

lateral compression …… 258, 277
ligamentotaxis ……………… 212
Limp to die ………………… 270
Monteggia equivalent …… 106
MP 関節 ……………………… 90

O・P

open book …………… 258, 276
ossification of posterior longitudinal ligament（OPLL） ……………… 240
posterior cruciate ligament（PCL） ……………… 207
pelvic binder ……………… 273
piano-key sign …………… 152
PIP 関節 ……………………… 90

R

reflex sympathetic dystrophy ……………………… 196
RICE ………………… 58, 119, 122
RSD …………………………… 196

S

scapula Y 撮影 ……… 138, 155
Segond 骨折 ………………… 206
Spurling test ……………… 234
Stimson 法 …………………… 147

T

TAE …………………………… 273
TBW 法 ……………………… 166

INDEX

terrible triad fracture-dislocation ……………… 117
TFCC ……………… 82, 99
Thompson-Simmonds squeezeテスト ……………… 191

V・W・Y

vertical shear ……………… 259, 277
Volkmann拘縮 ……………… 37, 39
warm shock ……………… 245
Y靱帯 ……………… 188

和文

け

血管障害 ……………… 110, 113, 116, 119, 122, 126, 129, 134

こ

骨端線 ……………… 129
骨端線損傷 ……………… 139
骨端線離解 ……………… 51
骨盤骨折 ……………… 257
骨盤ベルト ……………… 264
骨盤輪骨折 ……………… 269

コンパートメント症候群 ……………… 41, 97, 110, 113, 116, 119, 122, 126, 131, 134, 168, 205, 210

さ

鎖骨遠位端骨折 ……………… 136, 148, 149
鎖骨骨幹部骨折 ……………… 149
鎖骨骨折 ……………… 136, 148
鎖骨バンド ……………… 149
鎖骨バンド固定 ……………… 64
撮影法 ……………… 25
サムスリング ……………… 264
三角巾固定 ……………… 62, 149
三角靱帯 ……………… 180, 188
三角線維軟骨複合体 ……………… 82, 100

し

シーツラッピング ……………… 267, 273
シーネ固定 ……………… 59
自家筋力 ……………… 120
指骨骨折 ……………… 88
持続牽引療法 ……………… 212
膝蓋骨骨折 ……………… 200
膝蓋骨脱臼 ……………… 200
膝蓋大腿関節 ……………… 197
膝窩筋 ……………… 197
膝関節 ……………… 197
膝関節炎 ……………… 214

疾走型 ……………… 186
脂肪塞栓 ……………… 41
尺骨茎状突起 ……………… 82
尺骨茎状突起骨折 ……………… 99
尺骨鉤状突起骨折 ……………… 109, 117
尺骨骨折 ……………… 102
尺骨神経 ……………… 134
尺骨神経障害 ……………… 35
舟状骨骨折 ……………… 82, 91
シュガータング固定 ……………… 121
手関節尺側部痛 ……………… 100
手根管症候群 ……………… 37
手根骨骨折 ……………… 91
受傷機転 ……………… 18
循環障害 ……………… 141
踵骨 ……………… 175
踵骨アキレス腱付着部骨折 ……………… 191
踵骨骨折 ……………… 170
踵骨立方骨関節 ……………… 158
小児 ……………… 126
小児急性塑性変形 ……………… 84, 106
小児骨端線損傷 ……………… 139
踵腓靱帯 ……………… 188
静脈叢 ……………… 270
上腕骨遠位部骨折 ……………… 109
上腕骨外側顆骨折 ……………… 129
上腕骨顆上骨折 ……………… 110, 126
上腕骨頸部 ……………… 137
上腕骨頸部骨折 ……………… 136, 139

索引 283

上腕骨骨幹部骨折	109	
上腕骨骨折	120	
上腕骨大結節部	137	
上腕骨内側上顆骨折	132	
ショック	11	
ショパール関節	158, 177	
神経障害	110, 113, 116, 119, 120, 122, 126, 129, 134, 141	
神経障害	120, 141	
神経脱落症状	236	
靱帯整復術	212	
深部感染症状	88	

す

スクリュー	93
スピードトラック牽引	213
スプリント固定	86
脆弱性骨折	21, 44, 247

せ

正中神経	95
脊髄圧迫性病変	233
脊柱管狭窄	233
脊椎圧迫骨折	247
脊椎損傷	244
前距腓靱帯	188
前距腓靱帯損傷	188
前脛腓靱帯	180

前十字靱帯	207
前方引き出しテスト	189
前腕回旋制限	106
前腕回内外自動運動	112
前腕回内外動作	124

そ

爪下血腫	161
足根骨中足骨関節	158
足趾骨折	161
足舟状骨骨折	179
足底外側筋膜	164
側副靱帯	180, 188
側副靱帯損傷	114
足根骨	177

た

第2中足骨基部	158, 178
第5中手骨頸部骨折	82
第5中足骨基部骨折	160, 164
大結節骨折	136, 142, 143
大腿脛骨関節	197
大腿骨遠位端骨折	210
大腿骨顆部骨折	210
大腿骨近位部骨折	280
大腿骨頸部骨折	221
大腿骨頭壊死症	219
大腿骨頭すべり症	225, 227

大腿四頭筋	197
大動脈解離	46
脱臼	141
脱臼整復	69
多発肋骨骨折	156
タン型	170
単純性股関節炎	226
短腓骨筋腱	164

ち

知覚障害固有領域	35, 37
恥坐骨骨折	261, 280
肘関節脱臼	117
肘関節脱臼骨折	109, 114
中空スクリュー	166
中心型損傷	233
中心性脊髄損傷	240
中節骨	161
中足骨	177
中足骨基部	178
中足骨骨折	167
肘頭骨折	109, 110, 111
肘内障	110, 123
腸脛靱帯	197
腸骨動静脈	270
蝶番関節	180
長母指伸筋腱断裂	95
跳躍型	186
腸腰筋膿瘍	220

INDEX

つ

椎体椎間板炎	219
痛風	77, 214
突き指	85
槌指	82, 85

て

低体温	273
デブリードマン	88
デプレッション型	171
転倒要因	45

と

投球肘	133
橈骨遠位端骨折	95, 99
橈骨茎状突起	82, 95
橈骨神経障害	35
橈骨神経麻痺	120
橈骨頭	112
橈骨頭骨折	109, 114, 117
橈骨頭前方脱臼	106
橈骨頭脱臼	102

な

内果	175
内臓損傷	255
内側上顆骨折	110
内側半月板	197
内反ストレス撮影	189
内反損傷	164

に・ね

二関節固定	59
二分靱帯	188
二分靱帯損傷	188
捻挫	188

は

肺血栓塞栓症	205
肺塞栓	41
廃用症候群	249
剥離骨折	206, 227
破傷風トキソイド	15, 90
バストバンド固定	63, 145
バックボード	236
バディ固定	161, 162
ハムストリング	197
破裂骨折	247, 251
反射性交感神経性ジストロフィ	196

ひ

腓骨	180
腓骨疲労骨折	186
腓腹筋	197
病歴	18

ふ

疲労骨折	25
ピロン骨折	194
複合性局所疼痛症候群	196
不顕性骨折	25
分娩時骨折	148
分裂膝蓋骨	201

へ

閉鎖動静脈	270
ベーカー囊腫	74
ベーラー角	171
ペルテス病	228
ベルポー固定	121
変形性関節症	116, 131, 176
変形治癒	176

ま

末梢神経障害	35
末節骨	161
松葉杖	67

も

モンテジア骨折	84, 102, 112, 116
モンテジア類似損傷	106

ゆ・よ

有痛弧 …………………… 142
腰椎横突起骨折 …………… 254

り

リガメントタキシス ………… 196
リスター結節 ………………… 82, 95
リスフラン関節 ……… 158, 177
立方骨 …………………… 175

れ・わ

裂離骨折 ………………… 164
若木骨折 ………………… 51
腕神経叢損傷 …………… 147

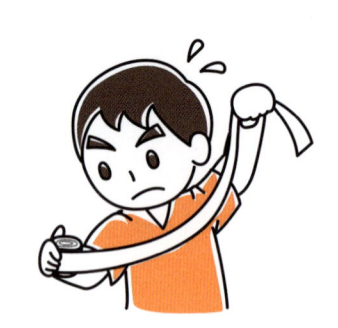

教えて！救急 整形外科疾患のミカタ
初期診療の見逃し回避から適切なコンサルテーションまで

2014年11月10日 第1刷発行	編集　斉藤 究
2020年 7月10日 第4刷発行	発行人　一戸裕子
	発行所　株式会社 羊 土 社
	〒101-0052
	東京都千代田区神田小川町 2-5-1
	TEL　03（5282）1211
	FAX　03（5282）1212
	E-mail　eigyo@yodosha.co.jp
ⓒ YODOSHA CO., LTD. 2014	URL　www.yodosha.co.jp/
Printed in Japan	印刷所　株式会社 Sun Fuerza

ISBN978-4-7581-1759-3

本書に掲載する著作物の複製権，上映権，譲渡権，公衆送信権（送信可能化権を含む）は（株）羊土社が保有します．
本書を無断で複製する行為（コピー，スキャン，デジタルデータ化など）は，著作権法上での限られた例外（「私的使用のための複製」など）を除き禁じられています．研究活動，診療を含み業務上使用する目的で上記の行為を行うことは大学，病院，企業などにおける内部的な利用であっても，私的使用には該当せず，違法です．また私的使用のためであっても，代行業者等の第三者に依頼して上記の行為を行うことは違法となります．

JCOPY　＜（社）出版者著作権管理機構　委託出版物＞
本書の無断複写は著作権法上での例外を除き禁じられています．複写される場合は，そのつど事前に，（社）出版者著作権管理機構（TEL 03-5244-5088, FAX 03-5244-5089, e-mail : info@jcopy.or.jp）の許諾を得てください．

羊土社のオススメ書籍

救急・当直で必ず役立つ！
骨折の画像診断 改訂版

全身の骨折分類のシェーマと症例写真でわかる読影のポイント

福田国彦, 丸毛啓史, 小川武希／編

全身の代表的な骨折を1冊に凝縮．豊富な症例写真と簡潔な解説で，見るべきポイントがつかめ，基本的な撮像法も身につく！購入者特典として「骨折の分類」の一覧をダウンロードできるので，診療中もサッと調べられる！

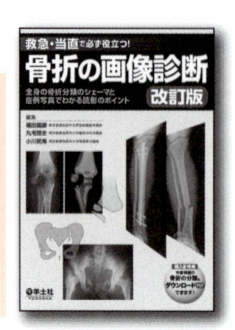

- 定価（本体5,400円＋税）　■ B5判
- 299頁　■ ISBN 978-4-7581-1177-5

症例でわかる
足関節・足部のMRI

すぐに役立つ撮り方・読み方のポイント

小橋由紋子／著

「足のMRIは苦手…」という方におすすめ．足疾患の多様な症例をカバー．「靱帯」「腱」がしっかり診断できる鮮明な画像を掲載．読影・撮影のポイントを明確に解説しているので，MRIを進んで活用できるようになる1冊！

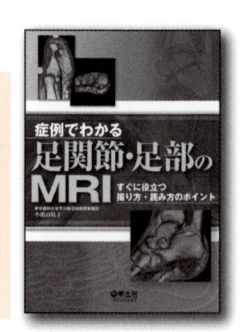

- 定価（本体5,800円＋税）　■ B5判
- 174頁　■ ISBN 978-4-7581-1180-5

レジデントノート増刊 Vol.21 No.17
骨折を救急で見逃さない！

難易度別の症例画像で上がる診断力

小淵岳恒／著

救急外来で見逃しがちな骨折症例と画像を多数収録し，診断の難易度別に分類して解説！骨折画像読影のポイントが効率よくわかる！さらに，整復法など非整形外科医が知っておきたい適切な初期対応も合わせて身につく！

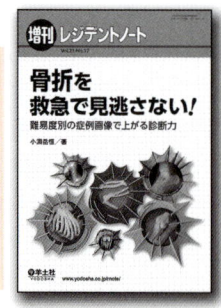

- 定価（本体4,700円＋税）　■ B5判
- 271頁　■ ISBN 978-4-7581-1639-8

ビジュアル基本手技シリーズ
カラー写真でみる！
骨折・脱臼・捻挫 改訂版

画像診断の進め方と整復・固定のコツ

内田淳正, 加藤 公／編

「とにかく写真が多い」「解説が明解」「イラストがわかりやすい」と大人気の入門書を改訂．外傷症例の診療の知識と手技がよくわかり，骨折の診断と処置のコツもつかめます．初心者はもちろん指導医にもお勧め！

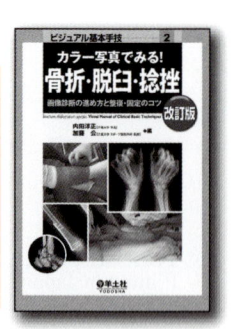

- 定価（本体4,700円＋税）　■ A4判
- 173頁　■ ISBN 978-4-89706-349-2

発行　羊土社 YODOSHA

〒101-0052　東京都千代田区神田小川町2-5-1　TEL 03(5282)1211　FAX 03(5282)1212
E-mail：eigyo@yodosha.co.jp
URL：www.yodosha.co.jp/

ご注文は最寄りの書店，または小社営業部まで